Sportwissenschaft und Sportpraxis
Herausgeber: Clemens Czwalina ISSN 0342-457X

AF817845

Band 172

Katharina Zwingmann, Torsten Schlesinger & Katrin Müller

Körperliche Aktivität von älteren Personen im Rahmen der kommunalen Gesundheitsförderung

Darstellung eines motorisch-kognitiven Bewegungskonzeptes im Außenbereich

FELDHAUS
EDITION CZWALINA

Endredaktion: Jennifer Franz
Titelgrafik: Rico Welzel

Freistaat
SACHSEN

Diese Maßnahme wird mitfinanziert mit Steuermitteln auf Grundlage des vom Sächsischen Landtag beschlossenen Haushaltes.

ISBN 978-3-88020-711-0

Alle Rechte vorbehalten
Das Werk und seine Teile sind urheberrechtlich geschützt. Jede Nutzung bedarf der schriftlichen Zustimmung des Verlages. Nachdrucke, Fotokopien, elektronische Speicherung oder Verbreitung sowie Bearbeitungen – auch auszugsweise – sind ohne diese Zustimmung verboten! Verstöße können Schadensersatzansprüche auslösen und strafrechtlich geahndet werden.

© 2023 EDITION CZWALINA
FELDHAUS VERLAG GmbH & Co. KG
Postfach 73 02 40
22122 Hamburg
Telefon +49 40 679430-0
Fax +49 40 67943030
post@feldhaus-verlag.de
www.feldhaus-verlag.de

Druck und Verarbeitung: WERTDRUCK, Hamburg

Bibliografische Information der Deutschen Nationalbibliothek
Die Deutsche Nationalbibliothek verzeichnet diese Publikation in der Deutschen Nationalbibliografie; detaillierte bibliografische Daten sind im Internet über http://dnb.d-nb.de abrufbar.

Inhalt

Vorwort

Der demografische Wandel ist mit einem Anstieg älterer Personen ab 65 Jahren in der Bevölkerung assoziiert. Mit zunehmendem Alter steigt u. a. die Prävalenz chronischer Erkrankungen und es besteht ein höherer Pflegebedarf. Aus diesem Grund sind altersspezifische sowie bedarfsgerechte Konzepte in der bewegungsbezogenen Prävention und Gesundheitsförderung zur langfristigen Aufrechterhaltung der Gesundheit sowie Lebensqualität erforderlich. Über Maßnahmen zur Steigerung und Aufrechterhaltung körperlicher Aktivitäten im Setting der Kommune können gesundheitsförderliche Effekte auf körperliche, kognitive, psychische und soziale Parameter bei der Zielgruppe älterer Personen erreicht werden. Eine derartige Maßnahme wurde im Projekt *»MoKo-Fit – Implementierung eines nachhaltigen motorisch-kognitiven Bewegungskonzeptes in die Lebenswelten älterer Personen im Raum Chemnitz: ein Beitrag zur Bewältigung des demografischen Wandels«* umgesetzt.

Das Projekt »MoKo-Fit« wurde durch den Freistaat Sachsen über die Förderrichtlinie Demografie (II. 1 FRL; Sächsische Aufbaubank/SAB) finanziert und an der TU Chemnitz, Professur Sozialwissenschaftliche Perspektiven von Sport, Bewegung und Gesundheitsförderung (Fakultät für Human- und Sozialwissenschaften, Institut für Angewandte Bewegungswissenschaften), vom 01.07.2021 bis zum 30.06.2023 durchgeführt. Die vorliegende Handreichung gibt zunächst einen Überblick über aktuelle empirische Befunde für die theoretisch-konzeptionelle Rahmung des Projektes »MoKo-Fit« im Allgemeinen und stellt die inhaltliche Ausgestaltung eines motorisch-kognitiven Bewegungsprogrammes für ältere Personen im kommunalen Raum dar. Im weiteren Verlauf der Handreichung wird die praktische Umsetzung des Bewegungskonzeptes unter Beachtung methodisch-didaktischer sowie organisatorischer Aspekte unter besonderer Berücksichtigung der Zielgruppe älterer Personen beschrieben.

Unser Dank gilt zunächst folgenden kommunalen Projektpartner:innen für die wertvolle Unterstützung bei der Projektdurchführung: AG Gesundes Chemnitz des Gesundheitsamtes Chemnitz, Sächsische Landesvereinigung für Gesundheitsförderung, Stadtsportbund Chemnitz, Abteilung Seniorensportschule SG Adelsberg e. V., Chemnitzer Freizeit- und Wohngebietssportverein e. V., Bürgernetzwerk Chemnitz Süd, Bürgerhaus City e. V., Haus der Begegnung/RAGH e. V., Verein „activ leben" e. V./Netzwerk www.sachsen-senioren.de sowie Dr. Werner Steffens.

Zudem möchten wir uns bei den Projektstudierenden Susanne Niemczyk, Juliane Rosanke, Ulrike Wadewitz, Kathrin Thiele, Karlotta Straub und Dinah Dietrich für ihre Mitwirkung an der Erstellung des Bewegungskonzeptes sowie des Schulungsmaterials für die Mentor:innen bedanken. Des Weiteren danken wir den Übungsleiter:innen der Bewegungsgruppen in Chemnitz für die praktische Erstdurchführung des Bewegungskonzeptes mit der Zielgruppe und das wertvolle Feedback zur Umsetzung.

Besonderer Dank gilt allen Teilnehmenden der einzelnen Bewegungsgruppen in Chemnitz für die Erprobung des Konzeptes und für die Möglichkeit, Fotoaufnahmen erstellen und veröffentlichen zu dürfen. Zuletzt möchten wir uns bei den Mentor:innen der Bewegungsgruppen Hans-Jochen Roßbach, Erika Lang, Dieter Samulski, Heinz Krümmer, Bernd Bohn, Christian Köhler, Lutz Richter und Volkmar Arndt für ihr Engagement bei der Weiterführung des Bewegungsprogrammes im Sinne der Nachhaltigkeit bedanken.

Die Autor:innen

Katharina Zwingmann ist studierte Physio- und Sporttherapeutin (M.Sc.) und seit August 2016 am Institut für Angewandte Bewegungswissenschaften der TU Chemnitz beschäftigt. Sie promoviert zum Thema „Biopsychosoziale Gesundheitsparameter älterer Personen und deren Förderung durch bewegungsbezogene Interventionen" und ist wissenschaftliche Mitarbeiterin im Projekt »MoKo-Fit«.

Prof. Dr. Torsten Schlesinger hat seit Februar 2022 die Leitung der Professur Sozialwissenschaftliche Perspektiven von Sport, Bewegung und Gesundheitsförderung inne. Seine Arbeits- und Forschungsschwerpunkte liegen in der sozioökonomischen Bewegungs- und Sportverhaltensforschung sowie Entwicklung und Steuerung von Sport- und Bewegungsstrukturen.

Dr. Katrin Müller ist diplomierte Sportwissenschaftlerin im Bereich Prävention und Rehabilitation und seit August 2017 an der TU Chemnitz am Institut für Angewandte Bewegungswissenschaften angestellt. Ihre Arbeits- und Forschungsschwerpunkte liegen in der Bewegungsverhaltensforschung unter Beachtung biopsychosozialer Determinanten bei Personen mit Post-COVID oder chronischen Erkrankungen sowie in der Gesundheitsförderung in verschiedenen Settings, wie z. B. in der Kommune oder in Pflegeeinrichtungen. Sie ist als ehrenamtliches Mitglied des Sächsischen Behinderten- und Rehabilitationssportverbandes (SBV e.V.) im Lehrausschuss tätig. Im Projekt »MoKo-Fit« hat sie die Projektleitung inne.

1 Einleitung

Innerhalb des demografischen Wandels stellt die zunehmende Überalterung der Bevölkerung und die damit assoziierte Steigerung sozioökonomischer Belastungen eine gesundheitspolitische Herausforderung dar. Gemäß aktuellen Prognosen wird sich der demografische Wandel fortsetzen und in Ländern wie Deutschland, trotz bestehender Migrationsprozesse, sogar weiter verschärfen (Eurostat, 2020). Insbesondere der Anteil an Menschen der Altersgruppe 65+ wird weiter ansteigen. Bestimmte Regionen in Deutschland, z. B. Süd-Westsachsen, werden stärker von demografischen Entwicklungen betroffen sein als andere. Beispielsweise betrug der Anteil an über 65-Jährigen in der Projektregion Chemnitz 27,8 % im Jahr 2018 und wird laut Prognosen bis zum Jahr 2030 auf 37,7 % ansteigen. Damit gehört Chemnitz im Hinblick auf die Altersstruktur der Bevölkerung zu den ältesten Städten Europas (Statistisches Landesamt des Freistaats Sachsens, 2020).

Mit zunehmendem Alter kommt es zu einem Anstieg chronisch-degenerativer Erkrankungen und funktioneller Beeinträchtigungen (Robert Koch-Institut, 2015). Der fortschreitende Anstieg des Anteils älterer Personen an der Gesamtbevölkerung sowie die altersbedingte Steigerung des individuellen Krankheitsrisikos stellen alternde Gesellschaften vor (gesundheits-)ökonomische und soziale Herausforderungen. Mit finanziellen Belastungen betroffen sind dabei insbesondere soziale Sicherungssysteme wie Renten- und Krankenkassen. Vor diesem Hintergrund wird im Hinblick auf das Demografiemanagement empfohlen, dass alternde Gesellschaften besondere Anstrengungen dahingehend unternehmen müssen, ein gesundes Altern – das heißt die in Gesundheit verbrachten Lebensjahre sowie eine Aufrechterhaltung der Autonomie und des Wohlbefindens im Alter – zu ermöglichen (Robert Koch-Institut, 2015).

Regelmäßige körperliche Aktivität leistet einen wichtigen Beitrag zur Bewahrung von Gesundheit und Wohlbefinden im Alter. Mittels der Aufnahme und Aufrechterhaltung von regelmäßiger körperlicher Aktivität können nachweislich nachhaltige gesundheitsfördernde Effekte für die Zielgruppe der älteren Personen bewirkt werden. In den letzten Jahren haben eine Reihe von Studien solche gesundheitsfördernden Effekte regelmäßiger Sport- und Bewegungsaktivitäten nachgewiesen (siehe die Überblicksarbeiten von Cunningham et al., 2020; Daskalopoulou et al., 2017; Warburton & Bredin, 2017). Regelmäßige Bewegungs- und Sportaktivitäten stellen ein effizientes Mittel dar, um ältere Menschen sowohl länger gesund als auch „funktionsfähig" zu halten und avancieren somit zu einem wichtigen Bestandteil gesunden Alterns in der Bevölkerung (Thiel et al., 2018).

Trotz der nachgewiesenen positiven Effekte körperlicher Aktivität erreicht nur ein geringer Anteil der älteren Erwachsenen das von der Weltgesundheitsorganisation (WHO/World Health Organization) empfohlene Bewegungsausmaß von 150 Minuten pro Woche (z. B. Tiemann, 2021; siehe Kap. 3.2.). Die Zahl der regelmäßig körperlich aktiven Menschen über 65 Jahren liegt deutlich unter dem Durchschnitt des Bewegungsausmaßes der deutschen Bevölkerung (z. B. Robert Koch-Institut, 2015). Somit

gelingt es einem Großteil der älteren Menschen nicht, sich ausreichend körperlich zu betätigen. Damit profitiert besonders diese Bevölkerungsgruppe unterproportional von den Gesundheitswirkungen, die mit regelmäßigen Bewegungsaktivitäten einhergehen.
Aufgrund des nach wie vor hohen Anteils an körperlicher Inaktivität in älteren Bevölkerungsgruppen sind zielgruppenbezogene und effiziente bewegungsstimulierende Programme für die ältere Bevölkerung von hoher Bedeutung. Bisherige Maßnahmen, die darauf abzielen das Niveau körperlicher Aktivitäten in der Altersgruppe 65+ zu erhöhen, zeigen meist nur begrenzte Erfolge. Ein möglicher Grund liegt darin, dass die Maßnahmen zur Förderung der körperlichen Aktivität bislang zu wenig auf die individuellen Voraussetzungen und Bedürfnisse der Personen zugeschnitten sind. Zudem ist die Prävalenz ausreichender körperlicher Aktivität in sozial benachteiligten Bevölkerungsgruppen geringer, obwohl gerade diese höhere gesundheitliche Risiken aufweisen (Whitfield et al., 2011; Hoebel et al., 2016). Populationsbasierte Präventionsstrategien erreichen damit vor allem sozial besser gestellte Personen und tragen auf diese Weise zu einer Vergrößerung gesundheitlicher Ungleichheiten bei (Lampert et al., 2016a; Robert Koch-Institut, 2015).

1.1 Zur Idee des Projektes »MoKo-Fit«

Um vulnerable (insbesondere die bislang bewegungsinaktiven) Bevölkerungsgruppen der Alterskohorte 65+ für Bewegungsförderung zu erreichen, ist es wichtig, an den lokalen Strukturen anzusetzen (Rütten et al., 2007; Abu-Omar et al., 2011). Gerade ältere Menschen verbringen einen großen Teil des Tages in ihrer unmittelbaren Wohnumgebung. Demnach haben Merkmale der gebauten Wohnumwelt einen Einfluss auf die Zugänglichkeit bzw. Erreichbarkeit von öffentlichen Freiräumen und Grünflächen sowie von bewegungsbezogenen Infra- und Angebotsstrukturen (Brand & Gansefort, 2017). Diese stellen wichtige Gelegenheitsstrukturen dar, die entscheidend mitbestimmen, ob und wie Ältere körperlich aktiv sind. In der kommunalen Gesundheitsförderung – auch in Chemnitz – mangelt es jedoch häufig an niedrigschwelligen und barrierefreien Bewegungsangeboten in den Lebenswelten älterer Personen. Mit Hilfe der Konzeptionierung und Umsetzung eines motorisch-kognitiven Bewegungskonzeptes für ältere Personen ab 65 Jahren in Chemnitz und Umgebung verfolgt das Projekt »MoKo-Fit« das Ziel, *die Aufnahme und Aufrechterhaltung eines aktiven, gesunden Lebensstils in den Lebenswelten älterer vulnerabler Stadtteilbewohner:innen zu fördern.*

Spezifische Teilziele des Projektes »MoKo-Fit« sind:

- die nachhaltige Initiierung, Aufrechterhaltung und Förderung des Bewegungsverhaltens vorwiegend bewegungsinaktiver Bürger:innen ab ca. 65 Jahren in Chemnitz und anderen Kommunen,
- die Identifizierung der Mitwirkungsmotive und -barrieren von Älteren an einem solchen kommunalen Programm zur Bewegungsförderung,

- die Entwicklung eines motorisch-kognitiven Bewegungskonzeptes (»MoKo-Fit«) zur Schulung motorischer Hauptbeanspruchungsformen und alltagsbezogener kognitiver Funktionen,
- die Analyse der Wirksamkeit (Ergebnisevaluation) einer durch lizenzierte Übungsleitungen umgesetzten 12-wöchigen niedrigschwelligen, zielgruppenspezifischen und gruppenbasierten Bewegungsintervention im Außenbereich verschiedener Chemnitzer Stadtteile,
- die Evaluation der Planungs-, Prozess- und Strukturqualität eines motorisch-kognitiven Bewegungskonzeptes für ältere Personen (Zwingmann et al., 2022),
- die Schulung altersangepasster Mentor:innen (d. h. Teilnehmende der angeleiteten Bewegungsgruppen, welche die Verantwortung der Gruppenführung nach Beendigung des 12-wöchigen Bewegungsprogrammes übernehmen) zur selbstständigen Anleitung gesundheitsförderlicher Bewegungsgruppen für die nachhaltige Weiterführung körperlicher Aktivität in den Lebenswelten der Teilnehmenden,
- die Planung der zukünftigen Ausweitung des Bewegungskonzeptes auf andere Stadtteile in Chemnitz bzw. andere sächsische Städte und Regionen,
- der Transfer der Ergebnisse in die kommunale Praxis zur Stärkung der Präventionsarbeit im Bereich Bewegungsförderung der Stadt Chemnitz.

Durch diese umfassenden Zielstellungen leistet das Projekt »MoKo-Fit« einen Beitrag zur Bewältigung der negativen Auswirkungen des demografischen Wandels in Sachsen.

1.2 An wen richtet sich diese Handreichung?

Die vorliegende Handreichung ist ein Leitfaden zur praktischen Umsetzung eines sowohl motorisch als auch kognitiv ansprechenden Bewegungskonzeptes in den Lebenswelten älterer Personen ab ca. 65 Jahren. Das im Rahmen des Projektes »MoKo-Fit« entwickelte Bewegungskonzept richtet sich vor allem an Agierende in der kommunalen Gesundheitsförderung (z. B. Gesundheitsamt, Krankenkassen, Stadtteiltreffs und Senior:innen-Zentren, Volkshochschulen, ehrenamtlich tätige Bürger:innen), die Bewegungskonzepte für Ältere initiieren und gestalten. Darüber hinaus sollen auch andere kommunale Agierende angesprochen werden, die im Rahmen ihrer Tätigkeit mit älteren Personen in Kontakt stehen und deren Interessen adressieren sowie umsetzen (z. B. Wohnungsbaugesellschaften/-genossenschaften, Wohlfahrtsverbände, Religionsgemeinschaften, Kleingartenvereine). Insbesondere altersspezifische Einrichtungen, wie beispielsweise ambulante oder (teil-)stationäre Pflegeeinrichtungen, betreute Wohnanlagen oder mobile Pflegedienste, können direkt von den Informationen sowie den detaillierten didaktischen und organisatorischen Umsetzungshinweisen profitieren und diese Handreichung für eine Umsetzung von Bewegungsaktivitäten innerhalb ihrer Institutionen gewinnbringend einsetzen. Kommerziellen und freiwilligen Sport- und Bewegungseinrichtungen (z. B. Sportbünde,

Senior:innen-Sportvereine, Gesundheits- und Rehabilitationssportvereine, Physio-/ Ergo-/Sporttherapie-Praxen) soll die Handreichung als Vorlage sowie Anstoß für die Integrierung der Inhalte des Bewegungskonzeptes in die eigenen Sport- und Bewegungsprogramme dienen. An gesundheitsorientierten Ausbildungs- und Studiengängen von Universitäten oder Hochschulen kann die Handreichung in der Lehre zu den Themen bewegungsbezogener Prävention und Gesundheitsförderung bei älteren Personen genutzt werden. Nicht zuletzt können interessierte Privatpersonen jeden Alters die anschaulich präsentierten Bewegungsübungen der Handreichung für sich selbst sowie Angehörige und befreundete Personen für die Umsetzung gesundheitsförderlicher körperlicher Aktivität in Eigenregie nutzen.

1.3 Wie ist die Handreichung aufgebaut?

In Kapitel 2 werden zunächst theoretisch-konzeptionelle Überlegungen entwickelt und relevante Forschungsbefunde diskutiert, die dem Projekt »MoKo-Fit« und des innerhalb des Projektes konzipierten Bewegungsprogrammes rahmend zugrunde liegen. Dazu wird das Konzept des gesunden Alterns aus verschiedenen Perspektiven (chronologisch, gerontologisch, biologisch, psychisch, sozial) betrachtet und zur Erläuterung anhand eines praxisnahen Beispiels das Modell der selektiven Optimierung über Kompensation (SOK-Modell) nach Baltes und Baltes (1990) herangezogen. Des Weiteren werden Veränderungen der körperlichen, geistigen und psychischen Gesundheit im Alterungsprozess mit Fokus auf geschlechtsbezogene und sozioökonomische Unterschiede erläutert. Das Kapitel mündet in der Darstellung des Einflusses körperlicher Aktivität auf die zuvor genannten gesundheitlichen altersbedingten Veränderungen. Faktoren für die regelmäßige Umsetzung von körperlicher Aktivität im Alter werden hervorgehoben.
Kapitel 3 beschäftigt sich mit den Prämissen der Konzeptentwicklung bezüglich des Settings Kommune sowie der Implementierung von Maßnahmen der Prävention und Gesundheitsförderung für ältere Personen. Es folgt eine Darstellung der nationalen sowie internationalen Bewegungsempfehlungen für die Alters- und Zielgruppe und deren Umsetzungsmöglichkeiten im Setting Kommune. Hierbei wird u. a. die kombinierte Ausführung von körperlicher Aktivität mit kognitiven Zusatzaufgaben, dem sog. Dual-Task-Training, im Außenbereich thematisiert.
Ab Kapitel 4 finden sich praxisorientierte Inhalte zum motorisch-kognitiven Bewegungskonzept, beginnend mit einer detaillierten Beschreibung der einzelnen Bestandteile (Erwärmung und Mobilisation, Koordination und Kognition, Kräftigung und/oder Ausdauer, Dehnung, Entspannung) der Einheiten des Bewegungskonzeptes sowie einer Ausführung zu Übungsmaterialien und Umgebungsfaktoren. Darauf aufbauend folgen didaktische Hinweise und Empfehlungen, welche bei der selbstständigen Planung und Durchführung von Bewegungseinheiten unterstützen, beispielsweise bei der Belastungssteuerung, der Gruppenanleitung oder der Berücksichtigung von altersbedingten Einschränkungen. Zuletzt werden wichtige Sicherheitsaspekte sowie

das Vorgehen bei Verletzungen im Kontext von Sport und Bewegung bei älteren Personen oder in einer Notfallsituation erläutert.
Anhang 1 enthält das tabellarisch geplante motorisch-kognitive Bewegungskonzept über 24 Einheiten, welches durch lizenzierte Übungsleitungen unter Zuhilfenahme der im Kapitel 4.1 erläuterten Kleinmaterialien im Außenbereich von Kommunen durchgeführt werden kann. Im Anhang 2 werden einzelne Übungen des Bewegungskonzeptes dargestellt und mithilfe von Abbildungen sowie genauen Beschreibungen erläutert, sodass diese für die Planung einzelner Einheiten von Bewegungsgruppen oder auch von Einzelpersonen für ein individuelles körperliches Training genutzt werden können.

2 Theoretisch-konzeptionelle Betrachtung der Thematik

Im Folgenden werden wesentliche theoretische Vorüberlegungen sowie wissenschaftliche Grundlagen für das Projekt »MoKo-Fit« dargestellt, welche als Prämissen der Erarbeitung des motorisch-kognitiven Bewegungskonzeptes zugrunde liegen. Neben dem Erhalt von Gesundheit im Alter werden auch Erkrankungen und Einschränkungen, die vor allem im höheren Lebensalter auftreten können, betrachtet. Körperliche Aktivität als ein wesentlicher Einflussfaktor für die Aufrechterhaltung von Gesundheit sowie deren Effekte auf biopsychosozialer Ebene werden erläutert. Auf dieser Grundlage werden anschließend die Prämissen für die Konzeptionierung erarbeitet und dargestellt.

2.1 Zum Konzept des gesunden Alterns

Nach der Definition der Weltgesundheitsorganisation (WHO, 2016) umfasst Gesundheit einen Zustand vollständigen körperlichen, geistigen und sozialen Wohlbefindens sowie gesundes Altern die Entwicklung und Aufrechterhaltung funktionaler Fähigkeiten, welche das Wohlbefinden im Alter ermöglichen. Gemäß dieser Definition wird nicht nur die Absicherung der gesundheitlichen Versorgung fokussiert, sondern Gesundheit als ganzheitliches Konzept mit biopsychosozialen Aspekten über die Lebensspanne betrachtet. Es werden zusätzliche Faktoren einbezogen, die einen Einfluss auf den Alterungsprozess des Individuums und das Altern als gesellschaftliches Phänomen haben (Blüher et al., 2012). Gesundes Altern umfasst neben der Erfüllung der Grundbedürfnisse älterer Menschen folgende weitere Faktoren: Vermeidung von Funktionseinbußen, Aufrechterhaltung von Wohlbefinden und Lebenszufriedenheit, Bewahrung kognitiver Leistungsfähigkeit sowie körperlicher Fitness und Mobilität, Selbstständigkeit und Alltagskompetenz sowie die Pflege sozialer Netzwerke und Partizipation (Blüher et al., 2012).
Durch den mit dem demografischen Wandel einhergehenden Anstieg von Personen im hohen Erwachsenenalter nimmt die Bedeutung von Gesundheit im Alter zu (Wiesmann et al., 2004). Die steigende Anzahl älterer Menschen in Kombination mit dem in Deutschland anhaltenden Geburtenrückgang führt dazu, dass die über 65-Jährigen einen immer größer werdenden Anteil der Gesamtbevölkerung stellen (18,4 Millionen Menschen im Jahr 2021). Insbesondere die Gruppe der Hochaltrigen (85+) hat sich seit Beginn der 1990er-Jahre verdoppelt und lag im Jahr 2021 bei 2,6 Millionen Menschen (Statistisches Bundesamt, 2022). Durch die Verschiebung des Renteneintrittsalters nach oben kommt es zu einer Unterscheidung zwischen „jungen" älteren Personen und „alten" älteren Personen (Labra et al., 2015). Der Beginn des hohen Lebensalters, sog. Hochaltrigkeit, wird ab einem chronologischen Alter von 80 bis 85 Jahren datiert. Das chronologische Alter entspricht dem tatsächlichen kalendarischen Alter und ist somit ein einfaches, jedoch wenig aussagekräftiges Messkonzept, da die Variabilität funktionaler Aspekte, insbesondere im hohen Alter, hoch ist.

Individuelle Unterschiede von Alterungsprozessen werden beim *chronologischen* Alter nur eingeschränkt betrachtet. Dies führt zu einem geringen Vorhersagemaß für Leistung, Verhalten und Erleben eines Individuums (Wahl & Heyl, 2015). Weitere Betrachtungsmöglichkeiten des Alterungsprozesses sind die *gerontologische*, *biologische*, *psychische* sowie *soziale* Perspektive (Wurm et al., 2010b). Nach der *gerontologischen* Perspektive beginnt Hochaltrigkeit beispielsweise, wenn alterungsbedingte physische oder kognitive Beeinträchtigungen bedeutsame Anpassungen und Einschränkungen des Alltagslebens auslösen. Wenn Altern als eine zunehmende Störung physiologischer Prozesse bzw. Abbauprozesse auf molekularer, genetischer und zellulärer Ebene betrachtet wird, entspricht dies der *biologischen* Perspektive. Die abnehmende Fähigkeit des Organismus, sich selbst zu regulieren (Homöostase), führt zu einer erhöhten Anfälligkeit für Krankheiten und Infektionen sowie einem erhöhten Mortalitätsrisiko. Das kardiovaskuläre sowie Nerven-, Verdauungs-, Harn- und reproduktive System sind besonders von altersbedingten Abbauprozessen betroffen. Im Gegensatz zum Abbau funktionaler Ressourcen werden bei der *psychologischen* Perspektive von Altern im Sinne einer ganzheitlichen Betrachtung auch die Wachstums- und Weiterentwicklungsprozesse berücksichtigt (Staudinger & Pasupathi, 2000). Wahrnehmung, Informationsverarbeitung, emotionales Erleben und Grundmotivation einer Person (Lebensmechanik) stellen bereits in der Kindheit individuelle Faktoren dar, die im Alter erhalten bleiben. Hinzu kommen die im Laufe des Lebens gewonnenen Erfahrungen (Lebenspragmatik; Wurm et al., 2010b). Beispielhaft hierfür ist die Entwicklung der Intelligenz über die Lebensspanne: Während die sog. kristalline Intelligenz, d. h. die über die Zeit hinweg erworbenen Wissensbestände und Fähigkeiten („Altersweisheit", z. B. Faktenwissen, erlernte Verhaltensweisen und Fähigkeiten), auch im Alter stabil bestehen bleibt bzw. sogar weiter gesteigert werden kann, nimmt die sog. fluide Intelligenz, d. h. die angeborene Fähigkeit zu höheren kognitiven Leistungen (z. B. Auffassungsgabe, Anpassung an fremde Situationen) im Alter eher ab (Oswald, 2000). Sozialbeziehungen und Interaktionsgelegenheiten bestimmen die *soziale* Perspektive im Alterungsprozess (Wahl & Heyl, 2015). Hier werden ebenso sowohl altersbedingte Verluste, z. B. durch Tod und Krankheit von Lebenspartner:innen, gleichaltrigen befreundeten Personen oder Verwandten sowie Wegfall von Beziehungen durch den Austritt aus dem Berufsleben, als auch Gewinne, z. B. aufkommende persönliche Freiheit zu Rentenbeginn, betrachtet (Wurm et al., 2010b). Für diese Perspektive sind insbesondere soziale Ungleichheiten von Relevanz, welche u. a. Herkunft, berufliche Tätigkeit, Bildungsniveau, Einkommen und Vermögen betreffen, und welche die allgemeine Gesundheit, Lebensqualität, Lebenserwartung und den individuellen Alterungsprozess beeinflussen können (Wurm et al., 2010b). Trotz altersbedingter, sinkender Leistungs- und Kapazitätsreserven können die vorhandenen funktionellen Ressourcen eingesetzt werden, um den Alltag zu bewältigen.

Ein Modell, welches die individuellen Perspektiven des Alterungsprozesses berücksichtigt und gesundes Altern über den Ausbau von Ressourcen sowie den Erhalt eines stabilen Funktionsniveaus mit einem hohen Wohlbefinden (Wahl & Heyl, 2015) ermöglichen soll, ist die von Baltes und Baltes (1990) entwickelte selektive

Optimierung über Kompensation – das SOK-Modell. Mithilfe der Selektion trifft eine ältere Person eine Auswahl an für sie relevanten Zielen und Funktionsbereichen. Dabei müssen weniger wichtige Bereiche eingeschränkt bzw. aufgegeben werden (Rupprecht, 2008). Bei der Auswahl spielen persönliche Motive, Fähigkeiten und Umweltanforderungen eine Rolle. Einfach umschrieben bedeutet das: Eine Person kann nicht mehr alles schaffen, also beschränkt diese sich auf einen kleineren Bereich an wesentlichen Funktionen. Mit der Optimierung soll die ältere Person dann Mittel, Ressourcen und Verhaltensweisen erwerben oder ausbauen, um ausgewählte Funktionsbereiche zu stärken oder gar zu verbessern. Dabei können eine höhere Aufmerksamkeit auf die ausgewählten Bereiche sowie eine gesteigerte Anstrengung bezüglich der Zielerreichung, der Übungsauswahl oder zeitliche Investitionen hilfreich sein (Wahl & Heyl, 2015). Das bedeutet: Die Funktionen des kleineren, ausgewählten Bereichs sollen gleich gut erhalten bleiben oder sogar besser funktionieren. Schließlich soll die Kompensation dazu beitragen, die bei der älteren Person verminderten Potentiale und Ressourcen zu stärken (Rupprecht, 2008). Dies passiert bewusst oder unbewusst und kann altersbedingte Defizite verhindern. Verschiedene Methoden werden hierbei genutzt, um den kleinen Bereich an Funktionen für sich selbst besser gestalten zu können. Das SOK-Modell wird in Abbildung 1 an einem praxisnahen Beispiel für ältere Personen erläutert.

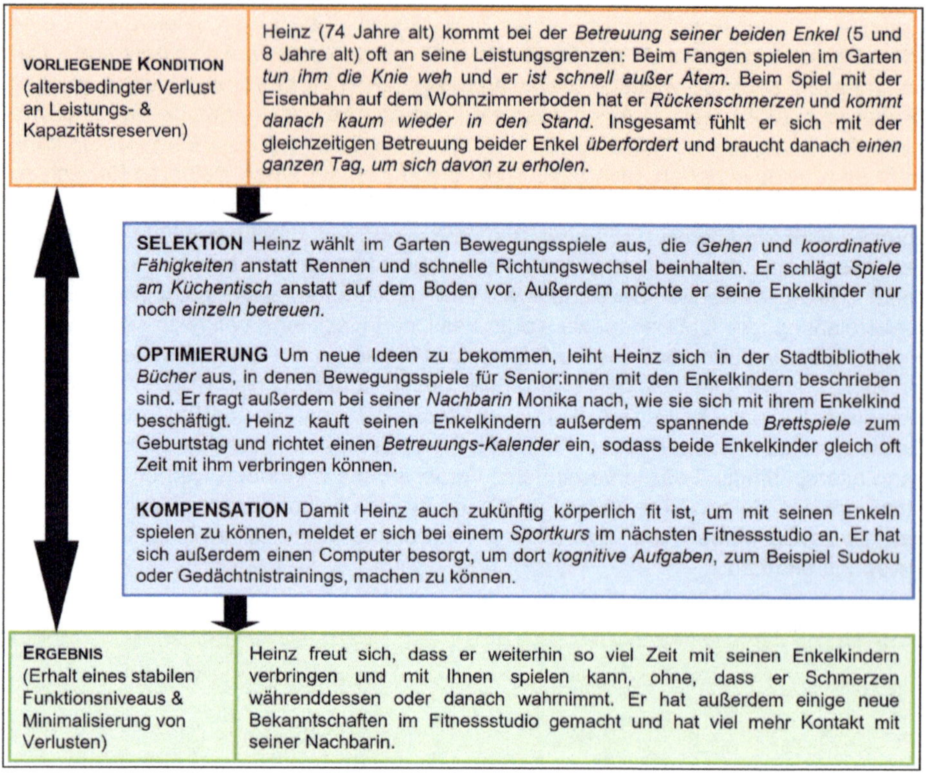

Abb. 1. Das Modell der selektiven Optimierung durch Kompensation (SOK-Modell; Baltes & Baltes, 1990), erläutert anhand eines praxisnahen, altersspezifischen und bewegungsbezogenen Beispiels.

2.2 Altersbedingte oder -assoziierte Veränderung von Gesundheit

Erkrankungen, welche besonders im Alter auftreten, entstehen aus der Kombination von zufälligen schädlichen Ereignissen (z. B. Stürze, Unfälle), genetisch festgelegten Schutz- und Reparaturmechanismen sowie verhaltensbedingten Veränderungen (z. B. Bluthochdruck). Ein Großteil der altersbedingten Schädigungen tritt dabei zufällig auf und mehrere Erkrankungen bzw. Einschränkungen häufen sich über die Zeit betrachtet (Wahl & Heyl, 2015). Mit Zunahme des Alters stellt die Multimorbidität, d. h. mehrere Erkrankungen oder Gesundheitsprobleme (mind. zwei oder mehr) liegen gleichzeitig vor, eine Herausforderung sowohl für die betroffene Person als auch für das versorgende Gesundheitssystem dar (Dodel, 2014). Nachfolgend wird überblicksartig auf die körperlichen, kognitiven und psychischen Erkrankungen im Alterungsprozess mit Fokus auf geschlechtsbezogene und sozioökonomische Unterschiede eingegangen.

Körperliche Veränderungen im Alter betreffen zum einen die Reduzierung der Muskelkraft, welche im dritten Lebensjahrzehnt am höchsten ausgeprägt ist und danach abnimmt, da sich u. a. die Anzahl und Größe der Muskelfasern reduziert (Schoene et al., 2019). Die verringerte Muskelkraft im Alter erhöht die Sturzgefahr, sodass Stürze und sturzbedingte Verletzungen im häuslichen Umfeld zunehmen (Mikkelsen et al., 2019). Etwa 30 % der über 65-Jährigen stürzt mindestens einmal in zwei Jahren (Schierack, 2020). Zum anderen nimmt die Knochendichte mit steigendem Alter ab, sodass die Knochen spröder, brüchiger und weniger belastbar werden. Auch die Gelenke unterliegen einem degenerativen Prozess (z. B. durch Arthrose) über die Lebensspanne. Übergewicht kann bei den Prozessen als zusätzlicher Risikofaktor wirken (Groß et al., 2005; Schoene et al., 2019). Ebenfalls sind verschiedene Vitalfunktionen von Veränderungen betroffen: Die Leistungsfähigkeit des kardiovaskulären Systems ist herabgesetzt und die Lungenfunktion nimmt ab einem Alter von ca. 40 Jahren ab, u. a. da die Lunge an Elastizität verliert (Leach, 2000). Auch die Funktionen des Immunsystems können mit steigendem Alter durch den Einfluss von hormonellen Veränderungen, Ernährung, chronischem Stress und Bewegungsmangel eingeschränkt sein (Ibs & Rink, 2001). Infolgedessen kann es zu einer verzögerten Wundheilung und daher leichter zur Entstehung von Infektionen, Tumoren oder Autoimmunerkrankungen kommen. Auf sensorischer Ebene führen Veränderung der Qualität des Sehens, Hörens und Gleichgewichts zu negativen Auswirkungen auf die Gehfähigkeit und Mobilität. In Bezug auf Veränderung der Sinne oder Mobilität können Stürze, Angst vor Stürzen, Depressionen und verminderte Selbstständigkeit eintreten (Marsiske et al., 2010). Die beschriebenen altersbedingten körperlichen Veränderungen können bei älteren Personen ab 65 Jahren zu einer erhöhten Prävalenz von chronischen Erkrankungen, wie zum Beispiel Herz-Kreislauf-Erkrankungen und Diabetes Mellitus führen (Robert Koch-Institut, 2015).

Alterungsprozesse betreffen auch die abnehmende Leistungsfähigkeit des Gehirns und können sich zum Beispiel auf die Kapazität des Arbeitsgedächtnisses, die Reaktionszeit, die Aufmerksamkeitsspanne, die Informationsverarbeitungsgeschwindigkeit sowie die Konzentrationsfähigkeit auswirken (Stemmler et al., 2013). Eine Aneignung neuer Lern- und Merkstrategien ist trotz der abnehmenden Leistungsfähigkeit des Gedächtnisses bei einem gesunden Gehirn bis ins hohe Alter möglich (Streffer, 2011). Über die sog. Plastizität besitzt das Gehirn die Eigenschaft durch Training veränderbar zu sein (stärkere/schwächere Verbindungen einzelner Nervenzellen, ähnlich wie bei einem stark/wenig benutzten Trampelpfad; Hollmann et al., 2011). Jedoch können Erkrankungen im Alter, beispielsweise demenzielle Erkrankungen, Morbus Parkinson, Depressionen und Delir, zu einer dauerhaften Abnahme kognitiver Fähigkeiten führen (Hirsch, 2011). Die häufigste Erkrankung im hohen Lebensalter ist die Alzheimer Demenz (Jahn & Werheid, 2015). Diese chronische und fortschreitende Erkrankung führt, verursacht durch hirnorganische Schädigungen, zum Verlust kognitiver Fähigkeiten sowie Entwicklung affektiver Störungen und Verhaltensstörungen. Die Symptome sind häufig so schwerwiegend, dass Aktivitäten des täglichen Lebens, zum Beispiel die Körperpflege oder Versorgung mit Lebensmitteln, deutlich beeinträchtigt oder nicht mehr selbstständig umsetzbar sind. In Reaktion auf die Abnahme von alltäglichen Funktionen können bei den Betroffenen zusätzlich Symptome von Angst und Depression entstehen. Ein Training kognitiver Fähigkeiten, das Vermeiden von gesundheitsgefährdenden Verhaltensweisen (z. B. ungesunde Ernährung, Rauchen) und die Ausübung von regelmäßiger körperlicher Aktivität können die Entstehung demenzieller Erkrankungen verhindern, verzögern oder den Verlauf abmildern (Grande et al., 2020).

Insgesamt kann zwischen subjektiver und objektiver Gesundheit differenziert werden. Unter subjektiver Gesundheit wird das individuelle Gesundheitsgefühl von Personen verstanden, während die objektive Gesundheit den medizinisch diagnostizierbaren Zustand beschreibt (Wurm et al., 2010b). Mit zunehmendem Alter können beide Zustände stärker voneinander abweichen als in jungen Jahren: Während Erkrankungen und Multimorbidität die objektive Gesundheit eher verschlechtern, kann das subjektive Gesundheitsgefühl einer älteren Person trotzdem sehr positiv ausfallen. Dies hängt u. a. mit funktionalen Fähigkeiten, dem Stellenwert von Gesundheit im Alter und der gesundheitsbezogenen Lebensqualität zusammen (Wurm et al., 2010b). Zudem kann ein sozialer Gradient in Bezug auf die subjektive Gesundheit konstatiert werden. Dieser äußert sich darin, dass Personen mit einem höheren Bildungsniveau und/oder höherem Einkommen durchschnittlich eine bessere subjektive Gesundheit aufweisen als Personen mit einem geringeren sozioökonomischen Status (Lampert et al., 2016b). Ursächlich hierfür sind u. a. Unterschiede im Gesundheitsverhalten und Lebensstil, in der Partizipation an Leistungen des Gesundheitssystems oder auch Unterschiede in den Einflüssen durch Risikofaktoren, beispielsweise bedingt durch die Wohnlage oder die (vorherige) berufliche Tätigkeit (Fors & Thorslund, 2015; Samitz et al., 2011).

Im Alter sind geschlechtsbezogene Unterschiede in Bezug auf die Gesundheit aufgrund von Faktoren wie gesundheitliche Verhaltensweisen, soziale Normen, traditionelle Arbeitsteilung (bzgl. Fürsorgearbeit und Erwerbstätigkeit) und damit einhergehende unterschiedliche finanzielle Ressourcen sowie Bildungsniveaus zu beobachten (Vogel et al., 2019). Frauen bilden die Mehrheit bei den über 65-Jährigen (56,4 % im Jahr 2019; Statistisches Bundesamt, 2022). Auch unter den Hochaltrigen sind mit gut zwei Drittel (68 %) deutlich mehr Frauen vertreten. Außerdem haben Frauen eine durchschnittlich höhere Lebenserwartung bei Geburt (Frauen: 82,1 Jahre; Männer: 76,6 Jahre). Dasselbe Bild zeigt sich auch im Alter von 65 Jahren: Hier leben Frauen noch durchschnittlich 20,2 Jahre, Männer nur noch etwa 16,8 Jahre (im Alter von 85 Jahren: Frauen 6,2 Jahre; Männer 5,4 Jahre; Hoffmann et al., 2009). Auch wenn in Deutschland mehr Frauen als Männer leben und Frauen im Durchschnitt länger leben, existieren bei ihnen im Alterungsprozesses mehr gesundheitliche Einschränkungen, welche zudem schwerwiegender verlaufen als bei Männern (Spuling et al., 2019). Beispielsweise sind Frauen häufiger von Multimorbidität und mobilitätsbeeinflussenden Krankheiten wie Arthrose oder Osteoporose betroffen. Dieser Umstand ist ein Grund, warum die Lebenszufriedenheit von Frauen im Alter stärker abnimmt, während das Depressionsrisiko zunimmt. Auch sind Frauen im Alter oftmals materiell

und finanziell schlechter gestellt als Männer (Huxhold & Engstler, 2019). Andererseits sind ältere Frauen häufiger sozial besser eingebunden und übernehmen im stärkeren Maß Fürsorgearbeit, wie die Betreuung von Enkelkindern oder die Pflege von kranken Angehörigen (Berner et al., 2019). Männer hingegen engagieren sich eher ehrenamtlich. Soziale Isolation und Einsamkeit betrifft bis zu einem Alter von ca. 80 Jahren weniger Frauen als Männer. Ab 80 Jahren ist dies jedoch genau umgekehrt der Fall. Darüber hinaus zeigen sich geschlechtsspezifische Differenzen hinsichtlich der subjektiven Gesundheit, was u. a. auf Unterschiede hinsichtlich der Kontaktierung von Ärzt:innen, der abweichenden Wahrnehmung und Nutzung von Gesundheitsdienstleistungen sowie Unterschiede in Bezug auf das Gesundheitsverhalten zurückgeführt werden kann (Kim & Richardson, 2012).
Insgesamt gestaltet sich der Alterungsprozess in kontinuierlicher Interaktion zwischen Person, Biologie und Kultur (Wurm et al., 2010b). Individuelles Anpassungs- und Änderungsvermögen kann Defizite in bestimmten Bereichen durch Stärken in anderen Bereichen kompensieren. Auch können bestimmte Abbauprozesse aufgehalten, aktiv kompensiert oder verlangsamt werden (Wurm & Tesch-Römer, 2009). Aufgrund dessen berichten viele ältere Menschen trotz krankheitsbedingter Einschränkungen über eine gute subjektive Gesundheit und Lebensqualität (Köcher & Sommer, 2017). Körperliche Aktivität stellt eine Möglichkeit dar, den Alterungsprozess und dessen Folgen positiv zu beeinflussen.

2.3 Effekte körperlicher Aktivität auf die biopsychosoziale Gesundheit älterer Personen

Die körperliche Aktivität als Bestandteil eines aktiven Alterns ist assoziiert mit zahlreichen gesundheitsspezifischen Auswirkungen und somit zentral für das gesunde Altern. Dieser positive Zusammenhang wurde bereits durch eine Vielzahl von Forschungsarbeiten im Quer- und Längsschnittdesign belegt, im Überblick z. B. Bragina und Voelcker-Rehage (2018); Cunningham et al. (2020); Daskalopoulou et al. (2017); Gayman et al. (2017); Reiner et al. (2013) oder Warburton und Bredin (2017). Grundlegend bedeutet dieser Zusammenhang, dass regelmäßig körperlich aktive Personen durchschnittlich eine bessere objektive und/oder subjektive Gesundheit aufweisen. Längerfristig anhaltender Bewegungsmangel und häufiges sitzendes/liegendes Verhalten stellen wiederum gesundheitliche Risikofaktoren dar (Böhm et al., 2009). Ältere Personen zwischen 50 und 79 Jahren leiden am ehesten an Krankheiten, die mit unzureichender körperlicher Aktivität zusammenhängen, wie zum Beispiel Depressionen, Rückenschmerzen oder ischämische Herzkrankheiten (OECD/WHO, 2023).
Regelmäßige körperliche Aktivität steht in Zusammenhang mit einem geringeren Mortalitätsrisiko (Willey et al., 2015) und einem geringeren Risiko für spezifische Krankheiten wie beispielsweise kardiovaskuläre Erkrankungen (z. B. Herzinfarkt; Williams, 2010), periphere arterielle Verschlusskrankheit, Bluthochdruck, Schlaganfall, metabolisches Syndrom, Diabetes mellitus Typ 2 oder onkologische Erkrankungen (z. B.

Brustkrebs; Müller & Voelcker-Rehage, 2019). Darüber hinaus kann der altersbedingte Rückgang der für den Alltag relevanten kognitiven Leistungsfähigkeit (z. B. Gedächtnis, Wahrnehmung, Aufmerksamkeit, Planen oder Orientierung) aber auch ein Abbau körperlicher Funktionen (z. B. Kraft, Koordination, Ausdauer) durch Bewegung verzögert werden (Wollesen & Voelcker-Rehage, 2014). Für die Auswirkungen regelmäßiger körperlicher Aktivität können einerseits unmittelbare (akute) Effekte, beispielsweise im Rahmen kognitiver Funktionen (Hübner & Voelcker-Rehage, 2018), aber speziell auch langfristige Effekte in Form eines reduzierten Risikos für das Auftreten koronarer Herzerkrankungen, Übergewicht oder Typ-2 Diabetes bestätigt werden (Reiner et al., 2013).

Körperliche Aktivität weist überdies langfristige positive Effekte hinsichtlich der Entwicklung persönlicher Ressourcen, des allgemeinen Wohlbefindens, der allgemeinen Ermüdung (Fatigue) und der psychischen Gesundheit (z. B. Depression, Angststörungen) auf (Bragina et al., 2018). Darüber hinaus kann körperliche Aktivität das individuelle Körper- bzw. Selbstbild positiv beeinflussen und in diesem Rahmen potenzielle negative Entwicklungen im Prozess des Alterns kompensieren oder zumindest abschwächen (Gayman et al., 2017). Zudem zeigt sich ein positiver Effekt hinsichtlich der Aufrechterhaltung eines selbstständigen Lebensstils im Alter, beispielsweise über den Erhalt von Mobilität und Gehfähigkeit, einem abnehmenden Sturzrisiko sowie der Vermeidung von Pflegebedürftigkeit (Hajek et al., 2017; Hanley et al., 2011).

Bewegungsförderung leistet außerdem einen Beitrag zur Steigerung des sozialen Zusammenhaltes und der Netzwerkbildung (Edwards & Tsouros, 2006). Aus Untersuchungen ist bekannt, dass sich eine gute soziale Einbindung und ein höheres Ausmaß sozialer Aktivitäten positiv auf kognitive Fähigkeiten im Alter auswirken (Evans et al., 2019; Kricheldorff & Oswald, 2015). Gerade im sehr hohen Alter kann soziale Teilhabe (z. B. außerhäusliche Aktivitäten, soziale Zusammengehörigkeit und stadtteilbezogene Identität) den negativen Einfluss einer eingeschränkten Gesundheit auf das Wohlbefinden abmildern (Oswald & Konopik, 2015).

Abbildung 2 fasst die Effekte körperlicher Aktivität auf physischer, psychischer, sozialer und kognitiver Ebene von Gesundheit bei der Altersgruppe über 65-Jähriger zusammen.

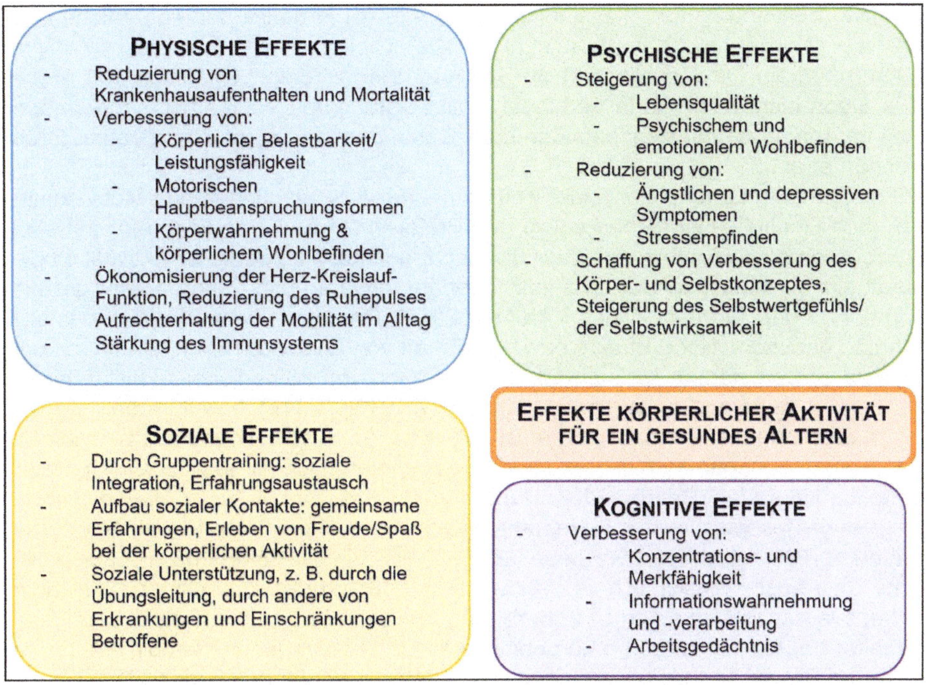

Abb. 2. Das Prinzip des gesundes Alterns durch Nutzung der Effekte körperlicher Aktivität auf physischer, psychischer, sozialer und kognitiver Ebene (nach Müller & Wagner, 2022).

2.4 Einflussfaktoren auf die regelmäßige Umsetzung körperlicher Aktivität im Alter

Der Zusammenhang von körperlicher Aktivität und sozioökonomischen sowie -demografischen Variablen mit dem Fokus auf Ältere wurde bereits vielfach analysiert (siehe dazu die Übersichtsarbeiten von Breuer et al., 2010; Jenkin et al., 2017). Die Umsetzung körperlicher Aktivität unterliegt zunächst altersspezifischen Aspekten. So kann grundlegend eine Abnahme körperlicher Aktivität mit steigendem Alter konstatiert werden (sog. Alterseffekt), was u. a. auf altersbedingte gesundheitliche und körperliche Veränderungen zurückgeführt werden kann (Breuer, 2003; Jenkin et al., 2017). Andererseits können sich alterskorrelierte körperliche Defizite auch positiv auf die Partizipation an körperlicher Aktivität auswirken, beispielsweise durch eine erhöhte Motivation körperliche Beeinträchtigungen ausgleichen zu wollen (z. B. bei Rehabilitationsmaßnahmen; Rasinaho et al., 2006). Vor allem zeigt sich, dass mit dem Strukturwandel des Alterns auch veränderte Altersnormen, -bilder und Sinnzuweisungen assoziiert sind, die zu einem gesteigerten Interesse an körperlicher Aktivität im Alter geführt haben (Breuer, 2004; Beyer et al., 2017). So wirkt sich eine positive (gewinnorientierte) Einstellung zum Alter(n) förderlich auf körperliche Aktivität aus (Thiel et al., 2018; Wurm et al., 2010a). Gleichzeitig hat körperliche Aktivität auch innerhalb der Gesellschaft an Bedeutung gewonnen („Healthismus"), wobei u. a. Sport nicht mehr nur in Verbindung mit Leistung und Wettkampf, sondern speziell im Alter auch mit Wohlbefinden oder Gesundheit gebracht wird (Breuer, 2004; Lehnert et al., 2012).

Mit steigendem Lebensalter findet weiterhin eine Verschiebung in den Motivstrukturen, den Qualitätsansprüchen sowie den Präferenzen für körperliche Aktivität statt, was sich empirisch darin zeigt, dass die Nachfrage nach körperlicher Aktivität im Gesundheitssport insbesondere bei Individuen im mittleren und höheren Alter groß ist (Breuer, 2004; Hartmann-Tews & Hoppe, 2018). Dementsprechend entwickeln sich erhoffte gesundheitliche Effekte bzw. der Erhalt von Gesundheit, Wohlbefinden und Fitness zu dominanten Motiven für die Ausübung von körperlicher Aktivität, insbesondere im höheren Erwachsenenalter (Lehnert et al., 2012). Im Alter überwiegt vor allem bei Männern informelle körperliche Aktivität (d. h. selbst organisiert), wohingegen Frauen häufiger auch auf kommerzielle Anbieter (z. B. Fitnessstudios, Sportvereine) zurückgreifen (Breuer, 2004; Hartmann-Tews & Hoppe, 2018). Hierbei werden bei beiden Geschlechtern u. a. Radfahren, Schwimmen oder Wandern als Sportarten präferiert (Hartmann-Tews & Hoppe, 2018). Weiterhin existieren geschlechtsspezifische Differenzen hinsichtlich des Umfangs und der Art der körperlichen Aktivität im Lebensverlauf, welche sich u. a. darin äußern, dass Männer im frühen Erwachsenenalter häufiger regelmäßig körperlich aktiv sind, wohingegen dies bei Frauen im mittleren Erwachsenenalter bei einem größeren Anteil zutrifft (Breuer, 2004; Jenkin et al., 2017). Im höheren Alter verringern sich die Differenzen bezüglich der Aktivitätsgrade teilweise (Breuer, 2004).

Darüber hinaus zeigt sich ein Einfluss bewegungs- bzw. sportbezogener Aktivitäten in früheren Lebensphasen auf die körperliche Aktivität im Alter (Jenkin et al., 2017; Lenze et al., 2021). So spielen beispielsweise das Gesundheitsmotiv oder Selbstmotivationsstrategien aus jüngeren Jahren eine Rolle (Lenze et al., 2021). Zudem sind alterstypische Entwicklungsaufgaben und Übergänge in Hinblick auf die körperliche Aktivität von Relevanz. Geringe Effekte mit unterschiedlichen Wirkrichtungen zeigen sich für den Familienstand, wobei u. a. die Verwitwung als kritisches Lebensereignis im Alter diskutiert wird (Koeneman et al., 2012). Überdies besteht ein positiver Zusammenhang zum Ausmaß körperlicher Aktivität und den sozioökonomischen Variablen Bildung und Einkommen. Dieser soziale Gradient bedeutet u. a., dass Personen mit einem hohen Bildungsniveau durchschnittlich häufiger und/oder regelmäßiger körperlich aktiv sind als Personen mit einem niedrigeren Bildungsniveau (Faß & Schlesinger, 2021; Jenkin et al., 2017). Der soziale Gradient lässt sich bereits in früheren Lebensphasen nachweisen und setzt sich bis in das höhere Alter individuell variierend fort (Lampert et al., 2016a).

Neben den zuvor genannten individuellen Determinanten sind zusätzlich auch Kontextfaktoren bzw. die strukturellen Bedingungen in der Kommune von großer Bedeutung für die Ausübung regelmäßiger körperlicher Aktivität: So beeinflussen u. a. die individuelle Wohnlage, die lokale Infrastruktur (z. B. der Anschluss an den öffentlichen Nahverkehr), das Angebot an Sportanlagen im näheren Wohnumfeld sowie auch die regionale Deprivation innerhalb eines Wohngebiets die Gelegenheiten und/oder Möglichkeiten einer Person, regelmäßig körperlich aktiv zu sein (Wicker & Downward, 2017; Wicker et al., 2017).

3 Prämissen für die Entwicklung eines Konzeptes zur Förderung körperlicher Aktivität älterer Personen im Setting Kommune

Aus den theoretischen Vorüberlegungen und wissenschaftlichen Grundlagen des vorhergehenden Kapitels lässt sich ableiten, dass körperliche Aktivität altersrelevante Funktionen fördern und aufrechterhalten kann. Für die erfolgreiche Umsetzung von Maßnahmen zur Aufnahme körperlicher Aktivität in den Lebenswelten älterer Personen sollten spezifische Einflussfaktoren und Determinanten berücksichtigt werden. Beispielsweise spielen persönliche Faktoren wie Geschlecht oder Einkommens- und Bildungsniveau, Kontextfaktoren wie das Wohnumfeld oder die anbietenden Institutionen sowie die Gestaltung der Maßnahme an sich eine bedeutende Rolle. Auch wenn Partizipationsprozesse, z. B. bedingt durch die Motivation zur Bekämpfung des eigenen körperlichen Abbaus, eigeninitiativ entstehen können, ist eine Unterstützung über attraktive und bedarfsspezifische Angebote wichtig. In folgendem Abschnitt der Handreichung werden diese Erkenntnisse bei den Prämissen für die Entwicklung eines Konzeptes zur Förderung körperlicher Aktivität für ältere Personen ab 65 Jahren im Setting Kommune berücksichtigt.

3.1 Setting Kommune

Prävention und Gesundheitsförderung sind zwei zentrale Begriffe, welche häufig synonym verwendet werden, jedoch unterschiedliche Ziele verfolgen. Angebote der Prävention sollen die Gefahren und Risiken durch spezielle Erkrankungen vermeiden oder abmildern und wirken somit vorbeugend (Habermann-Horstmeier & Lippke, 2021). Unterschieden wird in Risikoschutz von Gesunden (Primärprävention), Früherkennung von Erkrankten im frühen Stadium (Sekundärprävention) und Rehabilitation von Erkrankten (Tertiärprävention). Präventionsangebote sollen verhaltens- und verhältnisorientierte Maßnahmen beinhalten (Habermann-Horstmeier & Lippke, 2021). Die Verhaltensprävention bezieht sich dabei auf das Gesundheitsverhalten und den Gesundheitszustand einer Person. Beispiele hierfür sind die Wahrnehmung von Gesundheitsberatungen, die selbstständige Weiterbildung in Kenntnissen über gesundheitsförderliches Verhalten oder die regelmäßige Teilnahme an einer Bewegungsgruppe. In der Verhältnisprävention werden gesundheitsförderliche Bedingungen und Strukturen im unmittelbaren Umfeld einer Person geschaffen, wie zum Beispiel die Einführung eines Rauchverbots in Gaststätten, das Zur-Verfügung-Stellen von Sportgeräten in einem öffentlichen Park oder das Angebot von Bewegungsgruppen über eine Gesundheitseinrichtung. Auch die Schaffung von gesundheitsförderlichen Netzwerken und Ansprechpartner:innen, zum Beispiel über Bürger:innenplattformen oder das Stadtteilmanagement, zählt zu den verhältnisorientierten Maßnahmen.

Angebote der Gesundheitsförderung hingegen sollen allen Menschen ermöglichen, selbstbestimmt an der eigenen Gesundheit mitzuwirken und diese somit zur Stärkung ihrer Gesundheit befähigen (vgl. Ottawa-Charta zur Gesundheitsförderung der

Weltgesundheitsorganisation/WHO, 1986). Ein zentrales Handlungsfeld der Gesundheitsförderung sind die sog. „Gesundheitsbezogenen Gemeinschaftsaktionen" im Setting Kommune (WHO, 1986). Die Kommune ist die kleinste räumliche Verwaltungseinheit bzw. unterste Ebene der politischen Strukturen, aus dem englischen „community" übersetzt und als sozialräumliches Gemeinwesen/Gemeinde mit einem Zugehörigkeitsgefühl auf geografischer, politischer, ethnischer und kultureller Ebene zu verstehen (Trojan & Süß, 2010). Auch die Bundeszentrale für gesundheitliche Aufklärung (BZgA) in Deutschland greift dieses Setting auf und beschreibt als kommunale Gesundheitsförderung die systematische Planung und Herstellung gesundheitsfördernder Lebensbedingungen für die Bewohner:innen einer Kommune zur Förderung gesundheitlicher Chancengerechtigkeit (Quilling et al., 2022). Dieses Setting bietet u. a. Sozialraum und Ressourcen für die Stärkung der sozialen Netzwerke der Gemeinschaft (Trojan & Süß, 2010). Hierbei werden die Menschen in die Lebenswelten des Lernens, des Arbeitens und der Alltags- bzw. Freizeitgestaltung eingeschlossen, sodass durch niedrigschwellige Angebote nahezu alle Bewohner:innen einer Kommune erreicht werden können (grundsätzlich dazu Rütten & Frahsa, 2011; Rütten et al., 2015). Zudem steht laut der BZgA das Erreichen vulnerabler Bevölkerungsgruppen (z. B. älterer Menschen) und damit die Förderung gesundheitlicher Chancengleichheit im Mittelpunkt (Quilling et al., 2022). Somit kann in diesem Setting die gesundheitliche Infrastruktur im Sozialraum geprägt werden. Gleichzeitig können über eine Gesundheitsförderung auf kommunaler Ebene Voraussetzungen für gesundheitsförderliche Verhältnisse und Lebensbedingungen sowie für verhaltenspräventive Ansätze geschaffen werden. Über die Zugehörigkeit einer Kommune im „Gesunde Städte-Netzwerk" der Bundesrepublik Deutschland (siehe https://gesunde-staedte-netzwerk.de/) wird bestätigt, dass zusätzlich zu der Ottawa Charta (WHO, 1986) insgesamt neun Kriterien, wie z. B. die Benennung einer verantwortlichen Person, Einbezug von Institutionen und Bürger:inneninitiativen oder Erarbeitung verständlicher und zugänglicher Informationen im Rahmen der kommunalen Gesundheitsförderung, erfüllt werden. Der Auftrag der Gesunde-Städte Mitglieds-Kommunen (im Februar 2023 sind es 93, u. a. Chemnitz) liegt darin, über engagierte Kommunalpolitik sowie bürgerschaftliches Engagement dafür zu sorgen, dass gesundheitsfördernde Maßnahmen durch integrierte Handlungsansätze im Alltag der Bürger:innen ankommen („kommunales Sprachrohr auf Bundesebene"). Auch der „Impulsgeber Bewegungsförderung" der BZgA, ein digitales Planungstool zur Entwicklung einer bewegungsfreundlichen Kommune für ältere Menschen (siehe https://www.aelter-werden-in-balance.de/impulsgeber-bewegungsfoerderung/), soll Kommunen bei der Planung und Umsetzung von Maßnahmen zur Prävention und Gesundheitsförderung der Bewohner:innen konkret unterstützen.
Rechtlich gestärkt und unterstützt wird die kommunale Gesundheitsförderung durch das im Jahr 2015 verabschiedete Gesetz zur Stärkung der Gesundheitsförderung und der Prävention (Präventionsgesetz/PrävG, 2015; siehe https://dip.bundestag.de/vorgang/.../64388). Über dieses Gesetz wurden die jährlich verfügbaren Fördermittel der Krankenkassen für die finanzielle Unterstützung der gesundheitlichen Selbsthilfe erhöht (z. B. 1,13 € pro versicherte Person für Selbsthilfegruppen im Jahr 2019). Das

GKV-Bündnis für Gesundheit (Zusammenschluss gesetzlicher Krankenversicherungen, gefördert durch die BZgA) ist vor dem Hintergrund des Präventionsgesetzes mit dem Ziel entstanden, Gesundheitsförderung und Prävention in den Lebenswelten voranzubringen. „Bewegung in der Kommune“ ist ein Themenschwerpunkt der gesunden Lebenswelten des GKV-Bündnisses, welcher über den Einbezug der gesamten Bevölkerung über alle Lebensphasen hinweg nachhaltige positive Veränderungen auf die Gesundheit schaffen soll.

3.2 Bewegungsempfehlungen für ältere Personen

Laut den internationalen Empfehlungen der WHO (2020) sowie der nationalen Bewegungsempfehlungen nach Rütten und Pfeiffer (2016) sollen Personen mit einem Alter ab 65 Jahren mindestens 150 Minuten pro Woche, d. h. circa 21 Minuten täglich, körperliche Aktivität mit mäßiger Intensität (z. B. Gartenarbeit, zügiges Gehen, Radfahren mit mäßigem Tempo) *oder* mindestens 75 Minuten pro Woche, d. h. ca. 11 Minuten täglich, intensive, schweißtreibende körperliche Aktivität (z. B. Joggen, Schwimmen, Lasten tragen) ausüben. Die Einhaltung dieser Empfehlung ist ebenfalls über eine gleichwertige Kombination aus mäßiger und intensiver körperlicher Aktivität erreichbar. Um höhere, gesundheitsbezogene Vorteile zu erzielen, können die Zeitangaben dieser Empfehlung auf bis zu 300 Minuten moderate bzw. 150 Minuten intensive körperliche Aktivität pro Woche gesteigert werden. Für die Berücksichtigung spezieller, altersbezogener Ziele von Gesundheitsförderung, wie beispielsweise die Senkung des Sturzrisikos oder der Erhalt der Alltagstätigkeiten sowie die Verhinderung des Verlusts von Muskelmasse, wird zusätzlich empfohlen, zweimal wöchentlich ein Muskelaufbautraining umzusetzen. Dieses kann mittels Kleingeräten (Hanteln oder schwere Wasserflaschen, elastische Übungsbänder) durchgeführt werden und sollte alle großen Muskelgruppen des Körpers berücksichtigen (Rütten & Pfeiffer, 2016). Ergänzend sind Übungen zur Förderung des Gleichgewichtsvermögens dreimal pro Woche angeraten. Dazu dienen beispielsweise Bewegungsformen wie Tai-Chi oder das Üben des Einbeinstandes.

Trotz der Erkenntnisse, dass körperliche Aktivität fördernde Effekte auf die biopsychosoziale Gesundheit erzeugt und detaillierte Empfehlungen für die alltägliche Umsetzung der körperlichen Aktivität existieren, sind laut den Ergebnissen einer Studie des Robert Koch-Instituts zur Gesundheit in Deutschland (DEGS1) 82 % der 60- bis 69-Jährigen nicht ausreichend körperlich aktiv (d. h. weniger als 150 Minuten pro Woche moderate Aktivität). In der Altersgruppe der 70- bis 79-Jährigen steigt dieser Wert bereits auf 86,4 %, sodass nur 13,6 % der Befragten die Aktivitätsempfehlungen erreichten (Krug et al., 2013). Dies könnte u. a. daran liegen, dass vor allem für ältere Personen mit vulnerablen Merkmalen (z. B. alleinlebend, in Altersarmut lebend, an chronischen Erkrankungen leidend) der Zugang zu und die nachhaltige Beteiligung an Maßnahmen der Gesundheitsförderung mit höheren Barrieren verbunden ist (Lis et al., 2011). Beispielsweise können fehlende Informationen über das vorhandene Bewegungsangebot für die Altersgruppe, körperliche Einschränkungen, mangelnde

soziale Unterstützung zur Aufnahme körperlicher Aktivität oder der finanzielle Aufwand (z. B. Mitgliedsbeitrag für den Sportverein) als Hindernisse wirken. Insbesondere wird die örtliche Erreichbarkeit von gesundheitsförderlichen Maßnahmen von älteren Personen als entscheidende Barriere für eine Teilnahme an Bewegungsangeboten wahrgenommen. Umso bedeutsamer ist es, nicht nur auf Vereinssportebene, sondern auch auf kommunaler Ebene Maßnahmen sowie Strukturen zur Förderung eines aktiven Lebensstils zu integrieren.
Aus der Literatur zu kommunalen Bewegungsprogrammen ist bekannt, dass einige Faktoren eher abschreckend auf die Umsetzung körperlicher Aktivität im kommunalen Raum für ältere Personen wirken können (McCormack et al., 2014; Stride et al., 2017). Dies betrifft zum Beispiel die Anwesenheit von zu vielen Menschen oder tobenden Kindern an Bewegungsorten wie Parks und Grünflächen. Demnach ist eine Abgrenzung zu anderen Personengruppen, z. B. die räumliche Abgrenzung zu Kinderspielplätzen, und ein ruhiger, zentraler Standort im jeweiligen Stadtteil erwünscht. Zudem wirkt eine niedrigschwellige Zugänglichkeit förderlich auf die Teilnahme an kommunalen Bewegungsprogrammen, wie beispielsweise kurze Distanzen zwischen Wohnort und Ort des Bewegungsprogrammes bzw. eine gute Erreichbarkeit zu Fuß oder mithilfe öffentlicher Verkehrsmittel. Für die dauerhafte Teilnahme an den Programmen ist es vorteilhaft, die Nachbarschaft als sozialen Faktor einzubeziehen. Zuletzt ist ein hoher Aufforderungscharakter für Senior:innen wichtig, z. B. über die Betonung des bedarfsgerechten Charakters des Bewegungsprogrammes.

3.2.1 Kombination von motorischen und kognitiven Übungen innerhalb der Ausübung körperlicher Aktivität

Zusätzlich zu den positiven Effekten körperlicher Aktivität auf die biopsychosoziale Gesundheit sowie motorische und kognitive Leistungsfähigkeit soll der positive Einfluss von kognitivem Training auf die kognitive Leistungsfähigkeit in verschiedenen Altersgruppen und klinischen Populationen nicht unerwähnt bleiben (Ballesteros et al., 2015; Kueider et al., 2012; Lampit et al., 2014). Dabei führt die Kombination von körperlichem und kognitivem Training, sog. Dual-Task-Training oder Training mit Doppelaufgaben, zu noch ausgeprägteren Vorteilen für kognitive Funktionen, z. B. die fluide Intelligenz oder die Aufmerksamkeit (Lauenroth et al., 2016), aber auch für körperliche Funktionen, z. B. das Gleichgewicht und die Ganggeschwindigkeit und infolgedessen zu einem verminderten Sturzrisiko (Varela-Vasquez et al., 2020; Wollesen & Voelcker-Rehage, 2014). Situationen mit Doppelaufgaben kommen auch im Alltag häufig vor, beispielsweise bei Mobilität zu Fuß/mit dem Fahrrad im Straßenverkehr (Gehen/Rad fahren + Straßenverkehrsregeln und andere Verkehrsteilnehmende beachten) oder beim Einkaufen (Gehen + ggf. körperliche Lasten tragen + Einkaufsliste abarbeiten). Dabei kann es im Alter zu Leistungseinbußen bei einer der beiden Aufgaben (körperliche oder kognitive) kommen (sog. Dual-Task-Kosten; Lemke, 2018), d. h., eine Person bleibt beispielsweise während eines Spaziergangs zu zweit stehen, um sich weiterhin mit der anderen Person unterhalten zu können. Ein Training von motorisch-kognitiven Doppelaufgaben ist daher insbesondere für ältere Personen alltagsrelevant und kann die Aufrechterhaltung der Selbstständigkeit unterstützen. Körperliche und kognitive Übungen im Sinne eines Doppelaufgaben-Trainings können entweder sequenziell (z. B. Vokabelgedächtnistraining im Anschluss an das Spazierengehen) oder gleichzeitig (z. B. Spazierengehen während eines Vokabelgedächtnistrainings) kombiniert werden (Herold et al., 2018). Bei vielen koordinativen Sportarten wie Tanzen, Tai-Chi oder Step-Aerobic steht eine kognitive Aufgabe in direktem Zusammenhang mit der Ausführung einer gleichzeitig zu absolvierenden motorischen Aufgabe (Herold et al., 2018). Die Umsetzung koordinativ anspruchsvoller Sportarten kann daher die Effekte auf die kognitive Leistung im Vergleich zur Umsetzung von reinen Kräftigungs- oder Ausdauer-Übungen übertreffen (Budde et al., 2008). In der Literatur wird angenommen, dass kognitives Engagement während körperlicher Übungen bestimmte Gehirnregionen stimulieren kann, die mit einer kognitiven Aufgabe verbunden sind, was zu einer besseren allgemeinen kognitiven Leistung nach dieser Übung führt (Pesce, 2012). Beispielsweise wird nach der Kapazitätstheorie von Abernethy (1988) die kognitive Funktion „Informationsverarbeitung" durch Doppelaufgaben trainiert, da diese Ressource sowohl durch die körperliche als auch die kognitive Aufgabe beansprucht wird, Kapazitäten somit geteilt und die Gesamtkapazität erweitert wird. Des Weiteren könnte ein Wirkmechanismus des motorisch-kognitiven Trainings die bessere Gehirn-Durchblutung („Vor-Aktivierung" des Gehirns) durch die körperliche Betätigung sein (Budde et al., 2008).

3.2.2 Körperliche Aktivität im Außenbereich

Im Gegensatz zur Umsetzung körperlicher Aktivität im Innenbereich, zum Beispiel in einer Sporthalle oder im häuslichen Umfeld, gewinnen bei Sport und Bewegung im Außenbereich vermehrt die Umweltbedingungen an Bedeutung. Dies kann einen Vorteil darstellen – beispielsweise bei der kostenlosen Nutzung von kommunalen Parks, Grünflächen und Sportplätzen oder anderer Sportgeräte wie dem Fahrrad. Andererseits müssen verschiedene Wetter- und Untergrundbedingungen beachtet werden.

Studien belegen, dass körperliche Aktivität im Außenbereich moderate positive Effekte auf das allgemeine Wohlbefinden einer Person hat (Kelley et al., 2022). Im Vergleich zum Ausüben körperlicher Aktivität im Innenbereich wurden für die Umsetzung im Außenbereich folgende positive Effekte bestätigt: Verbesserung zwischenmenschlicher Beziehungen, ein geringeres Anstrengungsempfinden, gestiegene Revitalisierung, gesteigerte Freude und Zufriedenheit sowie eine Abnahme von Anspannung, Ärger und Depression (Eigenschenk et al., 2019). Der relevanteste Vorteil von Bewegungsprogrammen im Außenbereich gegenüber dem Innenbereich ist jedoch die größere Bereitschaft der Teilnehmenden, die körperliche Aktivität langfristig aufrechtzuerhalten (Thompson Coon et al., 2011; Lahart et al., 2019). Das bedeutet, wenn körperliche Aktivität im Außenbereich durchgeführt wird, kann dies über längere Zeit zu einem gesundheitsförderlicheren Verhalten einer (älteren) Person führen.

4 Aufbau des »MoKo-Fit« Bewegungskonzeptes

Der Aufbau der Einheiten des Bewegungsprogrammes aus dem Projekt »MoKo-Fit« erfolgte anhand der Übungsempfehlungen für ältere Personen im „AlltagsTrainings-Programm" sowie in den „Lübecker Modell Bewegungswelten" der BZgA („Älter werden in Balance", 2022). Im Vergleich zu anderen Programmen umfasst das Bewegungskonzept für ältere Personen nicht nur die Schulung motorischer Hauptbeanspruchungsformen (Kraft, Ausdauer, Koordination, Beweglichkeit), sondern auch die Förderung alltagsbezogener kognitiver Funktionen (z. B. Gedächtnis, Aufmerksamkeit, geistige Flexibilität) durch die Kombination von körperlichen und geistigen Aufgaben innerhalb der einzelnen Übung (siehe Herold et al., 2018). Dadurch können alltagsnahe Situationen, wie zum Beispiel das Führen von Gesprächen während einer Fortbewegung zu Fuß im Straßenverkehr oder das Rekapitulieren von Listen aus dem Gedächtnis während des Einkaufens, nachgestellt und trainiert werden. Das motorisch-kognitive Bewegungskonzept umfasst insgesamt 24 Einheiten und ist für die Durchführung von 2 Einheiten pro Woche geplant, sodass mit Hilfe der Anleitungen ein durchgängiges Bewegungsprogramm über 12 Wochen umgesetzt werden kann. Die zeitliche Dauer einer Übungseinheit beträgt ca. 60 Minuten. Für die Durchführung der Bewegungsgruppen ist eine Gruppengröße von ca. 10 bis 15 Personen angedacht.

Folgende Einschlusskriterien für die Teilnehmenden der Bewegungsgruppen werden empfohlen: Zum einen sollen die Bewohner:innen eines festgelegten Stadtteils oder mehrerer, aneinander angrenzender Stadtteile ab einem Alter von ca. 65 Jahren selbstständig zu dem Standort des Bewegungskonzeptes gelangen können. Zum anderen sollten aus Sicherheitsgründen interessierte Personen mit einem ärztlichen Verbot für körperliche Belastung, einem schweren, ärztlich diagnostizierten Gesundheitsereignis innerhalb der letzten 6 Monate (z. B. Herzinfarkt, Schlaganfall, Knochenbrüche, Operationen, Lungenentzündung) oder einer diagnostizierten Demenz oder Major Depression von einer Teilnahme an der Bewegungsgruppe ausgeschlossen werden.

Das motorisch-kognitive Bewegungskonzept ist für die Anleitung durch bewegungsbezogene Fachkräfte entwickelt worden. Folgende Personengruppen werden als Übungsleitende empfohlen: Übungsleiter:innen Stufe B für „Sport in der Prävention" (nach dem Lizenzsystem des Deutschen Olympischen Sportbundes/DOSB), Übungsleiter:innen Stufe B für „Sport in der Rehabilitation" (nach dem Lizenzsystem des Deutschen Behindertensportverband/DBS), Übungsleiter:innen Rehabilitationssport (nach dem Bundesverband Rehabilitationssport/RehaSport Deutschland e.V./RSD), Fitnesstrainer:innen mit B-Lizenz, Physiotherapeut:innen, Sporttherapeut:innen, Sportwissenschaftler:innen oder Sportlehrer:innen. Für Übungsleitende wird zusätzlich empfohlen, Erfahrungen im Bereich Sport mit Senior:innen aufweisen zu können.

Die Aufgaben der Übungsleitenden umfassen neben der Planung, Organisation, Durchführung und Nachbereitung der einzelnen Übungseinheiten des motorisch-kognitiven Bewegungskonzeptes auch die Schulung von Bewegungs-Mentor:innen. Die Mentor:innen sind Teilnehmende der Bewegungsgruppen, welche während der 12-wöchigen Periode des geplanten Bewegungskonzeptes die weiterführende Anleitung der Bewegungsgruppe übernehmen sollen und damit die Nachhaltigkeit sowie Verstetigung der kommunalen, gesundheitsfördernden Maßnahme zur Aufrechterhaltung der körperlichen Aktivität sicherstellen. Bewegungs-Mentor:innen werden ab dem Ende des ersten Abschnitts (Woche 4) des Bewegungskonzeptes per Umfrage sowie direkter Ansprache innerhalb der Bewegungsgruppe durch die Übungsleitung identifiziert. Die Benennung von mindestens zwei Bewegungs-Mentor:innen pro Gruppe wird empfohlen. Eine progressiv ansteigende Involvierung der Mentor:innen ab spätestens der Hälfte des 12-wöchigen Bewegungskonzeptes ist vorgesehen. Zusätzlich erhalten die Mentor:innen zum Ende des Bewegungskonzeptes (zwischen Woche 10 bis 12) eine halbtägige Schulung. Die Inhalte der Schulung ergänzen die praktische Ausbildung durch die Übungsleitenden während der Einheiten der Bewegungsgruppe mit theoretischem Hintergrundwissen sowie direkter Rückmeldung zu Gruppen- und Übungsanleitungen. Auf Nachfrage bei den Autor:innen können Materialien für die Schulung der Bewegungs-Mentor:innen auf Grundlage der Inhalte dieses Handbuchs zur Verfügung gestellt werden.

4.1 Einsatz von Übungsmaterialien und Umgebungsfaktoren im Außenbereich

Das motorisch-kognitive Bewegungskonzept ist für die Durchführung an öffentlichen Orten im Außenbereich z. B. in Parks oder Grünanlagen geplant. Hier befinden sich Gehwege, Parkbänke, Laternen, Bäume, Treppen und Bordsteine, welche für das Training als Übungsmittel genutzt werden können. Damit wird gewährleistet, dass die Inhalte weder orts- noch materialgebunden sind. Als besonders niedrigschwellig zu bewerten ist, dass für die Programmumsetzung keine finanziellen Mittel aufgebracht werden müssen, wie beispielsweise für Raumgebühren, Vereinsbeiträge oder für den Erwerb von Trainingsutensilien. Die Kleinmaterialien (siehe Abbildung 3), die für einige Einheiten zusätzlich in Verwendung sind, können durch Gegenstände aus dem Alltag im Außen- oder Innenraum ersetzt werden. Im Folgenden befindet sich eine Auflistung potenzieller Materialien, deren Anwendung im Programm und einem alltagsnahen Ersatzmaterial (siehe Tab. 1).

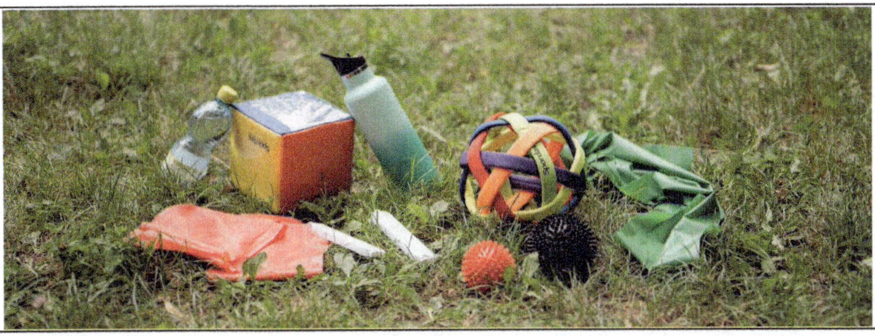

Abb. 3. Kleinmaterialien für die Umsetzung des Bewegungskonzeptes (elastische Übungsbänder mit verschiedenen Widerstands-Stufen, Clips für die elastischen Übungsbänder, Bewegungswürfel, Gummiball, verschiedene Igelbälle, Wasserflaschen).

Tab. 1. *Beschreibung der Kleinmaterialien sowie vorhandener Materialien im Außenbereich und deren alltagsnahen Ersatzmöglichkeiten*

Material	Beschreibung
Gehweg *Ersatz:* Haus- oder Wohnungsflur	- Befestigte Wege (z. B. Asphalt, Erde, Stein) innerhalb einer Parkanlage oder Grünfläche - Für Übungen im Gehen
Parkbank *Ersatz*: Stuhl ohne Armlehnen; Hocker	- Sitzbank aus Holz oder Metall mit einer Rückenlehne - Für Übungen im Sitzen
Laterne oder Baum *Ersatz:* Küchenarbeitsplatte; Rückenlehne des Sofas; Tischbein; Türklinke einer geschlossenen Tür	- Senkrechter, fest im Boden verankerter Pfosten mit einem Durchmesser von ca. 15 bis 60 cm - Zum Festhalten bei Gleichgewichtsproblemen - Zur Befestigung des elastischen Übungsbandes
Bordstein oder Treppe *Ersatz:* stabil stehender Tritt; Treppe im Hausflur	- Feste, nicht kippbare Stufe bzw. Abfolge mehrerer Stufen
elastisches Übungsband (mit Clip) *Ersatz:* Nylon-Strumpfhose; elastischer Schal; ggf. gefüllte Plastikflaschen als Gewicht für Widerstandsübungen	- Ca. 2 m langes elastisches Band aus gummiartigem Material, welches bei Zug Widerstand in verschiedenen Stärken (je nach Farbe) bietet - Clip zur Befestigung beider Enden des Übungsbands miteinander (z. B., wenn das Übungsband kreisförmig um die Beine gespannt wird)
Glockenball *Ersatz:* Luftballon mit kleinen Glöckchen, kleine Kiste mit Schrauben	- Ca. 22 cm großer Ball, in dem sich eine Glocke befindet - Für Spielformen mit akustischem Signal
Gummiball *Ersatz:* andere (weiche) Bälle; Kissen; Taschentuchpackungen (oder andere weiche Gegenstände zum Werfen & Fangen)	- Ca. 20 cm großer Ball, der aus flexiblen bunten und ineinander verflochtenen Kunststoffstreifen mit Gewebeüberzügen besteht (gute Sichtbarkeit & gut zum Fangen)
Igelball *Ersatz:* Tennisbälle, Massagebürsten	- Bälle mit einem Durchmesser von 7-10 cm, die an der Außenseite weiche bis harte Spitzen haben
Bewegungswürfel *Ersatz:* bemalte oder beschriftete und verdeckt ausgelegte Papierblätter/Kartons (ggf. laminiert)	- 16 cm großer, sechsfarbiger Würfel, mit Klarsicht-Taschen für die eigene Gestaltung (z. B. mit Bildern von Übungen und Wiederholungszahlen)
Kreidespray *Ersatz:* Auslegen von Linien mit Hilfe von Schals, Wolle, Stöcken oder anderen Stoffen/Gegenständen möglich	- Umweltfreundliche, wasserlösliche Sprühkreide

4.2 Strukturierung der Einheiten

Das motorisch-kognitive Bewegungskonzept wurde in vier inhaltliche Abschnitte unterteilt, welche jeweils sechs Einheiten, unterschiedliche Ziele, Trainingsmethoden und Übungen beinhalten. Insgesamt besteht das Programm somit aus 24 Einheiten mit einer Dauer von je ca. 60 Minuten, welche den Teilnehmenden ein möglichst abwechslungsreiches Training bieten sollen. Alle Einheiten haben denselben Aufbau bezüglich der Reihenfolge von Erwärmungs- und Mobilisationsübungen zu Beginn, gefolgt von koordinativen Übungsformen sowie motorisch-kognitiven Spielformen, einem Kraft- und Ausdauertrainingsteil und zuletzt Dehnungs- und Entspannungsübungen (siehe Anhang 1). Für jeden Teil der Bewegungseinheit ist Folgendes tabellarisch aufgeführt: Name und Beschreibung der Übung, Hinweise zur Ausführung der Übung, Variationsmöglichkeiten, Ziel der Übung, sowie Dauer, Frequenz und Intensität der Übung. Somit wurden für den Aufbau der einzelnen Einheiten die F.I.T.T.-Prinzipien (F = Frequency / Häufigkeit, I = Intensity / Intensität, T = Time / Zeit, T = Type / Übungsart; Garber et al., 2011) beachtet. Auch für die weitere Durchführung im Anschluss an die 24 Einheiten des Bewegungskonzeptes können einzelne, bekannte Übungen durch die Bewegungs-Mentor:innen in Orientierung an diese Prinzipien kombiniert werden.

Als Ausgangsposition für die jeweilige Übung ist der aufrechte Sitz bzw. Stand zu wählen. Das bedeutet konkret: Der Blick ist geradeaus gerichtet, dabei kann das Kinn leicht zurückgezogen („Doppelkinn") werden, sodass der Nacken sich verlängert. Die Schultern sollten aktiv nach hinten unten gezogen werden, sodass der Brustkorb sich nach vorne oben hebt. Die Arme fallen locker seitlich entlang des Körpers. Der Bauchnabel wird nach innen Richtung Wirbelsäule gezogen, sodass das Becken sich nach vorne richtet und keinesfalls ein Hohlkreuz entsteht. Im Stand stehen die Beine hüftschmal mit leicht gebeugten Knien sowie nach vorn ausgerichteten Fußspitzen. Der gesamte Fuß hat Bodenkontakt. Diese Position sollte von allen Teilnehmenden wahrgenommen und verinnerlicht werden, sodass bei allen Übungen stets auf diese Ausgangsposition zurückgegriffen werden kann.

Während der Übungsausführung sollten Teilnehmende als auch Übungsleitung bewusst auf die Atmung achten, d. h. auch in anstrengenden Übungshasen kontinuierlich ein- und ausatmen. Bei Kräftigungsübungen ist es wichtig, während den Entspannungsphasen einzuatmen (z. B. beim Beugen der Beine in der Kniebeuge oder beim Ausstrecken der Arme in der Bizeps-Beuge) und während der Anspannungsphasen auszuatmen (z. B. beim Ausstrecken der Beine in der Kniebeuge oder beim Beugen der Arme in der Bizeps-Beuge), um eine Pressatmung oder ein Anhalten der Atmung zu vermeiden.

4.2.1 Erwärmung und Mobilisation

Das Aufwärmen des Körpers sowie die Mobilisation der Gelenke erfolgt zu Beginn jeder Bewegungseinheit und verfolgt verschiedene Ziele. Zum einen sollen die großen Muskelgruppen gelockert, das Binde- und Stützgewebe besser durchblutet, die

Beweglichkeit der Gelenke verbessert sowie die Körpertemperatur und Atemfrequenz erhöht werden. Gleichzeitig erfolgt eine motorische und psychische Einstimmung auf die Ausführung bestimmter Bewegungsabläufe und Herstellung eines guten Konzentrationszustandes (Weineck, 2010a). Insgesamt sollen durch diesen Abschnitt der Übungseinheit eine Verletzungsprophylaxe und eine Vorbereitung des gesamten Körpers auf die nachfolgenden Teile der Bewegungseinheit erreicht werden. Bei möglicherweise niedrigen Temperaturen im Außenbereich ist die Erwärmungsphase besonders wichtig.
Im Rahmen des motorisch-kognitiven Bewegungskonzeptes umfasst dieser Teil Übungen im Gehen und im Stand zur Aktivierung des Herz-Kreislauf-Systems, zur Mobilisation von Wirbelsäule, Schultern, Armen, Händen, Hüfte/Becken, Beinen sowie Füßen, zur dynamischen Mobilisation der Faszien sowie zur Aktivierung der Muskel-Venen-Pumpe. Außerdem werden Gruppen- und Partner:innen-Übungen, meist in Spielform, zum Kennenlernen und zur Förderung der Kommunikation sowie zur Aktivierung der Sinneswahrnehmungen (u. a. taktil, auditiv, visuell) durchgeführt. Zusätzlich werden in einigen Bewegungseinheiten Bälle zur Verbesserung der Hand-Augen-Koordination und der Abstimmung in der Gruppe oder mit dem/der Partner:in eingesetzt. In einigen Bewegungseinheiten gehen die Übungen der Erwärmung und Mobilisation fließend in den Hauptteil eines koordinativen und kognitiven Trainings über, beispielsweise über Schrittfolgen, Staffelspiele oder Parcours, welche entsprechend einer Belastungssteigerung in ihrer Intensität langsam zunehmen. Die zeitliche Dauer des Stundenteils „Erwärmung und Mobilisation" umfasst ca. 10 bis 20 Minuten pro Übungseinheit.

4.2.2 Koordinatives Training sowie motorisch-kognitive Bewegungsformen mit Fokus auf Spielformen

Das koordinative Training umfasst die Schulung der Bewegungskompetenzen im Sinne von Reaktions-, Umstellungs-, Differenzierungs-, Orientierungs-, Rhythmisierungs- sowie Gleichgewichtsfähigkeit (Weineck, 2010b). Diese Fähigkeiten erfordern ein hohes Maß an Aktivierung neuronaler Strukturen (Gehirn, Nervenbahnen) und werden für die Umsetzung vieler Alltagstätigkeiten benötigt, beispielsweise bei der Mobilität im Straßenverkehr. Je qualitativer eine Person eine Bewegung koordinativ durchführen kann, d. h. je besser die Bewegungen von Armen, Beinen und Rumpf miteinander gekoppelt sind, desto weniger Energie wird die Person hierfür benötigen und desto geringer wird ihr Sturz- und Verletzungsrisiko sein. Koordinative Übungen führen zu einer schnellen Ermüdung des zentralen Nervensystems und sollten daher vor dem Ausdauer- und Kraftteil der Bewegungseinheit durchgeführt werden.
Innerhalb der 24 Einheiten des motorisch-kognitiven Bewegungskonzeptes wird das koordinative Training zumeist in Spielformen umgesetzt, welche auch ein kognitives Element beinhalten. Dadurch können die Vorteile des motorisch-kognitiven Trainings (siehe Kapitel 3.2.1) mit den positiven Effekten von Spiel, also u. a. Stärkung des Zusammenhaltes, Verbesserung des seelischen Wohlbefindens sowie der Förderung von Resilienz (Weinberger & Lindner, 2020), kombiniert werden. Beispielsweise

werden verschiedene Bewegungs- und Gangarten („Roboter-Gang"), Parcours- und Staffelspiele mit und ohne zusätzliche Kleingeräte (z. B. Bälle, Zeitungen) sowie Elemente aus koordinativen Sportarten wie Step-Aerobic oder Boxen umgesetzt. Der Übergang zwischen dem Erwärmungs- und Mobilisationsteil und dem Stundenteil mit koordinativen Übungsinhalten sowie motorisch-kognitiven Bewegungsformen mit Fokus auf Spielformen ist fließend. Daher umfasst dieser Teil etwa 10 bis 20 Minuten pro Übungseinheit.

4.2.3 Kraft- und Ausdauertraining

Das Krafttraining soll der Abnahme von Skelettmuskelmasse entgegenwirken, welche ab dem 65. Lebensjahr jedes Jahr zwischen 1 % bis 4 % betragen kann (Skeleton et al., 1994). Besonders die unteren Extremitäten sind bei älteren Personen von einer Muskelmassenabnahme betroffen. Eine Trainierbarkeit von Maximalkraft (größtmögliche Kraft gegen einen unüberwindbaren Widerstand), Schnellkraft (möglichst großer Kraftstoß) und Kraftausdauer (Aufrechterhaltung der Belastung über einen möglichst langen Zeitraum) ist jedoch bis ins hohe Alter gegeben (Granacher et al., 2009). Eine verbesserte Kraftfähigkeit trägt zum Erhalt der Selbstständigkeit älterer Personen (z. B. beim Tragen von Einkäufen, Durchführen von Haushaltsaktivitäten), zur Haltungsverbesserung (z. B. Aufrichtung der Wirbelsäule) sowie zur Sturzprophylaxe (über die Kraftsteigerung in den Beinen) und Osteoporoseprävention bei (Zahner et al., 2014).

Über die dynamische Wiederholung von Bewegungsübungen mit der Beteiligung von einzelnen Muskeln oder Muskelgruppen wird innerhalb des motorisch-kognitiven Bewegungskonzeptes ein Krafttraining umgesetzt. Statische Elemente, z. B. Halte-Übungen, sind weniger integriert worden, da gerade im Gesundheitssport bei älteren Personen die Gefahr für Pressatmung oder das Anhalten der Atmung besteht. In verschiedenen Organisationsformen (z. B. Kreistraining, Stationstraining) allein oder zusammen mit einem/einer Partner:in werden pro Übungseinheit zwischen 6 bis 9 Kräftigungsübungen in 2 bis 3 Sätzen durchgeführt. Als Übungsmittel wird häufig das elastische Übungsband sowie das eigene Körpergewicht als Widerstand eingesetzt. Auch Parkbänke, Bäume und der Bewegungswürfel inkl. beschrifteter Karten werden in einigen Bewegungseinheiten zur Übungsumsetzung genutzt. Innerhalb des letzten Abschnitts des motorisch-kognitiven Bewegungskonzeptes (Einheiten 19-24) liegt der Fokus verstärkt auf dem Einbezug kognitiver Aufgaben während der Durchführung einer Kräftigungsübung (z. B. Addition/Subtraktion von Zahlen). Die individuelle Belastungsbeanspruchung wird über die Verlängerung der Übungszeit von 30 bis 50 Sekunden, Verkürzung der Pausenzeit von 30 bis auf 10 Sekunden sowie den Einsatz der methodischen Prinzipien des progressiven Aufbaus von Bewegungseinheiten (z. B. Verkleinerung der Unterstützungsfläche oder Hinzunahme von kognitiven Zusatzaufgaben; siehe Tab. 3) kontinuierlich gesteigert. Besonders die Muskulatur der Beine wird einzeln und in funktionellen Bewegungsketten trainiert, aber auch die Rumpf-, Schulter- und Armmuskulatur. Insgesamt beträgt die zeitliche Dauer des Krafttrainings zwischen 15 und 25 Minuten pro Übungseinheit.

Übungen zur Förderung der kardiovaskulären und muskulären Ausdauerleistungsfähigkeit im Gesundheitsbereich werden im aeroben Trainingsbereich durchgeführt, d. h. mit einer Energiegewinnung mithilfe von Sauerstoff in der Muskulatur. Ein aerobes Ausdauertraining trägt zu Ökonomisierung der Herzarbeit bei, verbessert die allgemeine Leistungsfähigkeit des Herzens und sorgt für eine gesteigerte Blutversorgung des gesamten Körpers (Weineck, 2010b). Das Ausdauertraining wird innerhalb des motorisch-kognitiven Bewegungskonzeptes in 4 Einheiten (1x pro Abschnitt) vor allem über die Absolvierung von Gehstrecken mittels der Dauermethode durchgeführt: Die Teilnehmenden gehen ca. 20 Minuten mit einer individuellen Geschwindigkeit, sodass eine durchschnittliche Herzfrequenz von 120 Schlägen pro Minute erreicht und gehalten werden kann. Hierdurch wird die Widerstandsfähigkeit gegen Ermüdung des kardiovaskulären und muskulären Systems, die Einschätzung der eigenen körperlichen Leistungsfähigkeit sowie die Gehfähigkeit trainiert. Da das Gehen eine leicht umsetzbare Übungsmöglichkeit darstellt, ist diese auch als separate zusätzliche Übungseinheit gut in den Alltag zu integrieren.

4.2.4 Dehnung und Entspannung

Die ursprünglichen Ziele einer Dehnung im Anschluss an eine Bewegungseinheit im Gesundheitssport sind u. a. die Beweglichkeitsverbesserung einzelner Gelenke, muskulären Verkürzungen entgegenzuwirken sowie die Beseitigung neuromuskulärer Dysbalancen (Schuber et al., 2020). Die dynamische Dehnung (mit Bewegung), die statische Dehnung (Halten einer Position) und die PNF-Dehnung („Propriozeptive muskuläre Fazilitation"; Kombination aus Anspannung, Entspannung und Dehnung) zählen zu den häufigsten im Gesundheitssport angewandten Dehnungsmethoden. Bei der Umsetzung von Dehnungsübungen mit älteren Personen ist zu beachten, dass ruhige, submaximale (d. h. Spannungsgefühl ohne Schmerzempfinden), statische Eigendehnungsübungen der Muskulatur durchgeführt werden. Eine Dehnungsdauer von mehr als 30 Sekunden pro Muskelgruppe wird empfohlen (Haab et al., 2017).

Ziel dieses Teils der Bewegungseinheit ist es, den Spannungs- und Erregungszustand, der sich über die Bewegungseinheit aufgebaut hat, wieder zu verringern und die Erholungs- und Ruhephase einzuleiten. Etwa 5 bis 8 Dehnungspositionen werden, teilweise unter Zuhilfenahme von Parkbänken oder einer Person, pro Übungseinheit eingenommen und für je 45 Sekunden gehalten. Anschließend erfolgt ein ca. 5-minütiges entspannendes Übungselement. Dabei liest die Übungsleitung zur Entspannung führende Texte langsam und ruhig vor (z. B. „Sinnesmeditation", „Igelballmassage", „Progressive Muskelrelaxation"). Die Entspannung kann im Sitzen oder Stehen und mit offenen oder geschlossenen Augen durchgeführt werden. Ziele dieses Teils der Übungseinheit sind die Verbesserung der Körperwahrnehmung, bewusste Entspannung des gesamten Körpers sowie die gezielte Steuerung von Atemfluss und -intensität. Die zeitliche Dauer der Entspannung beträgt zwischen 7 und 10 Minuten pro Übungseinheit.

4.3 Trainings- und Belastungssteuerung

Bei der Durchführung von Bewegungsübungen im Bereich der Gesundheitsförderung sollten neben dem Spaßfaktor und einem sozial-integrativen Charakter generell eine mittlere Intensität sowie eine allmähliche Belastungssteigerung bezüglich des Umfangs und der Intensität für optimale Anpassungserscheinungen bei der Übungsumsetzung beachtet werden (Weineck, 2010b). Das individuelle Fitnesslevel der Teilnehmenden wird dabei berücksichtigt. Insbesondere bei einem Neubeginn oder nach längerer Pause sollte der (Wieder-)Einstieg langsam erfolgen. Die Regeln zur Belastungssteuerung sollen den Teilnehmenden während der Übungseinheiten vermittelt werden: Erstens darf die Übung keine Schmerzen verursachen. Falls doch Schmerzen auftreten, sollte die Übung bis zum Abklingen der Schmerzen sofort unterbrochen werden. Zweitens sollte die Übung anstrengend sein, aber nicht überfordernd und vor allem kein Gefühl der „völligen Erschöpfung“ auslösen. Die Belastung sollte stets als angenehm-anstrengend empfunden werden. Drittens ist eine Rückmeldung über das individuelle Belastungsempfinden seitens der Teilnehmenden gegenüber der Übungsleitung wichtig. Hierbei soll die Übungsleitung vermitteln, dass es keine „richtige“ oder „falsche“ Rückmeldung seitens der Teilnehmenden gibt, da diese stets subjektiv wahrgenommen wird. Sowohl eine Unter- als auch eine Überschätzung der Teilnehmenden ist möglich. Bei der Unterschätzung der eigenen Leistungsfähigkeit kann es zu Frustration wegen ausbleibendem Trainingserfolg kommen, die Überschätzung kann u. a. zu Verletzungen führen. Beides sollte durch eine gute Selbsteinschätzung (z. B. durch Erkennen der eigenen Grenzen) sowie Fremdeinschätzung durch die Übungsleitung vermieden werden. Bei Unsicherheiten der Teilnehmenden während der Bewegungsausführung kann jederzeit eine Übung abgebrochen, eine Alternative durchgeführt oder eine Hilfestellung in Anspruch genommen werden.

Grundsätzlich empfiehlt sich für die Steuerung der eigenen Belastung bzw. zur Kontrolle des subjektiven Anstrengungsempfindens während der körperlichen Aktivität, zum Beispiel bei Kräftigungs- und Mobilisationsübungen sowie beim Ausdauertraining, die Verwendung der Borg-Skala (Borg, 2004). Mit Hilfe der RPE-Werte (= “Received Perception of Exertion”/empfundene Wahrnehmung der Anstrengung) auf einer Skala von 6 (d. h. überhaupt nicht anstrengend) bis 20 (d. h. maximale Anstrengung) können das globale Anstrengungsempfinden, jedoch auch weitere lokale Empfindungen (z. B. Schmerz, muskuläre Anstrengung, Probleme mit der Atmung) zuverlässig erfasst werden (siehe Tab. 2). Das Anstrengungsempfinden korreliert mit der Herzfrequenz während körperlicher Aktivität (Borg, 2004). Bei älteren Personen nimmt die maximale Herzfrequenz ab und die allgemeine Reaktion der Herzfrequenz auf körperliche Aktivität zeigt einen starken Streubereich. Daher ist bei älteren Personen das Anstrengungsempfinden, welches im Alter nicht abnimmt, ein guter Indikator für die eigene Belastbarkeit. Für die Durchführung von Bewegungsübungen zu gesundheitlichen Zwecken wird ein RPE-Wertebereich von 11 bis 14 empfohlen. In diesem Bereich wird die körperliche Aktivität als etwas anstrengend empfunden, es ist jedoch gut möglich, die Belastung weiter fortzusetzen. Mit der Zeit passt sich der Körper an neue Belastungen an – gerade bei Neubeginn kann jedoch im Anschluss an die Übungseinheiten ein sog. „Muskelkater“ aufgrund ungewohnter Beanspruchung auftreten. Das Auftreten von „Muskelkater“ ist eine Reaktion des Körpers auf die muskuläre Beanspruchung und ungefährlich. Sollten jedoch direkt bei der Ausführung der Übungen akute Schmerzen auftreten, welche auch im Anschluss noch anhalten, sollte eine medizinische Konsultation erfolgen.

Tab. 2. *Die RPE-Skala zur Einschätzung des Anstrengungsempfindens nach Borg (2004)*

RPE-Wert	Anstrengungsempfinden	
6	Überhaupt nicht anstrengend	
7	Extrem leicht	
8		
9	Sehr leicht	
10		
11	**Leicht**	**Empfohlener Bereich bei Bewegungsübungen zur Gesundheitsförderung**
12		
13	**Etwas anstrengend**	
14		
15	Anstrengend	↓ Schwer
16		
17	Sehr anstrengend	
18		
19	Extrem anstrengend	
20	Maximale Anstrengung	

Für eine objektive Erfassung der körperlichen Reaktionen auf eine anstrengende Tätigkeit kann außerdem ein Pulsoximeter verwendet werden (siehe Abb. 4). Über dieses Gerät werden die Herzfrequenz sowie die Sauerstoffsättigung des Blutes erfasst. Die Messung erfolgt vorzugsweise über die Befestigung am Mittel- oder Zeigefinger der nicht-dominanten Hand. Während der Messung sollte die Hand nicht bewegt, sondern beispielsweise im Sitzen flach auf dem Oberschenkel gelegt oder im Stehen auf Herzhöhe an der Brust positioniert werden. Die Normbereiche der Herzfrequenz in Ruhe liegen bei 60 bis 80 Schlägen pro Minute und die Sauerstoffsättigung bei 95 bis 100 % (Meinertz, 2022). Für ein gesundheitsbezogenes Training können sich ältere (gesunde) Personen an die folgende Faustregel zur Bestimmung der optimalen Trainingsherzfrequenz halten: 180 minus Lebensalter (Hollmann et al., 2011). Bei einem Lebensalter von 70 Jahren sollte der Puls während des körperlichen (Ausdauer-)Trainings also bei ca. 110 Schlägen pro Minute liegen. Insgesamt sollte die Belastung für die Zielgruppe über 65-Jähriger etwas reduziert werden, wenn die Herzfrequenz über einen längeren Zeitraum bei mehr als 120 bis 140 Schlägen pro Minute liegt. Die körperliche Aktivität sollte bei schwerer Atemnot, Schwindel oder Sturzgefahr sowie einer Sauerstoffsättigung unter 90 % abgebrochen werden.

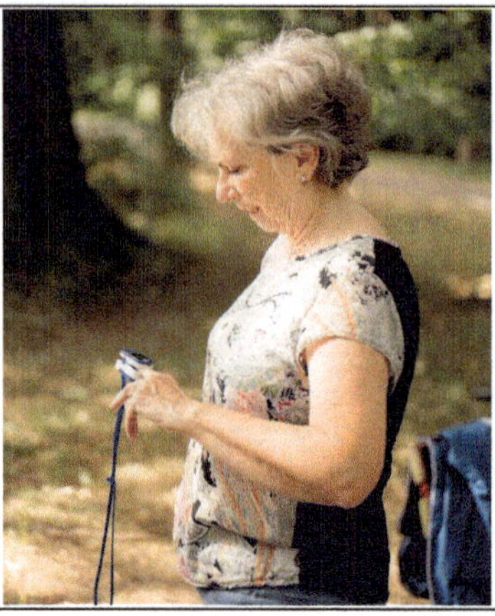

Abb. 4. Messung von Herzfrequenz und Sauerstoffsättigung mittels eines Pulsoximeters.

Ohne ein Pulsoximeter kann die Herzfrequenz auch über die Speichenarterie an der Innenseite des Handgelenks oder an der Halsarterie mithilfe von zwei oder drei Fingern gemessen werden. Die Finger werden z. B. auf die Innenseite des Handgelenks unterhalb des Daumens gelegt und über 30 Sekunden die Herzschläge mitgezählt. Der gezählte Wert multipliziert mit zwei ergibt die Anzahl der Herzschläge pro Minute (Meinertz, 2022).
Das beste Ergebnis für die individuelle Steuerung der Trainings- und Belastungsintensität erhält jede Person über das Zusammenspiel von belastungseinschätzenden subjektiven als auch objektiven Maßnahmen. Eine wiederholende Überprüfung des körperlichen Befindens während und/oder nach anstrengenden Phasen des Trainings dient zusätzlich der Schulung der Körperwahrnehmung. Mithilfe der im Laufe regelmäßiger Ausübung von Bewegungsübungen zunehmend besseren Wahrnehmung körperlicher Belastungsgrenzen ist eine eigene Verantwortlichkeit für die individuelle Belastungssteuerung gewährleistet.

4.4 Lehrpraktisches Handeln & Organisation

Für die Durchführung des 12-wöchigen motorisch-kognitiven Bewegungskonzeptes (siehe Anhang 1) sind Gruppengrößen von 10 bis 15 Teilnehmenden vorgesehen. Die Gruppe setzt sich zusammen aus Personen ab ca. 65 Jahren, welche die vorab genannten Ein- und Ausschlusskriterien erfüllen (siehe Kap. 4). Eine Bewegungsgruppe trifft sich zweimal wöchentlich für ca. 60 Minuten an einem geeigneten Standort auf einer Park- oder Grünfläche im unmittelbaren Wohnumfeld der Teilnehmenden. Der Standort sollte über einen befestigten Gehweg (ab ca. 100 m, idealerweise als Rundweg angelegt), etwa 4 bis 5 möglichst nah beieinanderstehende Parkbänke oder andere Sitzgelegenheiten, etwa 4 bis 5 Bäume/Laternen/Pfosten und eine größere Fläche (ca. 40 bis 70 m^2, Wiese oder befestigter Untergrund) verfügen. Gegebenenfalls

sollte der Standort durch Bäume oder Büsche ein gewisses Maß an Privatsphäre sowie Schutz vor Wetterbedingungen (Regen, Wind, Sonne) bieten. Während der Bewegungseinheit sollte die Übungsleitung alle Teilnehmenden im Blick behalten. Eine feste sowie regelmäßige und frühzeitige Terminabsprache, z. B. über Kommunikations-Apps wie „WhatsApp“, per Mail, Telefon oder über mündliche Absprachen wird empfohlen. Nicht zuletzt für den Krankheitsfall bzw. Terminabsagen sollte der Austausch der Kontaktdaten (mindestens mit der Übungsleitung) bzw. die Einführung von Kontaktketten erfolgen. Die Teilnehmenden sollten wetterangepasste, bequeme Kleidung sowie festes Schuhwerk tragen. Bei der Übungsausführung ist auf einen sicheren Untergrund (z. B. Vermeidung von nassem Rasen/nassen Blättern auf Asphalt, Wurzelwerk) zu achten, um Stürze oder Verletzungen zu verhindern.
In der Phase der selbstständigen Weiterführung des Bewegungskonzeptes mithilfe der Übungsbeschreibungen (siehe Anhang 2) durch Mentor:innen ist es hilfreich, wenn mindestens zwei Mentor:innen für eine Bewegungsgruppe zuständig sind. So kann bei Abwesenheit einer Mentorin/eines Mentors die andere Person die Gruppenanleitung übernehmen, sodass eine regelmäßige Fortführung des Bewegungsprogrammes gewährleistet ist. Des Weiteren sind folgende Fragen für die Planung der einzelnen, selbstständig durch die Bewegungs-Mentor:innen weitergeführten Einheiten hilfreich: *Ist der Stundenaufbau entsprechend der Erwärmung/Mobilisation, dann koordinatives Training sowie motorisch-kognitive Spielformen, dann Kraft- und Ausdauertraining und zum Abschluss Dehnung/Entspannung gegeben? Passen die ausgewählten Übungen zu dem jeweiligen Stundenteil der Übungseinheit? Wie kann die Übung verständlich angeleitet werden? Wie kann die Übungsausführung, wenn nötig, optimal korrigiert oder variiert werden?* Weitere didaktische Prinzipien für die Anleitung von Bewegungsgruppen sind im nächsten Kapitel aufgeführt.

4.4.1 Gruppenanleitung (und Bewegungsmotivation)

Der soziale Aspekt der Zusammenkunft in einer Bewegungsgruppe spielt eine große Rolle für die nachhaltige und stetige Durchführung. Verbaler Austausch vor, nach und auch während der Einheit ist üblich und gewollt. Umgebungsgeräusche im Außenbereich tragen zusätzlich zu einer eher lauten und unruhigen Atmosphäre bei. Ebenso kann es passieren, dass die Teilnehmenden wenig Motivation für die generelle Durchführung der Bewegungseinheit als auch für einzelne Übungen zeigen. Um trotz dessen durch eine erfolgreiche Gruppenstunde zu führen, bieten sich gezielte Kommunikationsstrategien an. Zunächst sollte die Übungsleitung über Sprache, Körpersprache und ggf. mithilfe einer erhöhten Position Aufmerksamkeit auf sich ziehen. Einzelne Teilnehmende können ggf. mit Namen angesprochen werden. Ebenso sollte Aufmerksamkeit geschenkt bzw. zugehört werden, wenn Teilnehmende zu Wort kommen möchten, beispielsweise mit einer Frage zur Übung. Das sog. aktive Zuhören kann eingesetzt werden. Dabei wird im Anschluss das Gesagte in eigenen Worten zusammengefasst. So wird beiderseits sichergestellt, dass die Übungsanweisung verstanden wurde und Verständnisfragen geklärt werden konnten. Beim Sprechen empfiehlt sich eine langsame, laute und deutliche Aussprache. Wenn nötig kann das Anliegen freundlich wiederholt werden, zum Beispiel bei akustischen Verständnisproblemen. Kurze und klare Anweisungen sind besser zu verstehen als lange, verschachtelte Sätze:

„Mit dem rechten Bein einen großen Schritt nach vorne machen.“	STATT	„Bleiben Sie auf dem linken Bein stehen, heben Sie das rechte Bein an und stellen es etwa 50 cm nach vorne wieder auf dem Boden ab.“

Eine bessere Resonanz zeigen verbale Anweisungen, welche positive anstatt negativer Wörter und Ausdrücke enthalten:

„Versuchen Sie, Ihren Rücken bei dieser Übung gerade zu lassen.“	STATT	„Nicht den Rücken krumm machen!“
„Bitte bleiben Sie sitzen.“	STATT	„Stehen Sie nicht auf!“

Die Anleitung zu einer Übung ist für die Teilnehmenden besser verständlich, wenn darin Bewegungen mit bildlichen Verknüpfungen verbunden werden:

„Strecken Sie die Arme wie zum Äpfel pflücken nach oben.“	STATT	„Strecken Sie beide Arme hoch und greifen Sie dann abwechselnd rechts und links nach oben. Machen Sie dabei die Seiten lang.“
„Bleiben Sie wie erstarrt stehen.“	STATT	„Stoppen Sie Ihren Lauf ganz plötzlich, sodass der ganze Körper genauso stehen bleibt und sich nichts mehr bewegt.“

Sowohl für die Motivation als auch das verbale Verständnis einer Bewegungsübung ist es hilfreich, wenn die Einfachheit dieser Übung betont wird:

„Gehen Sie einfach bis zu der gelben Markierung nach da vorne.“	STATT	„Sie müssen die gelbe Markierung an dem Stein in ca. 150 m erreichen.“

Für den strukturierten, methodischen Aufbau einer Bewegungseinheit mit dem Ziel der Individualisierung und Differenzierung kann eine Orientierung an den in Tabelle 3 aufgelisteten methodischen Prinzipien erfolgen.

Tab. 3. *Methodische Prinzipien für den progressiven Aufbau von Bewegungseinheiten*

Methodisches Prinzip	Beispiel	
Vom Leichten zum Schweren	**1.**	Aufstehen und Hinsetzen auf der Parkbank
	2.	Kniebeuge ohne Zwischenpause
Vom Einfachen zum Komplexen	**1.**	Kniebeuge
	2.	Kniebeuge + elastisches Übungsband um die Knie
	3.	Kniebeuge + elastisches Übungsband um die Knie + in 7er-Schritten rückwärts rechnen
Vom Bekannten zum Unbekannten	→ Einbauen von neuen Übungen erst, wenn die altbekannten Übungen sicher durchgeführt werden können	
Von großer zu kleiner Unterstützungsfläche (der Füße zum Boden)	**1.**	Ball werfen im hüftbreiten Stand
	2.	Ball werfen im Einbeinstand
Von stabiler zu instabiler Unterstützungsfläche (der Füße zum Boden)	**1.**	Übungen auf dem Asphalt
	2.	Übungen auf der Wiese
Von der geschlossenen (d. h. Hände oder Füße fix) in die offene Bewegungskette	**1.**	Liegestütze am Baum / an der Bank
	2.	In die Luft boxen
Von statisch zu dynamisch	**1.**	Stützposition an der Banklehne halten
	2.	Liegestütze an der Banklehne ausführen
Von Übungen mit offenen zu geschlossenen Augen	→ Geschlossene Augen können bei vielen Übungen bei sicherer Bewegungsausführung als Steigerungsmöglichkeit eingefügt werden (ggf. mit Festhalten)	
Von Übungen ohne zu Übungen mit (Klein-)Geräten	**1.**	Breite Schritte nach links & rechts
	2.	Elastisches Übungsband mit Clip um die Knie spannen, dann breite Schritte nach links & rechts

Für die Anleitung einzelner Bewegungsübungen als Übungsleitung einer Gruppe gibt es verschiedene Arten und Möglichkeiten. Welche Anleitungsart im Sinne der Kommunikation für eine Gruppe oder für einzelne Teilnehmende bevorzugt wird, stellt sich nach den ersten Einheiten heraus. Meistens funktioniert eine Kombination aus allen im folgenden vorgestellten Möglichkeiten am besten. Als erstes ist es möglich, die jeweilige Übung in Gänze vorzuzeigen, sodass die Teilnehmenden diese *über Nachahmung* durchführen können (visuelle Anleitung / „Mach es wie ich"). Hinzukommend besteht die Möglichkeit, die Übung detailliert und *Schritt-für-Schritt zu beschreiben,* beispielsweise für jede Gelenkstellung einzeln (auditive Anleitung). Außerdem kann die Übung *an einem oder mehreren der Teilnehmenden für die Gruppe demonstriert werden*, indem die einzelnen Gelenke und/oder Gliedmaßen in die korrekte Position gebracht werden (taktile Anleitung). Haben die Teilnehmenden bereits mit der Ausführung der Übung begonnen, ist es möglich, währenddessen die *Beschreibung der Übung mit Worten* (über die gesamte Dauer der Übung) zu wiederholen. Schließlich sollte eine *individuelle taktile oder auditive Bewegungskorrektur* bei denjenigen Teilnehmenden erfolgen, welche Fehler in der Bewegungsausführung zeigen (z. B. bei einer Abweichung der Knie nach außen oder innen während der Kniebeuge). Auch die *Lenkung der visuellen Aufmerksamkeit auf Teilnehmende, welche die Übung korrekt ausführen*, stellt eine Möglichkeit dar Bewegungskorrekturen bei anderen Teilnehmenden anzuregen. Um bei einer sehr großen Bewegungsgruppe den Überblick zu behalten ist es ebenfalls möglich, die Teilnehmenden in Teams von 2 bis 3 Personen aufzuteilen. Das Team erhält die Aufgabe, nach einer erstmaligen Erklärung durch die Übungsleitung, *Bewegungskorrekturen gegenseitig umzusetzen* (sog. „Spiegelung"). Zuletzt ist es bei einer erfahrenen und weit fortgeschrittenen Bewegungsgruppe möglich, den *„Laisser-faire"-Stil* (sog. „freie Bewegungserfahrung") bei der Übungsanleitung anzuwenden und nur sicherheitsrelevante Korrekturen zu realisieren. Bewegungsanleitungen und -korrekturen können zusätzlich durch *Bildmaterial* (z. B. korrekte Ausgangs- und Endstellung der Bewegung) ergänzt werden.

4.4.2 Besonderheiten bei altersbedingten Einschränkungen und Erkrankungen

Verschiedene, alterstypische körperliche sowie neuropsychologische Einschränkungen oder Erkrankungen sollten bei der Anleitung und Durchführung von Bewegungsübungen bedacht werden. Bei einer gesundheitsförderlichen Gestaltung der Bewegungseinheit für alle Teilnehmenden, können die Hinweise zu potenziell vorhandenen Erkrankungen in Tabelle 4 hilfreich sein. Voraussetzung zur Übungsteilnahme bei Vorliegen von Erkrankungen ist das ärztliche Einverständnis.

Tab. 4. *Hinweise und Besonderheiten für die Umsetzung von Bewegungsübungen bei Gesundheitseinschränkungen (altersspezifische Einschränkungen im Muskel-Skelett-System, Einschränkungen der Sinne sowie spezifische Erkrankungen oder Zuständen)*

Veränderung der Gesundheit	**Hinweise**
A) Einschränkung im Muskel-Skelett-System	
Abnahme der Knochendichte (Osteoporose)	- Tritt insbesondere bei Frauen auf - Es besteht erhöhte Sturz- und Verletzungsgefahr (z. B. Knochenbruch)
	→ **Zu beachten:** Unebenheiten und nassen Untergrund vermeiden!
Abnahme der Muskelmasse *oder* Muskelatrophie nach orthopädischen Erkrankungen	- Betroffene haben weniger Kraft - Es besteht erhöhte Sturz- und Verletzungsgefahr
	→ **Zu beachten:** Insbesondere zum Start der Bewegungsgruppe nicht zu stark beanspruchen!
Steifere Sehnen sowie Abnutzung der Gelenke (Arthrose)	- Tritt insbesondere bei Übergewicht oder Fehlbelastung auf - Durch eine abnehmende Beweglichkeit (natürliche Veränderung im Alter) sind Bewegungseinschränkungen möglich
	→ **Zu beachten:** Übungen nur so weit ausführen, wie es dem Teilnehmenden ohne Schmerzen möglich ist!
Chronische Schmerzen	- Können im Alter generell vermehrt auftreten, z. B. im Rücken oder in Gelenken
	→ **Zu beachten:** Vor Beginn der Bewegungseinheit die aktuellen Einschränkungen erfragen und bei der Übungsauswahl berücksichtigen!
B) Einschränkung der Sinne	
Vermindertes Sehvermögen	- Wird meist durch Brillen kompensiert
	→ **Zu beachten:** Auf Hindernisse und Stolperfallen aufmerksam machen!
Vermindertes Hörvermögen	- Wird ggf. durch Hörgeräte kompensiert
	→ **Zu beachten:** Standorte mit wenig Nebengeräuschen aussuchen!
	→ **Zu beachten:** Betroffene beim Sprechen direkt ansehen! Nicht übermäßig laut, sondern langsam und deutlich sprechen! Bewusst darauf achten, ob das Gesagte verstanden wurde!

Veränderung der Gesundheit	Hinweise
Verminderter Gleichgewichtssinn	- Störungen des Gleichgewichtssinns können vielfältige Symptome (z. B. Kopfschmerzen, Muskelschmerzen im Nacken und Rücken, Lärm- oder Lichtempfindlichkeit, Konzentrationsschwierigkeiten) sowie Schwindel verursachen - Betroffene haben oft Angst vor Stürzen
	→ **Zu beachten:** Zusätzliche Symptome erfragen und beachten!
	→ **Zu beachten:** Ängstlichkeit akzeptieren und Unterstützung anbieten, falls die Teilnehmenden sich die Übungen trotzdem zutrauen!
	→ **Zu beachten:** Hilfsmittel zum Festhalten bereithalten (z. B. Bank, Zaun, Bäume, andere Teilnehmende)!
	→ **Zu beachten:** Bei starken Einschränkungen schwere Übungen für Gleichgewicht weglassen!
Ineffiziente Temperaturregulierung	- Ältere Personen sind stärker gefährdet durch Überhitzung und Unterkühlung (z. B. wegen verringerter Schweißproduktion und dünnerer Haut)
	→ **Zu beachten:** Pausen mit regelmäßiger Erinnerung an die Flüssigkeitszufuhr einbauen!
	→ **Zu beachten:** Auf an die Außentemperatur angepasste Kleidung hinweisen!
	→ **Zu beachten:** Im Sommer Schattenplätze für die Übungseinheiten auswählen
C) Spezifische Erkrankungen oder Zustände	
Gelenkersatz (Endoprothesen)	- Ältere Personen werden oft mit Teil- oder Totalendoprothesen versorgt, zu beachtende Hinweise sind vor allem für akute Zustände nach der OP (bis zu 3 Monate) relevant
	→ **Zu beachten:**
	Hüfte: Überkreuzen der Beine vermeiden!
	Knie: Schnelle Richtungswechsel & starke Dreh- und Stoßbelastungen vermeiden!
	Schulter: Überkopfbewegungen nur bei Schmerzfreiheit durchführen!
Erkrankung des Harnsystems	- plötzlicher und gehäufter Harndrang
	→ **Zu beachten:** Vermeidung von gezielten Bauchmuskelübungen und Sprüngen!
	→ **Zu beachten:** Standorte von öffentlichen Toiletten kennen bzw. bei der Suche unterstützen!
	→ **Zu beachten:** ggf. kleinen Umzieh-Sichtschutz (z. B. Handtuch) dabei haben für den Notfall!
Erkrankung des Atemwegssystems (z. B. Asthma, COPD)	- Je nach Krankheitsbild kann Atemnot durch erschwerte Einatmung (restriktive Erkrankungen) oder Ausatmung (obstruktive Erkrankungen) entstehen - Häufig sind bei Atemwegserkrankungen auch Allergien (z. B. Gräser) vorhanden
	→ **Zu beachten:** Training in Verbindung mit ruhigem und bewusstem Ein- und Ausatmen (ggf. Lippenbremse); atemerleichternde Körperstellungen nach beanspruchenden Übungen einnehmen; Pressatmung vermeiden!
	→ **Zu beachten:** Medikamentenstandort kennen und ggf. reichen (z. B. Asthma-Spray, Allergiemittel)!
Erkrankung des kardiovaskulären Systems (z. B. Bluthochdruck, koronare Herzerkrankung)	- Insgesamt sollte jede körperliche Veränderung/Symptomatik (Zwicken, Stechen, Ziehen, Drücken, etc. in verschiedenen Körperregionen, z. B. im Brustbereich, Rücken, Nacken) ernst genommen und die körperliche Aktivität vorübergehend ausgesetzt werden! - Sollten die Symptome nach Belastungsabbruch weiter bestehen bleiben, ist eine ärztliche Untersuchung angeraten!

Veränderung der Gesundheit	Hinweise
	→ **Zu beachten:** Bei Herzerkrankungen sind Überkopfbewegungen sowie das Anheben der Beine in Rückenlage zu vermeiden!
	→ **Zu beachten:** Die Herzfrequenz sollte vor, während und nach der Bewegungseinheit regelmäßig überprüft werden!
Stoffwechsel-Erkrankung (z. B. Diabetes Typ 2)	- Körperliche Anstrengung kann zu Unterzuckerung führen - Schweißausbrüche, Schwindel oder starker Durst können auftreten
	→ **Zu beachten:** Kohlehydrat- und Medikamentenstandort kennen und ggf. reichen (z. B. Traubenzucker und Insulin)!

4.4.3 Sicherheitsaspekte

Das Wohlergehen und die Sicherheit der Teilnehmenden stehen immer im Vordergrund. Sollten durch äußere Umstände verschiedene Inhalte nicht so durchgeführt werden können, wie durch die Übungsbeschreibung vorgegeben, sollten alternative Übungen ausgewählt werden, z. B. um die Sturzgefahr so gering wie möglich zu halten (bei Staffelspielen oder dem Gangtraining) oder Schmerzen zu vermeiden. Vor allem bei gesundheitlichen Einschränkungen sollten alternative Übungen angeboten oder die betreffende Übung individuell in Schwierigkeit, Intensität, Bewegungsradius, etc. abgewandelt werden.

Bei der Ausführung von körperlichen Bewegungsübungen kann es aufgrund der Anstrengung zu vorübergehender, subjektiv empfundener Atemnot kommen. Auch bei einem Asthmaanfall oder bestehenden chronischen Erkrankungen (z. B. koronare Herzerkrankung, COPD) kann Atemnot bei der Übungsausführung auftreten. Um die Atmung in solchen Situationen zu erleichtern, können verschiedene atemerleichternde Körperstellungen, die die Atemmuskulatur und das Zwerchfell bei der Lungenbewegung unterstützen und dadurch die gleichmäßige Atmung wiederherstellen, eingenommen werden (Lungeninformationsdienst/Helmholtz Munich, 2021). Der *Kutschersitz* ist hierfür ein Beispiel: Hier sitzt die Person auf der vorderen Kante einer Parkbank und hat beide Ellenbogen auf den Knien abgestützt, sodass der Oberkörper nach vorne und unten geneigt ist. Falls keine Sitzmöglichkeit vorhanden ist, kann die *Torwartstellung* eingenommen werden, bei welcher im Stand mit leicht gebeugten Knien beide Hände auf den Knien abgestützt werden. Auch hier wird der Oberkörper in eine nach vorne und unten geneigte Position gebracht. Sollte eine Wand oder ein stabiler Baum zur Verfügung stehen, kann auch die *Wandstellung* bei der Atmung helfen: Die Person steht in Schrittstellung vor einer Wand und stützt sich dabei mit dem Unterarm an dieser ab. Die Stirn kann auf dem Unterarm abgelegt werden. In dieser Position wird der Oberkörper eher nach vorne und oben gestreckt und somit der Brustraum erweitert.

Trotz aller Vorsichtsmaßnahmen kann es im Rahmen der Ausübung von Sport und Bewegung zu Unfällen und Verletzungen kommen. Deshalb sollten die Übungsleitung und später die Mentor:innen ein Erste-Hilfe-Tasche mit wesentlichen Inhalten für die Erstversorgung (z. B. steriler Wundverband, Pflaster, Desinfektionsspray) bei jeder Übungseinheit bei sich tragen. Für Vorfälle mit leichtem Ausmaß und kurzfristigen Folgen, wie beispielsweise oberflächlichen Hautabschürfungen, Prellungen oder kleineren Wunden, ist möglicherweise die Versorgung vor Ort sowie Beobachtung im häuslichen Umfeld ausreichend. Bei kleineren Übungsunfällen kann die PECH-Regel angewandt werden: *P* wie *Pause*, *E* wie *Eis* (Kühlung), *C* wie *C(K)ompression* und *H* wie *Hochlegen* (z. B. eines Beins). Je nach Ausmaß und Intensität des Vorfalls kann es neben der Durchführung erster Maßnahmen erforderlich sein, externe Hilfe anzufordern, beispielsweise bei Blutungen (*erste Maßnahmen*: keimfreie Bedeckung & Wundverband), Schock (*erste Maßnahmen*: Schocklage, Betreuung, Decke für Wärme) sowie Gelenkverletzungen oder Knochenbrüche (*erste Maßnahmen*: Ruhigstellen, ggf. Kühlen, sterile Abdeckung). Sollte es bei der Durchführung der Übungseinheiten zu Notfallsituationen kommen, ist die Übungsleitung angehalten, schnell und richtig zu handeln. Für das Verhalten in gesundheitlichen Notfallsituationen und Gefahrenfällen gelten folgende zwei Grundsätze: Die Versorgung bzw. Rettung von Menschen hat Vorrang vor Schutz bzw. Sicherstellung von Sachwerten! Außerdem entscheidet die Übungsleitung zusammen mit den Betroffenen in Notfällen situationsabhängig über erforderliche Sofortmaßnahmen unter Beachtung der eigenen Sicherheit. Der in Abbildung 6 dargestellte Ablaufplan sollte in Notsituationen zum Einsatz kommen.

(1) Ruhe bewahren
(2) Ereignisort absichern, mit Hilfeleistung beginnen (Überprüfung von Bewusstsein und Atmung), ggf. zusätzlich helfende Personen rufen
(3) Betroffene Person ggf. aus dem Gefahrenbereich entfernen
(4) Medizinische Hilfe in der Rettungsleitstelle über Notruf 112 anfordern (bei Gewalteinwirkung: Polizei über Notruf 110 verständigen)
  - ➔ WO geschah es?
  - ➔ WAS geschah?
  - ➔ WIE VIELE Verletzte / Erkrankte?
  - ➔ WELCHE ART von Verletzung / Erkrankung?
  - ➔ WARTEN auf Rückfragen!
(5) Bei Vergiftungen Informationen über Gift-Notruf Erfurt (+40 361 – 730 730) einholen
(6) Bis zum Eintreffen des Rettungsdienstes Erste Hilfe leisten (u. a. auch Schutz vor Wärmeverlust, Betreuung und Zuwendung) und wenn erforderlich lebensrettende Sofortmaßnahmen durchführen
  - ➔ Herzdruckmassage (ggf. Beatmung)
  - ➔ stabile Seitenlage & Überstrecken des Halses

Abb. 5. Ablaufplan für das Verhalten in einer Notfallsituation.

5 Literatur

Abernethy, B. (1988). Dual-task Methodology and Motor Skills Research: Some Applications and Methodological Constraints. *Journal of Human Movement Studies, 14*(3), 101–132.

Abu-Omar, K., Gelius, P., & Rütten, A. (2011). Prävalenz der körperlichen (In-)Aktivität als Basis für eine setting- und zielgruppenspezifische Bewegungsförderung. In Landesinstitut für Gesundheit und Arbeit des Landes Nordrhein-Westfalen (LIGA.NRW) (Hrsg.), *Gesundheit durch Bewegung fördern. Empfehlungen für Wissenschaft und Praxis.* LIGA.Fokus 12 (S. 23–26). LIGA.NRW.

Ballesteros, S., Kraft, E., Santana, S., & Tziraki, C. (2015) Maintaining Older Brain Functionality: A Targeted Review. *Neuroscience & Biobehavioral Reviews, 55*, 453–477. https://doi.org/10.1016/j.neubiorev.2015.06.008

Baltes, P. B., & Baltes, M. M. (1990). Psychological Perspectives on Successful Aging: The Model of Selective Optimization with Compensation. In P. B. Baltes & M. M. Baltes (Eds.), *Successful Aging: Perspectives from the Behavioral Sciences* (S. 1–34). Cambridge University Press.

Berner, F., Vogel, C., Wettstein, M., & Tesch-Römer, C. (2019). Frauen und Männer im Verlauf der zweiten Lebenshälfte: Eine Gesamtbetrachtung der empirischen Befunde. In C. Vogel, M. Wettstein, & C. Tesch-Römer (Hrsg.), *Frauen und Männer in der zweiten Lebenshälfte* (S. 133–143). Springer VS.

Beyer, A. K., Wurm, S., & Wolff, J. K. (2017). Älter werden – Gewinn oder Verlust? Individuelle Altersbilder und Altersdiskriminierung. In K. Mahne, J. K., Wolff, J. Simonson & C. Tesch-Römer (Hrsg.), *Altern im Wandel. Zwei Jahrzehnte Deutscher Alterssurvey (DEAS)* (S. 329–345). Springer VS.

Blüher, S., Böhm, A., Geuter, G., Grossmann, B., Herweck, R., Huber, H. P., Köster, M., Kuhlmey, A., Kümpers, S., Nitsche-Neumann, L., Nowossadeck, S., Saß, A.-C., Schaeffer, D., Scheidt-Nave, C., Schumann, A., Thelen, M., Walter, U., Weritz-Hanf, P., Zank, S., & Ziegelmann, J. P. (2012). *Nationales Gesundheitsziel: Gesund älter werden.* Berlin: Bundesministerium für Gesundheit. Abruf unter https://www.bundesgesundheitsministerium.de/service/publikationen/details/nationales-gesundheitsziel-gesund-aelter-werden.html

Böhm, K., Tesch-Römer, C., & Ziese, T. (2009). *Gesundheit und Krankheit im Alter. Beiträge zur Gesundheitsberichterstattung des Bundes.* Reihe: Gesundheitsberichterstattung des Bundes. Berlin: Robert Koch-Institut. Abruf unter https://www.gbe-bund.de/pdf/Alter.pdf

Borg, G. (2004). Anstrengungsempfinden und körperliche Aktivität. *Deutsches Ärzteblatt, 101*(15), A1016–A1021.

Bragina, I., & Voelcker-Rehage, C. (2018). The Exercise Effect on Psychological Well-Being in Older Adults – A Systematic Review of Longitudinal Studies. *German Journal of Exercise and Sport Research, 48*(3), 323–333. https://doi.org/10.1007/s12662-018-0525-0

Bragina, I., Voelcker-Rehage, C., & Niemann, C. (2018). Körperliche Aktivität zur Förderung der psychischen Gesundheit. In U. Granacher, H. Mechling & C. Voelcker-Rehage (Hrsg.), *Handbuch Bewegungs- und Sportgerontologie* (S. 488–517). Hofmann-Verlag.

Brand, T., & Gansefort, D. (2017). Bewegungsförderung im Quartier – Was braucht es? In Landesvereinigung für Gesundheit Bremen e. V. (Hrsg.), *Vielfalt im Alter mit Vielfalt begegnen: Herausforderungen und Strategien in der Gesundheitsförderung* (S. 13–14). Landesvereinigung für Gesundheit Bremen e.V.

Breuer, C. (2003). Entwicklung und Stabilität sportlicher Aktivität im Lebensverlauf – Zur Rolle von Alter-, Perioden-, und Kohorteneffekten. *Sportwissenschaft, 33*(3), 263–279.

Breuer, C. (2004). Zur Dynamik der Sportnachfrage im Lebenslauf. *Sport und Gesellschaft, 1*(1), 50–72. https://doi.org/10.1515/sug-2004-0105

Breuer, C., Hallmann, K., Wicker, P., & Feiler, S. (2010). Socio-Economic Patterns of Sport Demand and Ageing. *European Review of Aging and Physical Activity, 7*, 61–70. https://doi.org/10.1007/s11556-010-0066-5

Budde, H., Voelcker-Rehage, C., Pietraßyk-Kendziorra, S., Ribeiro, P., & Tidow, G. (2008). Acute coordinative exercise improves attentional performance in adolescents. *Neuroscience Letters, 441*(2), 219–223. https://doi.org/10.1016/j.neulet.2008.06.024

Bundeszentrale für gesundheitliche Aufklärung (2022). *Älter werden in Balance.* Abruf unter https://www.aelter-werden-in-balance.de/bewegungfuer-aeltere/aelter-werden-in-balance/

Cunningham, C., O'Sullivan, R., Caserotti, P., & Tully, M. A. (2020). Consequences of Physical Inactivity in Older Adults: A Systematic Review of Reviews and Meta-Analyses. *Scandinavian Journal of Medicine & Science in Sports, 30*(5), 816–827. https://doi.org/10.1111/sms.13616

Daskalopoulou, C., Stubbs, B., Kralji, C., Koukounari, A., Prince, M., & Prina, A. M. (2017). Physical Activity and Healthy Ageing: A Systematic Review and Meta-Analysis of Longitudinal Cohort Studies. *Ageing Research Reviews, 38*, 6–17. https://doi.org/10.1016/j.arr.2017.06.003

Dodel, R. (2014). Multimorbidität: Konzept, Epidemiologie, Versorgung. *Nervenarzt, 8*, 401–408. https://doi.org/10.1007/s00115-013-3937-y

Edwards, P., & Tsouros, A. (2006). Promoting Physical Activity and Active Living in Urban Environments: The Role of Local Governments. *World Health Organization. Regional Office for Europe*. https://apps.who.int/iris/handle/10665/326536

Eigenschenk, B., Thomann, A., McClure, M., Davies, L., Gregory, M., Dettweiler, U., & Inglés, E. (2019). Benefits of Outdoor Sports for Society. A Systematic Literature Review and Reflections on Evidence. *International Journal on Environmental Research and Public Health, 16*(6), 937. https://doi.org/10.3390/ijerph16060937

Evans, I. E. M., Martyr, A., Collins, R., Brayne, C., & Clare, L. (2019). Social Isolation and Cognitive Function in Later Life: A Systematic Review and Meta-Analysis. *Journal of Alzheimers Dissease, 70*(s1), 119–44. https://doi.org/10.3233%2FJAD-180501

Eurostat (2020). Ageing Europe. Looking at the lives of older people in the EU, 2020 edition. Luxembourg: Publications Office of the European Union. Abruf unter https://ec.europa.eu/eurostat/web/products-statistical-books/-/ks-02-20-655

Faß, E., & Schlesinger, T. (2021). The Role of Individual Resources, Health Behaviour and Age Perception as Determinants of Sports Participation in Older Age. *Ageing & Society, 41*(4), 746–772. https://doi.org/10.1017/S0144686X19001260

Fors, S., & Thorslund, M. (2015). Enduring Inequality: Educational Disparities in Health Among the Oldest Old in Sweden 1992-2011. *International Journal of Public Health, 60*(1), 91–98. https://doi.org/10.1007/s00038-014-0621-3

Garber, C. E., Blissmer, B., Deschenes, M. R., Franklin, B. A., Lamonte, M. J., Lee, I.-M., Nieman, D. C., & Swain, D. P. (2011). Quantity and Quality of Exercise for Developing and Maintaining Cardiorespiratory, Musculoskeletal, and Neuromotor Fitness in Apparently Healthy Adults: Guidance for Prescribing Exercise. *American College of Sports Medicine Position Stand, 43*(7), 1334–1359. http://dx.doi.org/10.1249/MSS.0b013e318213fefb

Gayman, A. M., Fraser-Thomas, J., Dionigi, R. A., Horton, S., & Baker, J. (2017). Is Sport Good for Older Adults? A Systematic Review of Psychosocial Outcomes of Older Adults' Sport Participation. *International Review of Sport and Exercise Psychology, 10*(1), 164–185. https://doi.org/10.1080/1750984X.2016.1199046

Granacher U., Gruber M., & Gollhofer A. (2009). Resistance Training and Neuromuscular Performance in Seniors. *International Journal of Sports Medicine, 30*(9), 652–657. https://doi.org/10.1055/s-0029-1224178

Grande, G., Qiu, C., & Fratiglioni, L. (2020). Prevention of Dementia in an Ageing World: Evidence and Biological Rationale. *Ageing Research Reviews, 64,* 101045, https://doi.org/10.1016/j.arr.2020.101045

Groß, A.-F., Fickert, S., & Günther, K. P. (2005). Übergewicht und Arthrose. *Der Orthopäde, 34,* 638–644. https://doi.org/10.1007/s00132-005-0814-9

Haab, T., Martini, J., Baluktsian, S., & Wydra, G. (2017). Altersspezifische Anpassungen an ein Dehntraining. Eine metaanalytische Betrachtung. *German Journal of Exercise and Sports Research, 47,* 371–384. https://doi.org/10.1007/s12662-017-0464-1

Habermann-Horstmeier, L., & Lippke, S. (2021). Grundlagen, Strategien und Ansätze der Primär-, Sekundär- und Tertiärprävention. In M. Tiemann & M. Mohokum (Hrsg.), *Prävention und Gesundheitsförderung* (S. 47–63). Springer.

Hajek, A., Brettschneider, C., Ernst, A., Posselt, T., Mamone, S., Wiese, B., Weyerer, S., Werle, J., Pentzek, M., Fuchs, A., Stein, J., Luck, T., Bickel, H., Mösch, E., Kleineidam, L., Heser, K., Maier, W., Scherer, M., Riedel-Heller, S. G., & König, H.-H. (2017). Einflussfaktoren auf die Pflegebedürftigkeit im Längsschnitt. *Gesundheitswesen, 79*(2), 73–79. http://dx.doi.org/10.1055/s-0041-111841

Hanley, A., Silke, C., & Murphy, J. (2011). Community-Based Health Efforts for the Prevention of Falls in the Elderly. *Clinical interventions in Aging, 6,* 19–25. https://doi.org/10.2147/cia.s9489

Hartmann-Tews, I., & Hoppe, H. (2018). Körperliche Aktivitäten und Sport im Alter. In U. Granacher, H. Mechling & C. Voelcker-Rehage (Hrsg.), *Handbuch Bewegungs- und Sportgerontologie* (S. 150–161). Hofmann-Verlag.

Herold, F., Hamacher, D., Schega, L., & Müller, N.G. (2018) Thinking While Moving or Moving While Thinking – Concepts of Motor-Cognitive Training for Cognitive Performance Enhancement. *Frontiers in Aging Neuroscience, 10*(228). https://doi.org/10.3389/fnagi.2018. 00228

Hirsch, R. D. (2011). Psychotherapie mit Hochbetagten. In H. G. Petzold, E. Horn, & L. Müller (Hrsg.), *Hochaltrigkeit: Herausforderung für persönliche Lebensführung und biopsychosoziale Arbeit* (S. 147–163). Springer Verlag.

Hoebel, J., Finger, J. D., Kuntz, B., & Lampert, T. (2016). Sozioökonomische Unterschiede in der körperlich-sportlichen Aktivität von Erwerbstätigen im mittleren Lebensalter. Welche Rolle spielen Bildung, Beruf und Einkommen? *Bundesgesundheitsblatt, 59*, 188–196. https://doi.org/10.1007/s00103-015-2278-3

Hoffmann, E., Schelhase, T., & Menning, S. (2009). Lebenserwartung und Sterbegeschehen. In K. Böhm, C. Tesch-Römer, & T. Ziese (Hrsg.), *Gesundheit und Krankheit im Alter* (S. 92–104). Robert Koch-Institut.

Hollmann, W., Strüder, H. K., & Mierau, J. (2011). Hochaltrigkeit und körperliche Aktivität. In H. G. Petzold, E. Horn, & L. Müller (Hrsg.), *Hochaltrigkeit: Herausforderung für persönliche Lebensführung und biopsychosoziale Arbeit* (S. 100–125). Springer Verlag.

Hübner, L., & Voelcker-Rehage, C. (2018). Akute Effekte körperlicher Aktivität. In U. Granacher, H. Mechling & C. Voelcker-Rehage (Hrsg.), *Handbuch Bewegungs- und Sportgerontologie* (S. 474–482). Hofmann-Verlag.

Huxhold, O., & Engstler, H. (2019). Soziale Isolation und Einsamkeit bei Frauen und Männern im Verlauf der zweiten Lebenshälfte. In C. Vogel, M. Wettstein, & C. Tesch-Römer (Hrsg.), *Frauen und Männer in der zweiten Lebenshälfte*. Springer VS.

Ibs, K.-H., & Rink, L. (2001). Das Immunsystem im Alter. *Zeitschrift für Gerontologie und Geriatrie, 34*, 480–485. https://doi.org/10.1007/s003910170023

Jahn, T., & Werheid, K. (2015). *Demenzen*. Hogrefe Verlag.

Jenkin, C. R., Eime, R. M., Westerbeek, H., O'Sullivan, G., & van Uffelen, G. Z. (2017). Sport and Ageing: A Systematic Review of the Determinants and Trends of Participation in Sport for Older Adults. *BMC Public Health, 17*(1), 976. https://doi.org/10.1186/s12889-017-4970-8.

Kelley, C., Mack, D. E., & Wilson, P.M. (2022). Does Physical Activity in Natural Outdoor Environments Improve Wellbeing? A Meta-Analysis. *Sports, 10,* 103. https://doi.org/10.3390/sports 10070103

Kim, J., & Richardson, V. (2012). The Impact of Socioeconomic Inequalities and Lack of Health Insurance on Physical Functioning Among Middle-Aged and Older Adults in the United States. *Health and Social Care in the Community, 20*(1), 42–51. https://doi.org/10.1111/ j.1365-2524.2011.01012.x

Köcher, R., & Sommer, M. (2017). Das Lebensgefühl der älteren Generation. In Generali Deutschland AG (Hrsg.), *Generali Altersstudie 2017. Wie ältere Menschen in Deutschland denken und leben. Repräsentative Studie des Instituts für Demoskopie Allensbach mit Kommentaren des wissenschaftlichen Beirats der Generali Altersstudie 2017* (S. 9–40). Springer Verlag.

Koeneman, M. A., Chinapaw, M. J. M., Verheijdn, M. W., van Tilburg, T. G., Visser, M., Deeg, D. J. H., & Hopman-Rock, M. (2012). Do Major Life Events Influence Physical Activity Among Older Adults: The Longitudinal Aging Study Amsterdam. *International Journal of Behavioral Nutrition and Physical Activity, 9*(147). https://doi.org/10.1186/1479-5868-9-147

Kricheldorff, C., & Oswald, F. (2015). Gelingendes Altern in Sozialraum und Quartier. Zeitschrift für *Gerontologie und Geriatrie, 48*, 399–400. https://doi.org/10.1007/s00391-015-0915-y

Krug, S., Jordan, S., Mensink, G. B. M., Müters, S., Finger, J. D., & Lampert, T. (2013). Körperliche Aktivität. Ergebnisse der Studie zur Gesundheit Erwachsener in Deutschland (DEGS1). *Bundesgesundheitsblatt, 56*, 765–771. https://doi.org/10.1007/s00103-012-1661-6

Kueider, A. M., Parisi, J. M., Gross, A. L., & Rebok, G. W. (2012). Computerized Cognitive Training with Older Adults: A Systematic Review. *PLoS ONE, 7*(7), e40588. https://doi.org/ 10.1371/journal.pone.0040588

Labra, C. de, Guimaraes-Pinheiro, C., Maseda, A., Lorenzo, T., & Millán-Calenti, J. C. (2015). Effects of Physical Exercise Interventions in Frail Older Adults: A Systematic Review of Randomized Controlled Trials. *BMC geriatrics, 15*(154), 1–16. https://doi.org/10.1186/s12877-015-0155-4

Lahart, I., Darcy, P., Gidlow, C., & Calogiuri, G. (2019). The Effects of Green Exercise on Physical and Mental Wellbeing: A Systematic Review. *International Journal on Environmental Research and Public Health, 16*(8), 1352. https://doi.org/10.3390/ijerph16081352

Lampert, T., Hoebel, J., Kuntz, B., Fuchs, J., Scheidt-Nave, C., & Nowossadeck, E. (2016a). Gesundheitliche Ungleichheit im höheren Lebensalter. Robert Koch-Institut, Berlin. *GBE 68 kompakt, 7*(1). Abruf unter https://edoc.rki.de/handle/176904/3141;jsessionid=BB1F319CE4907B0704899D97963F239F

Lampert, T., Richter, M., Schneider, S., Spallek, J., & Dragano, N. (2016b). Soziale Ungleichheit und Gesundheit. Stand und Perspektiven der sozialepidemiologischen Forschung in Deutschland. *Bundesgesundheitsblatt – Gesundheitsforschung – Gesundheitsschutz, 59*, 153–165. https://doi.org/10.1007/s00103-015-2275-6

Lampit, A., Hallock, H., & Valenzuela, M. (2014). Computerized Cognitive Training in Cognitively Healthy Older Adults: A Systematic Review and Meta-Analysis of Effect Modifiers. *PLoS Medicine, 11*(11), e1001756. https://doi.org/10.1371/journal.pmed.1001756

Lauenroth, A., Ioannidis, A.E., & Teichmann, B. (2016). Influence of Combined Physical and Cognitive Training on Cognition: A Systematic Review. *BMC Geriatrics, 16*(141). https://doi.org/10.1186/s12877-016-0315-1

Leach, R. E. (2000). Altern und körperliche Aktivität. *Der Orthopäde, 29,* 936–940. https://doi.org/10.1007/s001320050545

Lehnert, K., Sudeck, G., & Conzelmann, A. (2012). Subjective Well-Being and Exercise in the Second Half of Life: A Critical Review of Theoretical Approaches. *European Review of Aging and Physical Activity, 9*, 87–102. https://doi.org/10.1007/s11556-012-0095-3

Lemke, N. C. (2018). *Evaluation der Methoden und Effekte eines motorisch-kognitiven Dual-Task Trainings bei Menschen mit leichter bis mittelgradiger Demenz – eine randomisierte kontrollierte Studie* [Dissertationsschrift]. Ruprecht-Karls-Universität Heidelberg.

Lenze, L., Klostermann, C., Lamprecht, M., & Nagel, S. (2021). Taking Up and Terminating Leisure-Time Physical Activity Over the Life Course: The Role of Life Events in the Familial and Occupational Life Domains. *International Journal of Environmental Research and Public Health, 18*(18), 9809. https://doi.org/10.3390/ijerph18189809

Lis, K., Olbermann, E., von Koenen, C., & Wisniewski, G. (2011). *Gesundheitsförderung für ältere Menschen in sozial benachteiligten Lebenslagen im Setting Stadtbezirk. Ein Leitfaden mit praktischen Handlungsempfehlungen.* Forschungsgesellschaft für Gerontologie e.V./Buch Praxishandbuch (Hrsg.). Abruf unter https://www.bundesgesundheitsministerium.de/fileadmin/Dateien/5_Publikationen/Gesundheit/Broschueren/Praxishandbuch_Aelter_werden_in_Eving.pdf

Lungeninformationsdienst/Helmholtz Munich (2021). *Atemtechniken und Atemschulung.* Abruf unter https://www.lungeninformationsdienst.de/leben-mit-der-krankheit/atemschulung#c33876

Marsiske, M., Delius, J. A. M., Maas, I., Lindenberger, U., Scherer, H., & Tesch-Römer, C. (2010). Sensorische Systeme im Alter. In U. Lindenberger, J. Smith, K. U. Mayer, & P. B. Baltes (Hrsg.), *Die Berliner Altersstudie* (3. Auflage, S. 403–427). Akademie Verlag.

McCormack, G. R., Rock, M., Swanson, K., Burton, L. & Massolo, A. (2014). Physical activity patterns in urban neighbourhood parks: insights from a multiple case study. *BMC Public Health, 14*(1), 1–13. https://doi.org/10.1186/1471-2458-14-962

Meinertz, T. (2022). *Welcher Puls ist normal?* Deutsche Herzstiftung e.V. Abruf unter https://www.herzstiftung.de/ihre-herzgesundheit/das-herz/welcher-puls-ist-normal

Mikkelsen, A. S. B., Petersen, S., Dragsted, A. C., & Kristiansen, M. (2019). Social Interventions Targeting Social Relations Among Older People at Nursing Homes: A Qualitative Synthesized Systematic Review. *Inquiry, 56*, 1–16. https://doi.org/10.1177/0046958018823929

Müller K., & Voelcker-Rehage, C. (2019). Gesund durch Bewegung. In E. Schlesselmann (Hrsg.). *Bewegung und Mobilitätsförderung, Praxishandbuch für Pflege- und Gesundheitsberufe* (S. 25–49). Hogrefe.

Müller, K., & Wagner, P. (2022). Auswirkungen von körperlicher Aktivität auf die Gesundheit. In K. Müller & P. Wagner (Hrsg.), *Trainermanual zum Programm „Aktiv gegen Atemnot“* (S. 4). Dustri-Verlag Dr. Karl Feistle.

OECD/WHO (2023). *Step Up! Tackling the Burden of Insufficient Physical Activity in Europe*. Paris: OECD Publishing. Abrufbar unter https://doi.org/10.1787/500a9601-en [08.05.2023]

Oswald, W. D. (2000). Sind Alter und Altern messbar? *Zeitschrift für Gerontologie und Geriatrie, 33,* 8–14. https://doi.org/10.1007/s003910070002

Oswald, F., & Konopik, N. (2015). Bedeutung von außerhäuslichen Aktivitäten, Nachbarschaft und Stadtteilidentifikation für das Wohlbefinden im Alter. *Zeitschrift für Gerontologie und Geriatrie, 48*(5), 401–407. http://dx.doi.org/10.1007/s00391-015-0912-1

Pesce, C. (2012). Shifting the Focus from Quantitative to Qualitative Exercise Characteristics in Exercise and Cognition Research. *Journal of Sport & Exercise Psychology, 34*(6), 766–786. https://doi.org/10.1123/jsep.34.6.766

Quilling, E., Leimann, J., & Tollmann, P. (2022). *Kommunale Gesundheitsförderung. Alphabetisches Verzeichnis der Bundeszentrale für gesundheitliche Aufklärung.* https://doi.org/10.17623/BZGA:Q4-i043-1.0

Rasinaho, M., Hirvensalo, M., Leinonen, R., Lintunen, T., & Rantanen, T. (2006). Motives for and Barriers to Physical Activity Among Older Adults with Mobility Limitations. *Journal of Ageing and Physical Activity, 15*(1), 90–102. https://doi.org/10.1123/japa.15.1.90

Reiner, M., Niermann, C., Jekauc, D., & Woll, A. (2013). Long-Term Health Benefits of Physical Activity – A Systematic Review of Longitudinal Studies. *BMC Public Health, 13*, 813. https://doi.org/10.1186/1471-2458-13-813

Robert Koch-Institut (2015). *Gesundheit in Deutschland. Gesundheitsberichterstattung des Bundes. Gemeinsam getragen von RKI und Destatis.* Robert Koch-Institut (Hrsg). Abrufbar unter https://www.rki.de/DE/Content/Gesundheitsmonitoring/Gesundheitsberichterstattung/GesInDtld/GesInDtld_node.html

Rütten, A., Abu-Omar, K., Adlerwarth, W., & Meierjürgen, R. (2007). Bewegungsarme Lebensstile. Zur Klassifizierung unterschiedlicher Zielgruppen für eine gesundheitsförderliche körperliche Aktivierung. *Gesundheitswesen, 69*(7), 393–400. https://doi.org/10.1055/s-2007-984440

Rütten, A., Frahsa, A., Rosenhäger, N., & Wolff, A.R. (2015). Strukturelle Veränderung, Kontextualität und Transfer in der Gesundheitsförderung: die nachhaltige Implementierung des BIG-Projektes. *Gesundheitswesen, 77*, 135–136. http://dx.doi.org/10.1055/s-0032-1331736.

Rütten, A., & Frahsa, A. (2011). Bewegungsverhältnisse in der Gesundheitsförderung. Ein Ansatz zur theoretischen Konzeptualisierung mit exemplarischer Anwendung auf die Interventionspraxis. *Sportwissenschaft, 41*(1), 16-24. https://doi.org/10.1007/s12662-011-0169-9.

Rütten, A., & Pfeiffer, K. (2016). *Nationale Bewegungsempfehlungen.* FAU Erlangen-Nürnberg. Abrufbar unter https://www.sport.fau.de/files/2016/05/Nationale-Empfehlungen-f%C3%BCr-Bewegung-und-Bewegungsf %C3%B6rderung-2016.pdf

Rupprecht, R. (2008). Psychologische Theorien zum Alternsprozess. In W. D. Oswald, G. Gatterer, & U. M. Fleischmann (Hrsg.), *Gerontopsychologie: Grundlagen und klinische Aspekte zur Psychologie des Alterns* (2. Auflage, S. 13–26). Springer Verlag.

Samitz, G., Egger, M., & Zwahlen, M. (2011). Domains of Physical Activity and All-Cause Mortality: Systematic Review and Dose–Response Meta-Analysis of Cohort Studies. *International Journal of Epidemiology, 40*(5), 1382–1400. https://doi.org/10.1093/ije/dyr112

Schierack, S. (2020). Stürze verhindern. *Heilberufe, 72*(5), 37–9. https://doi.org/10.1007/s00058-020-1492-z

Schoene, D., Kiesswetter, E., Sieber, C. C., & Freiberger, E. (2019). Skelettmuskuläre Faktoren, Sarkopenie und Stürze im Alter. *Zeitschrift für Gerontologie und Geriatrie, 52*(1), 37–44. https://doi.org/10.1007/s00391-017-1283-6

Schuber, A. (2020). Die Rolle des Dehnens in der orthopädischen Sport- und Bewegungstherapie. *Bewegungstherapie und Gesundheitssport, 36*, 107–111. https://doi.org/10.1055/a-1152-3857

Skeleton D. A., Greig C. A., Davies J. M., & Young A. (1994). Strength, Power and Related Functional Ability of Healthy People aged 65–89 years. *Age and Ageing, 23*(5), 371–377.

Spuling, S. M., Cengia, A., & Wettstein, M. (2019). Funktionale und subjektive Gesundheit bei Frauen und Männern im Verlauf der zweiten Lebenshälfte. In C. Vogel, M. Wettstein & C. Tesch-Römer (Hrsg.), *Frauen und Männer in der zweiten Lebenshälfte* (S. 35–52). Springer VS.

Statistisches Bundesamt. (2022). *Ältere Menschen. Die Bevölkerungsgruppe der älteren Menschen ab 65 Jahren.* Abruf unter https://www.destatis.de/DE/Themen/Querschnitt/Demografischer-Wandel/Aeltere-Menschen/bevoelkerung-ab-65-j.html?nn=238640

Statistisches Landesamt des Freistaats Sachsens (2020). *7. Regionalisierte Bevölkerungsvorausberechnung für den Freistaat Sachsen 2019 bis 2035.* Statistisches Landesamt des Freistaats Sachsens. Abruf unter https://www.statistik.sachsen.de/download/sonderhefte/sonderheft_statistik-sachsen_7RBV.pdf

Staudinger, U. M., & Pasupathi, M. (2000). Life-Span Perspectives on Self, Personality and Social Cognition. In T. Salthouse & F. Craik (Eds.), *Handbook of Cognition and Aging* (p. 633–688). Lawrence Erlbaum Associates.

Stemmler, M., Petermann, F., Daseking, M., Siebert, J., Schott, H., Lehfeld, H., & Horn, R. (2013). Diagnostik und Verlauf von kognitiven Fähigkeiten bei älteren Menschen. *Gesundheitswesen, 75,* 761–767. http://dx.doi.org/10.1055/s-0033-1357164

Streffer, J. (2011). Das gesunde und das kranke Gehirn von Hochaltrigen: Neurobiologie des Gehirns im hohen Alter. In H. G. Petzold, E. Horn, & L. Müller (Hrsg.). *Hochaltrigkeit: Herausforderung für persönliche Lebensführung und biopsychosoziale Arbeit* (S. 77–90). Springer Verlag.

Stride, V., Cranney, L., Scott, A., & Hua, M. (2017). Outdoor Gyms and Older Adults – Acceptability, Enablers and Barriers: A Survey of Park Users. *Official Journal of Australian Association of Health Promotion Professionals, 28*(3), 243–246. https://doi.org/10.1071/HE16075

Thiel, A., Unyi-Reicherz, A., & Thurn, J. (2018). Altersbilder, Sport und körperliche Aktivität. In U. Granacher, H. Mechling, & C. Voelcker-Rehage (Hrsg.), *Handbuch Bewegungs- und Sportgerontologie* (S. 141–150). Hofmann-Verlag.

Thompson Coon, J., Boddy, K., Stein, K., Whear, R., Barton, J., & Depledge, M.H. (2011). Does Participating in Physical Activity in Outdoor Natural Environments Have a Greater Effect on Physical and Mental Wellbeing Than Physical Activity Indoors? A Systematic Review. *Environmental Science Technology, 45*(5), 1761–72. https://doi.org/10.1021/es102947t

Tiemann, M. (2021). Mangelnde körperliche Aktivität – Prävalenz, Bedeutung und Implikationen für die Prävention und Gesundheitsförderung. In M. Tiemann, & M. Mohokum (Hrsg.), *Prävention und Gesundheitsförderung.* Berlin, Heidelberg: Springer Reference Pflege – Therapie – Gesundheit. https://doi.org/10.1007/978-3-662-62426-5_29

Trojan, A., & Süß, W. (2010). Nachhaltigkeit und nachhaltige Gesundheitsförderung. BZgA (Hrsg.), Leitbegriffe der Gesundheitsförderung und Prävention: Glossar zu Konzepten, Strategien und Methoden. https://doi.org/10.17623/BZGA:224-i079-2.0

Varela-Vásquez, L. A., Minobes-Molina, E., & Jerez-Roig, J. (2020). Dual-Task Exercises in Older Adults: A Structured Review of the Current Literature. *Journal of Frailty, Sarcopenia and Falls, 5*(2), 31–37. https://www.doi.org/10.22540/JFSF-05-031

Vogel, C., Wettstein, M., & Tesch-Römer, C. (2019). Älterwerden von Frauen und Männern in Deutschland. In C. Vogel, M. Wettstein & C. Tesch-Römer (Hrsg.), *Frauen und Männer in der zweiten Lebenshälfte* (S. 1–15). Springer VS.

Wahl, H.-W., & Heyl, V. (2015). *Gerontologie: Einführung und Geschichte* (2. Auflage). Kohlhammer Fachbuchverlag.

Warburton, D. E. R. & Bredin, S. S. D. (2017). Health Benefits of Physical Activity: A Systematic Review of Current Systematic Reviews. *Current Opinion in Cardiology, 32*(5), 541–556. https://doi.org/10.1097/HCO.0000000000000437

Weinberger, S. & Lindner, H. (2020). *Faszination Spiel.* Springer Fachmedien (Springer Nature). https://doi.org/10.1007/978-3-658-27050-6_9

Weineck, J. (2010a). Faktoren, welche die sportliche Leistungsfähigkeit beeinflussen (ausgewählte Themen). In J. Weineck (Hrsg.), *Optimales Training. Leistungsphysiologische Trainingslehre unter besonderer Berücksichtigung des Kinder- und Jugendtrainings* (S. 939–991). Spita.

Weineck, J. (2010b). Gesundheitstraining als Prävention bzw. Rehabilitation von Herz-/Kreis-lauf- und Bewegungsmangelerkrankungen. In J. Weineck (Hrsg.), *Optimales Training. Leistungsphysiologische Trainingslehre unter besonderer Berücksichtigung des Kinder- und Jugendtrainings* (S. 995–1050). Spita.

Whitfield, K. E., Thorpe, R., & Szanton, S. (2011). Health Disparities, Social Class, and Aging. In K. W. Schaie & S. L. Willis (Eds.), *Handbook of the Psychology of Aging* (7th ed., p. 207–218). Elsevier.

Weltgesundheitsorganisation/WHO (1986). Ottawa-Charta zur Gesundheitsförderung. Kopenhagen: WHO-Regionalbüro für Europa. Abruf unter https://apps.who.int/iris/handle/10665/349654

Weltgesundheitsorganisation/WHO (2016). *Weltbericht über Altern und Gesundheit.* Abruf unter https://apps.who.int/iris/bitstream/handle/10665/186468/WHO_FWC_ALC_15.01_ger.pdf

Weltgesundheitsorganisation/WHO (2020). *Guidelines on physical activity and sedentary behaviour.* Geneva: World Health Organization. Abruf unter https://www.who.int/publications/i/item/9789240015128

Wicker, P., & Downward, P. (2017). Exploring Spillovers Between Government Quality and Individual Health Production Through Sport and Physical Activity. *European Sport Management Quarterly, 17*(2). 244–264. https://doi.org/10.1080/16184742.2016.1257038

Wicker, P., Downward, P., & Lera-López, F. (2017). Does Regional Disadvantage Affect Health Related Sport and Physical Activity Level? A Multi-Level Analysis of Individual Behavior. *European Journal of Sport Science, 17*(10), 1350–1359. https://doi.org/10.1080/17461391.2017.1376119

Wiesmann, U., Rölker, S., & Hannich, H.-J. (2004). Salutogenese im Alter. *Zeitschrift für Gerontologie und Geriatrie, 37*, 366–376. https://doi.org/10.1007/s00391-004-0213-6

Willey, J. Z., Moon, Y. P., Sherzai, A., Cheung, Y. K., Sacco, R. L., & Elkind, M. S. V. (2015). Leisure Time Physical Activity and Mortality in a Multiethnic Prospective Cohort Study: The Northern Manhattan Study. *Annals of Epidemiology, 25*(7), 475–479. https://doi.org/10.1016/j.annepidem.2015.04.001

Williams, P. T. (2010). Reductions in Incident Coronary Heart Disease Risk Above Guideline Physical Activity Levels in Men. *Atherosclerosis, 209*(2), 524–527. https://doi.org/10.1016/j.atherosclerosis.2009.09.018

Wollesen, B., & Voelcker-Rehage, C. (2014). Training Effects on Motor-Cognitive Dual-Task Performance in Older Adults. A Systematic Review. *European Review of Aging and Physical Activity, 11*, 5-24. https://www.doi.org/10.1007/s11556-013-0122-z

Wurm, S., & Tesch-Römer, C. (2009). Prävention im Alter. In J. Bengel & M. Jerusalem (Hrsg.), *Handbuch der Gesundheitspsychologie und Medizinischen Psychologie* (S. 317–327). Hogrefe Verlag.

Wurm, S., Tomasik, M. J., & Tesch-Römer, C. (2010a). On the Importance of a Positive View on Ageing for Physical Exercise Among Middle-Aged and Older Adults: Cross-Sectional and Longitudinal Findings. *Psychology & Health, 25*(1), 25–42. https://doi.org/10.1080/08870440802311314

Wurm, S., Wiest, M., & Tesch-Römer, C. (2010b). Theorien zu Alter(n) und Gesundheit: Was bedeuten Älterwerden und Altsein und was macht ein gutes Leben im Alter aus? *Bundesgesundheitsblatt, 53*, 498–503. https://doi.org/10.1007/s00103-010-1044-9

Zahner, L., Donath, L., Faude, O., & Bopp, M. (2014). Krafttraining im Alter: Hintergründe, Ziele und Umsetzung. *Schweizerische Zeitschrift für Sportmedizin und Sporttraumatologie, 62*(4), 23–28. http://www.sgsm.ch/fileadmin/user_upload/Zeitschrift/62-2014-4/4-2014_4_Zahner.pdf

Zwingmann, K., Auerswald, T., Schlesinger, T., & Müller, K. (2022). Effekte eines motorisch-kognitiven Bewegungskonzeptes im Außenbereich für ältere Bewohner*innen von Chemnitzer Kommunen [Vortrag]. In K. Dierkes, & K. Lampe (Hrsg.), *Abstractband der Jahrestagung der dvs-Kommission Gesundheit, 14.-16.09.2022 am Institut für Sportwissenschaft in Tübingen* (S. 85). Eberhard-Karls-Universität.

6 Anhang

6.1 Anhang 1: Die Einheiten des »MoKo-Fit« Bewegungskonzeptes

Auf den Seiten 58 bis 102 wird das motorisch-kognitive Bewegungskonzept tabellarisch dargestellt. Eine Legende sowie Abkürzungen für die tabellarische Beschreibung befinden sich in Tabelle 5.
Die Seiten 103 bis 110 enthalten Texte für den Teil der Entspannung, während die Kärtchen zum Ausdrucken oder Ausschneiden für die kognitiven Übungen auf Seite 111 bis 141 dargestellt sind.

Tab. 5. *Legende und Abkürzungen für die Beschreibung der Einheiten des »MoKo-Fit« Bewegungskonzeptes*

Legende		Abkürzungen	
①	Erwärmung & Mobilisation	TN	Teilnehmende
②	Koordination & Kognition (Spielform)	ÜL	Übungsleitung
③	Kräftigung und/oder Ausdauer	ggf.	gegebenenfalls
④	Dehnung	sek	Sekunden
⑤	Entspannung	min	Minuten
#	Hinweis	Wdh.	Wiederholung
↓	Variation: einfacher/weniger intensiv	mind.	mindestens
↑	Variation: schwieriger/intensiver	etc.	et cetera
		z. B.	zum Beispiel
		allg.	allgemein

Zu Beginn der ersten Einheit sollte eine Vorstellung der Übungsleitung erfolgen sowie die zeitliche/örtliche Organisation und der generelle Ablauf der Einheiten erläutert werden. Ggf. erfolgt die namentliche Erfassung der Teilnehmenden über eine Liste. Zudem sollte über die Belastungs- und Befindensabfrage inklusive der Nennung von Normwerten informiert und diese demonstriert werden, z. B. mithilfe der BORG-Skala und der Erfassung von Herzfrequenz (Pulsoximeter, manuelle Messung am Handgelenk, Smartwatches) und ggf. Sauerstoffsättigung (Pulsoximeter). Das aktuelle Befinden bzw. Belastungsempfinden sollte während der Bewegungseinheiten regelmäßig überprüft und abgefragt werden. Hierfür bieten sich folgende Zeitpunkte innerhalb des Ablaufs der Einheit an: vor Beginn der Bewegungseinheit (Ruhewert), nach Teil ③ (Belastungswert) und zum Ende der Bewegungseinheit (Erholungswert). Bei Bedarf oder im Fall von Erkrankungen (z. B. kardiovaskulär) kann die Abfrage auch häufiger erfolgen. Während der Kräftigung sollte darauf geachtet werden, dass bei Anspannungsphasen aus- und bei Entspannungsphasen eingeatmet wird sowie dass keine Pressatmung erfolgt oder der Atem angehalten wird.

Stundenteil	Nr.	Übung, Hinweise & Variationen	Ziele
		Einheit 1	
		→ **Inhalte:** Kennenlernen der Gruppe bei Erwärmung & *Kennenlernspiel* „Ballsalat“, Ganzkörpertraining mit eigenem Körpergewicht & Übungsband, Dehnung → **Material**: Stoppuhr, Baum, 2 Bälle, elastisches Übungsband mit Clip, Bank	
① 20 min im Kreis	**1**	tiefes Ein- und Ausatmen, dabei Knie beugen, Arme über die Seite nach oben bewegen	Aktivierung Herz-Kreislauf-System
	2	*Wechsel* → Katzenbuckel (gesamten Rücken rund machen, Hände auf Oberschenkel gestützt) → durchgestreckter Rücken (Arme in Außenrotation zur Seite strecken, leicht hochgucken)	Mobilisation der Wirbelsäule
		# auch im Sitz möglich	
	3	Kopf nicken („Ja“) und schütteln („Nein“), dann Kopf langsam über die Brust kreisen lassen	Mobilisation Nacken
		# nicht über den Nacken kreisen	
	4	Armkreisen, vorwärts & rückwärts, kleiner & größer, langsamer & schneller	Lockerung Arm- & Schultermuskulatur
		# ggf. nur Schulterkreisen oder Hände auf Schultern & mit Ellenbogen kreisen	
	5	rechten Arm über den Kopf, linken Arm in Seite stützen, dynamisch zur linken Seite federn	Vorbereitung Flanken & Schultern
		# ggf. nur Oberkörper zur Seite federn	
	6	wie **5** mit linkem Arm, zur rechten Seite federn	
	7	Beckenkreisen im Stand, Hände in Taille stützen (mit & gegen den Uhrzeigersinn)	Mobilisation Becken & untere Wirbelsäule
	8	Fußkreisen, Fußspitze bleibt auf dem Boden (rechts & links)	Fußgelenke lockern & Gleichgewicht
	9	auf einem Bein stehen, anderes Bein pendelt vor dem Körper nach links & rechts, vor & zurück (rechtes & linkes Bein)	Verbesserung der Gleichgewichtsfähigkeit
		↓ an Baum/Partner:in festhalten	
	10	im Einbeinstand bewegliches Bein von rechts nach links über Hindernis (z. B. Bank, Baumstumpf heben; rechtes & linkes Bein)	
		↓ links – rechts tippen	
② 10 min im Kreis		*Kennenlernspiel:* „Ballsalat“ (**1** - **3** je mind. 2-mal durchführen)	Kennenlernen der TN & ÜL, Schulung der Hand-Augen-Koordination & Gedächtnistraining
	1	TN & ÜL spielen sich Ball im Kreis zu und stellen sich mit Vor- und Nachnamen vor	
	2	TN & ÜL spielen sich durcheinander den Ball im Kreis zu, vorher müssen sie den Namen der Person sagen, zu der/dem sie Hinspielen wollen	
	3	wie **2** mit zusätzlicher *Bewegungsaufgabe*: Gehen auf der Stelle (Gangvariationen); gesamte Gruppe geht im Kreis; um die eigene Achse drehen oder Klatschen, nachdem der Ball geworfen wurde	
	↑	mit zwei Bällen gleichzeitig spielen	
③ 20 min im Kreis		*3 Sätze, 30 sek Übung & 30 sek Pause*	*Kräftigung von:*
	1	Kniebeuge	Oberschenkel & Gesäß
		# ggf. vor Bank für mehr Sicherheit	
		↓ halbe Kniebeuge	
	2	Knie leicht gebeugt, Oberkörper vorneigen, Übungsband halten, ein Arm gestreckt nach vorne, der andere nach hinten, wechseln, dabei Arme gestreckt über die Seite bewegen, Band auseinanderziehen	gesamter Rücken & Schultern

Stundenteil			Übung, Hinweise & Variationen	Ziele
		↓	Arme angewinkelt lassen	
	3		Übungsband mit Clip um Beine spannen (knöchelhoch), rechtes Bein seitlich abspreizen	rechtes & linkes Gesäß außen
		#	Fußspitze zeigt nach vorne, bewegtes Bein ist gestreckt!	
		#	ggf. an Baum/Partner:in festhalten	
	4		wie **3** mit linkem Bein	
	5		Knie leicht gebeugt, Oberkörper vorneigen, Arme über den Kopf nach vorn nehmen, kleine Auf- und Abbewegung der Arme (Hacken)	Schultern & oberer Rücken
		#	ggf. Arme vor der Brust bewegen	
		↓	Arme angewinkelt lassen	
④ **10 min** **im Kreis / an der Bank**			*Dehnposition je für mind. 45 sek halten*	*Dehnung von:*
	1		ein Bein gestreckt auf Ferse abstellen, Zehenspitze hochziehen, anderes Bein beugen & ggf. darauf abstützen, Oberkörper nach vorne neigen (rechts & links)	Beinrückseite (vorderes Bein)
		↓	Oberkörper gerade lassen	
		↑	Fuß auf Bank abstellen	
	2		aufrechter Stand, Ferse zum Gesäß ziehen, Knie bleiben zusammen, Hüfte vorschieben (rechts & links)	Hüfte & Oberschenkelvorderseite
		↓	Fuß nach hinten auf Bank abstellen oder Partner:in drückt Fuß zu Gesäß	
	3		linkes Bein hinter das rechte Bein stellen, linker Arm geht nach oben, über die Seite nach rechts neigen, dann Oberkörper vorneigen, Arme nach unten fallen lassen	seitliche Bein- und Gesäßmuskulatur & unterer Rücken
		#	*bei Hüft-TEP*: Beine nebeneinanderstehen lassen!	
	4		wie **3** mit rechtem Bein & rechtem Arm	
	5		Sitz auf der Bank, rechter Fuß auf linkem Knie, rechtes Knie sanft nach unten drücken	Gesäßmuskulatur
		#	bei Knieproblemen die Übung weglassen!	
	6		wie **5** mit linkem Bein	
Einheit 2				
→ **Inhalte:** Erwärmung, *Kennenlernspiel* „Aufgestellt!“, Kräftigung Beine & Schultern mit Bank und Übungsband, Dehnung & „Gangmeditation“ → **Material**: Stoppuhr, Baum, Kreidespray, 2x Bewegungswürfel mit Karten (Fortbewegungsformen & Kriterien), Parkbänke, elastisches Übungsband → **Vorbereitung**: gerade Linie von ca. 20 m mit Kreidespray ziehen				
① **8 min** **im Kreis**	1		tiefes Ein- und Ausatmen, dabei Knie beugen, Arme über die Seite nach oben bewegen	Aktivierung Herz-Kreislauf-System
	2		Arme über den Kopf, auf die Zehenspitzen kommen & einatmen, Arme neben den Körper nach unten schwingen & ausatmen, dabei den Kopf auf die Brust nehmen und den Rücken rund machen, Arme hängen lassen	dynamisches Vorbereiten & Dehnen des Fasziengewebes
		#	Arme nur so weit heben, wie es angenehm ist!	
	3		*Wechsel* → Katzenbuckel (gesamten Rücken rund machen, Hände auf Oberschenkel gestützt) → durchgestreckter Rücken (Arme in Außenrotation zur Seite strecken, leicht hochgucken)	Mobilisation der Wirbelsäule
		↓	auch im Sitz möglich	

Stundenteil		Übung, Hinweise & Variationen	Ziele
	4	Schrittstellung, auf angewinkeltem rechtem Bein mit rechtem Ellenbogen abstützen, linkes Bein hinten, linker Arm schwingt vor und zurück, Arm hinterher schauen, danach Seitenwechsel	Lockerung der Arm-, Schulter- & Nacken-muskulatur
	5	Federn am Ort, Arme locker vor und zurück schwingen, Gewicht ist auf den Fußballen	Aktivierung Muskel-Venen-Pumpe
	6	auf der Stelle laufen (Knie hoch, schneller & lang-samer, breiter & schmaler, mit & ohne Arm-schwung)	Beine aufwärmen
② 10 min im Gang / an der Linie		*Kennenlernspiel:* „Aufgestellt!" TN bewegen sich durcheinander und müssen sich auf ein Signal hin nach bestimmen Kriterien auf der mit Kreidespray gezogenen Linie (ca. 20m) nebeneinander sortieren; Bewegung und Kriterien werden vorher mit Bewegungswürfel ausgewürfelt	TN kennenlernen & Förderung der Kommuni-kation in der Gruppe
	#	Übung auf gerader Ebene durchführen, sodass keine Sturzgefahr besteht!	
		→ *Fortbewegungsformen*: Knie heben, anfersen, seit-lich gehen, rückwärtsgehen, auf Zehenspitzen gehen, auf Hacken gehen	
		→ *Kriterien*: Körpergröße, Vorname, Geburtsmonat, Hausnummer, Kochkünste, Urlaubsziel (*Enden der Linie benennen*: groß – klein / A – Z / Januar – Dezem-ber / 1 – 500 / sehr gut – sehr schlecht / eher Meer – eher Berge)	
③ 25 min im Kreis / an der Bank		*3 Sätze, 30 sek Übung & 30 sek Pause*	*Kräftigung von:*
	1	vor der Bank stehen, abwechselnd mit einem Fuß auf Sitzfläche tippen	Hüftbeuger
		↑ mit diagonaler Hand nach vorne boxen bei jedem Tipp	
		↑ hoch- & runtersteigen	
	2	Liegestütze, Hände auf Rückenlehne der Bank	Brustmuskulatur & Trizeps
		↓ Beine näher an die Bank stellen	
		↓ Liegestütze am Baum	
	3	langsame Kniebeugen (10 sek runtergehen) bis Sitz auf Bank, dabei Übungsband auf Schulter-höhe auseinanderziehen; wieder aufstehen und Übungsband lockern	Oberschenkel & Gesäß; Schulterblattmuskulatur
		↓ halbe Kniebeugen ohne Sitz/ohne Übungs-band	
	4	Seitstütz rechts halten (nach 15 sek Wechsel auf links)	Stützmuskulatur Schul-tern
		↓ Beine näher an die Bank stellen	
		↓ Stütz am Baum	
		↑ linkes Bein nach oben abspreizen	
	5	mit Vorderseite zu Baum/Laterne stehen, daran festhalten, auf rechtem Bein stehen bleiben, Ferse heben und senken (nach 15 sek Bein tauschen)	Waden
		↓ mit beiden Beinen gleichzeitig	
		↑ ohne festhalten	
	6	Stützposition, abwechselnd rechtes und linkes Bein nach hinten austrecken, dann Knie zu Brust ziehen	Stützmuskulatur Schul-tern, Gesäß & Hüftbeuger
		↓ Beine näher an die Bank stellen	

Stundenteil		Übung, Hinweise & Variationen	Ziele
	↓	Stütz am Baum	
	7	Sitz weit vorn auf Bank, Oberkörper vor- & zurückneigen ohne Lehne zu berühren, dabei Übungsband auf Schulterhöhe auseinanderziehen (vor = Spannung Übungsband)	Bauchmuskulatur & Schulterblattmuskulatur
	↓	Arme anwinkeln	
④ **12 min** **im Kreis / an der Bank**		*Dehnposition je für mind. 45 sek halten*	*Dehnung von:*
	1	Hände ausschütteln, Handgelenke kreisen	Handgelenke
	2	eine Ferse mit gestrecktem Bein auf Bank ablegen, Zehenspitzen hochziehen, anderes Bein beugen & ggf. darauf abstützen, Oberkörper nach vorne neigen (rechts & links)	Beinrückseite (abgelegtes Bein)
	↓	Ferse auf Boden abstellen	
	↑	Oberkörper gerade lassen	
	3	angebeugtes Bein auf Bank stellen, hinteres Bein gestreckt, Hüfte vorschieben (rechts & links)	vordere Hüfte & Wade (hinteres Bein)
	4	hüftbreiter Stand, eine Hand hinter den Kopf, Ellenbogen greifen, hinter den Kopf ziehen (rechts & links)	Schulter & Oberarmrückseite
	#	Kopf aufrecht lassen!	
	↓	Übungsband gefaltet als Hilfe nehmen	
	5	Hände hinter dem Rücken falten, Brust raus, gestreckte Arme vom Rücken abheben	vordere Schultern
	#	Kopf aufrecht lassen!	
	6	eine Hand hält erst auf Schulterhöhe Laterne/ Baum, Oberkörper wegdrehen dann Hand weiter nach oben schieben (rechts & links)	obere & untere Brustmuskulatur
	#	ggf. auf Schulterhöhe bleiben	
⑤ **5 min** **im Gang**		„Gangmeditation"	bewusstes Gehen & Atmen
	#	auf ebenen und sicheren Boden achten	

Einheit 3

→ **Inhalte:** Erwärmung in Spielform „bewegter Ballsalat", in Kleingruppen abwechselnd: Kräftigung mit Übungsband und durchgängiges Gehen bei Puls von 120, Dehnung & Atem-Entspannung

→ **Material**: Stoppuhr, 2 Bälle, Baum/Laterne, elastisches Übungsband, Pulsoximeter (wenn vorhanden), BORG-Skala

Stundenteil		Übung, Hinweise & Variationen	Ziele
① **mit** ② **10 min** **im Kreis**		*Kennenlern-/Aufwärmspiel*: „bewegter Ballsalat" (**1** – **3** je mind. 2-mal durchführen)	Kennenlernen der TN & ÜL, Schulung der Hand-Augen-Koordination & Gedächtnistraining
	1	TN & ÜL spielen sich durcheinander den Ball im Kreis zu, vorher müssen sie den Namen der Person sagen, zu der/dem sie Hinspielen wollen	
	2	wie **1** mit Positionen wechseln, d. h. Namen sagen – Ball werfen – Ball wird gefangen – zu der Position von der fangenden Person laufen (Ball nachlaufen), usw. → vorher Gangart ansagen (auf Zehenspitzen, seitlich, Knie heben, etc.)	
	3	engere Kreisaufstellung, Ball wird über Kopf/durch die Beine/mit Drehung über links/mit Drehung über rechts an hintere Person weitergegeben	
	#	Drehung nur aus dem Oberkörper!	
	↑	mit 2 Bällen spielen	

→ **Gruppenteilung**: Hälfte der Gruppe absolviert Gehtraining (Ausdauer), während die andere Gruppenhälfte die Kraftübungen durchführt → danach Wechsel

Stundenteil	Übung, Hinweise & Variationen		Ziele
③ 20 min im Kreis	*2 Sätze, 30 sek Übung, 30 sek Pause*		*Kräftigung von:*
	#	**1 – 5** auch mit Partner:in möglich	
	1	Band auf Schulterhöhe befestigen zum Rudern *eng*, Arme *eng* am Körper zurückziehen	untere Schultern & Rücken, Bizeps
	2	Band auf Schulterhöhe an Laterne/Baum befestigen und mit beiden Händen vor der Brust festhalten, seitlich zu Laterne/Baum stehen und mit Oberkörper wegdrehen	schräge Bauchmuskulatur
		# Hüfte bleibt fest nach vorne ausgerichtet!	
	3	Band auf Schulterhöhe befestigen zum Rudern *weit*, Ellenbogen auf Schulterhöhe zurück ziehen	obere Schultern & Rücken
		# ggf. Rudern *eng* (**1**) wiederholen	
	4	wie **2** aber zur anderen Seite wegdrehen	siehe **2**
	5	Band auf Kopfhöhe befestigen, Band auf Schulterhöhe greifen und Arme gestreckt neben dem Körper nach hinten ziehen, Brust raus	Schulterblattmuskulatur & Trizeps
	6	Band unter rechtem Fuß befestigen, linke Hand greift anderes Ende und führt es vom rechten Knie diagonal nach oben links, Rücken & Arm durchstrecken, linker Hand hinterher gucken	Schulter- und obere Rückenmuskulatur & schräge Bauchmuskulatur
		# ggf. Band nur bis Schulterhöhe ziehen	
		# bewegte Schulter nicht zum Ohr ziehen!	
	7	hüftbreiter Stand auf Übungsband, jedes Ende in einer Hand, Arme seitlich gestreckt bis max. auf Schulterhöhe nach oben ziehen	Delta-Muskel
		# Schultern dabei nicht hochziehen!	
	8	wie **6**, nur mit rechter Hand	siehe **6**
	9	hüftbreiter Stand auf Übungsband, jedes Ende in einer Hand, Oberarme bleiben fest am Oberkörper, Unterarme mit Handflächen nach oben beugen & strecken	Bizeps
		# Schultern dabei nicht hochziehen!	
③ 20 min im Gang	**Ausdauer: 15 min Gehtraining** → TN gehen eine vorgegebene Runde		Verbesserung der Ausdauer & des Körpergefühls
	#	*wenn vorhanden* erhält jede Person ein Pulsoximeter (Schlaufe am Gürtel/um Handgelenk befestigen) → Abbruch bei Sauerstoffsättigung < 90 %	
	#	über die Geh-Geschwindigkeit sollen TN die Belastung so anpassen, dass sie im grünen bis gelben Bereich der Borg-Skala (max. 14-15) bleiben sowie einen Puls von 120 erreichen & halten → BORG-Skala stichprobenartig abfragen	
④ 5 min im Kreis	*Dehnposition je für mind. 45 sek halten*		*Dehnung von:*
	1	hüftbreiter Stand, eine Hand hinter den Kopf, Ellenbogen greifen, hinter den Kopf ziehen (rechts & links)	Schulter & Oberarmrückseite
		# Kopf aufrecht lassen!	
		↓ Übungsband gefaltet als Hilfe nehmen	
	2	Hände hinter dem Rücken falten, Brust raus, gestreckte Arme vom Rücken abheben	vordere Schulter
		# Kopf aufrecht lassen!	
	3	eine Hand hält erst auf Schulterhöhe Laterne/ Baum, Oberkörper wegdrehen, *dann* Hand weiter nach oben schieben (rechts & links)	obere & untere Brustmuskulatur
		# ggf. auf Schulterhöhe bleiben	

Stundenteil		Übung, Hinweise & Variationen	Ziele
⑤ 5 min		„5 min für mich“ # im Sitzen oder Stehen möglich	bewusste Atmung, Entspannung von Gesicht & Nacken
		Einheit 4	
→ **Inhalte:** Mobilisation & Aufmerksamkeit, *Bewegungsspiel* „Roboter“, Ganzkörpertraining mit eigenem Körpergewicht & Übungsband, Dehnung & Sinnesmeditation → **Material**: Stoppuhr, Parkbänke, Bäume, elastisches Übungsband mit Clip			
① 15 min im Kreis	1	tiefes Ein- und Ausatmen, dabei Knie beugen, Arme über die Seite nach oben bewegen	Aktivierung Herz-Kreislauf-System
	2	*Wechsel* → Katzenbuckel (gesamten Rücken rund machen, Hände auf Oberschenkel gestützt) → durchgestreckter Rücken (Arme in Außenrotation zur Seite strecken, leicht hochgucken) ↓ auch im Sitz möglich	Mobilisation der Wirbelsäule
	3	hüftbreiter Stand, Schultern hochziehen (einatmen) und fallen lassen (ausatmen); dann abwechselnd rechts & links	Lockerung Schulter- & Nackenmuskulatur
	4	erst Armkreisen vorwärts & rückwärts; dann ein Arm nach vorne, einer nach hinten # nur Schulterkreisen oder Hände auf Schultern & mit Ellenbogen kreisen	Lockerung Arm- & Schultermuskulatur, Aufmerksamkeit
	5	breitbeiniger Stand, Arme um den Körper schwingen, dabei den Oberkörper mitdrehen # Becken bleibt fest!	dynamisches Vorbereiten des Fasziengewebes
	6	Schrittstellung, auf angewinkeltem rechtem Bein mit rechtem Ellenbogen abstützen, linkes Bein hinten, linker Arm schwingt vor und zurück, Arm hinterher schauen, danach Seitenwechsel	Lockerung der Arm-, Schulter- & Nackenmuskulatur
	7	Grätschstand, Oberkörper nach vorne beugen, Hände zum Boden, Federbewegung erst gerade, *dann* mit Händen zum rechten & linken Bein	Mobilisation Wirbelsäule & Hüfte
	8	Einbeinstand, Fußkreisen rechts & links # ggf. Festhalten	Verbesserung Gleichgewicht
	9	Einbeinstand, Knie hochziehen und nach außen rotieren lassen → *erst:* abwechselnd rechts & links → *dann*: zweimal rechts & zweimal links → *dann*: auf Zuruf durch ÜL die jeweilige Seite # ggf. Festhalten # ggf. nur die Knie anheben ohne Rotation	Verbesserung Gleichgewicht & Aufmerksamkeit
② 10 min im Gang		*Bewegungsspiel:* „Roboter“ → TN die Roboterbewegung (ruckartig, rechtes Bein & rechter Arm gleichzeitig vorbewegen, etc.) vorher demonstrieren & mit ihnen üben (**1** – **4** je ca. 2 min)	Erweiterung des Bewegungsschatzes & Verbesserung der Arm-Bein-Koordination
	1	*zu zweit*: Personen bewegen sich im Robotergang hintereinander her, vorderen Platz abwechseln	
	2	*zu zweit*: Robotorgang variieren → vorwärts – rückwärts, breitspurig – engspurig, schnell – langsam	
	3	Zahlen zurufen (z. B. „3“ – Personen müssen sich im Robotergang in Dreiergruppen zusammenfinden); Orte zurufen (z. B. „Baum“ – Personen müssen im Robotergang zum nächsten Baum laufen)	
	4	alle TN laufen im Robotergang hintereinander her, der hinterste holt den vordersten ein (bis alle mal überholt haben)	

Stundenteil		Übung, Hinweise & Variationen	Ziele
③ **20 min** **im Kreis**		*3 Sätze, 30 sek Übung & 30 sek Pause*	*Kräftigung von:*
	1	Kniebeuge # ggf. an Bank für mehr Sicherheit ↓ halbe Kniebeuge	Oberschenkel und Gesäß
	2	Knie leicht gebeugt, Oberkörper vorneigen, Arme über den Kopf nach vorn nehmen, kleine Auf- und Ab-Bewegung der Arme (Hacken) # ggf. Arme vor der Brust bewegen ↓ Arme angewinkelt lassen	Schultern & oberer Rücken
	3	aufrechter Stand, Arme über den Kopf, Übungsband schulterbreit greifen und unter Spannung halten, zur Seite neigen # ggf. Arme auf Schulterhöhe & Ellenbogen gebeugt	Schulterblatt/oberer Rücken & seitliche Bauchmuskulatur
	#	für **4** – **6** ggf. Festhalten	
	4	Übungsband mit Clip um Beine spannen (knöchelhoch), abwechselnd rechtes & linkes Bein seitlich abspreizen # Fußspitze zeigt nach vorne, bewegtes Bein ist gestreckt!	rechtes & linkes Gesäß außen
	5	Arme auf Brusthöhe verschränken, linker Ellenbogen und rechtes Knie zusammenziehen ↓ Hand und Knie zusammenführen	Schultern & schräge Bauchmuskulatur
	6	wie **5** mit rechtem Ellenbogen & linkem Knie	
④ **5 min** **im Kreis**		*Dehnposition je für mind. 45 sek halten*	*Dehnung von:*
	1	aufrechter Stand, Ferse zum Gesäß ziehen, Knie bleiben zusammen, Hüfte vorschieben (rechts & links) ↓ Fuß nach hinten auf Bank abstellen oder Partner:in drückt Fuß zu Gesäß	Hüfte & Oberschenkelvorderseite
	2	rechten Arm nach links gestreckt vor Brust am Ellenbogen festhalten, linke Schulter nach unten ziehen & Kopf Richtung rechte Schulter neigen # Oberkörper bleibt nach vorne ausgerichtet	Schultern & Nacken
	3	wie **2** aber mit linkem Arm & rechter Schulter	
	4	breitbeiniger Stand, Arme über Kopf lang machen, dann Arme zwischen die Beine schwingen & Oberkörper hängen lassen # ggf. Arme auf Schulterhöhe belassen	Bauch & Rücken, Ganzkörperlockerung
⑤ **5 min**		„Sinnesmeditation"	Schärfung der Sinne & Verbindung mit der Umgebung
	#	im Sitzen oder Stehen möglich	
	#	bei warmem Wetter barfuß möglich	
Einheit 5			
→ **Inhalte:** Faszientraining, Spiel für koordinative & kognitive Fähigkeiten, Kräftigung der Rumpfmuskulatur & Schultern mit Bank und Übungsband, Dehnung & Atemmeditation → **Material**: Stoppuhr, Parkbänke, Bäume, elastisches Übungsband, Kreidespray → **Vorbereitung**: für jeden TN ein Kästchen mit Halbkreis malen (Kreidespray), darüber die Buchstaben (A, E, H, M, P, U, S) und Zahlen (1 bis 7; siehe Abb. 1); alle Halbkreise in einem großen Kreis anordnen, sodass ÜL in der Mitte steht			
① **10 min** **im Kreis**	**1**	tiefes Ein- und Ausatmen, dabei Knie beugen, Arme über die Seite nach oben bewegen	Aktivierung Herz-Kreislauf-System
	2	Armkreisen, vorwärts & rückwärts, kleiner & größer, langsamer & schneller # ggf. nur Schulterkreisen oder Hände auf Schultern & mit Ellenbogen kreisen	Lockerung Arm- & Schultermuskulatur

Stundenteil		Übung, Hinweise & Variationen	Ziele
	3	*Wechsel* → Katzenbuckel (gesamten Rücken rund machen, Hände auf Oberschenkel gestützt) → durchgestreckter Rücken (Arme in Außenrotation zur Seite strecken, leicht hochgucken)	Mobilisation der Wirbelsäule
		# auch im Sitz möglich	
	4	Schrittstellung, auf angewinkeltem rechtem Bein mit rechtem Ellenbogen abstützen, linkes Bein hinten, linker Arm schwingt vor und zurück, Arm hinterher schauen, danach Seitenwechsel	Lockerung der Arm-, Schulter- & Nackenmuskulatur
	5	Federn am Ort, Arme locker vor und zurück schwingen, Gewicht ist auf den Fußballen	Aktivierung Muskel-Venen-Pumpe
	6	auf der Stelle laufen (Knie hoch, schneller & langsamer, breiter & schmaler, mit & ohne Armschwung)	Beine aufwärmen
② **20 min** **um die vorbereiteten Halbkreise**		*koordinatives & kognitives Spiel:* „Abgetippt" → jeder Person wird ein vorbereiteter Halbkreis zugeteilt	Förderung der Gleichgewichtsfähigkeit, Koordination, Reaktionsfähigkeit & kognitiver Fähigkeiten
	1	Linie ablaufen im Kaffeebohnenschritt (ein Fuß vor den anderen) vorwärts, dann seitwärts, dann rückwärts	
		# ggf. an der Hand von Partner:in gehen	
	2	Linie ablaufen auf Zehenspitzen vorwärts, dann seitwärts, dann rückwärts	
	3	in die Mitte des Halbkreises stellen mit Gesicht zu Buchstaben, auf rechtem Bein stehen bleiben, mit linker Fußspitze die Buchstaben für vorgegebene Wörter der Reihe nach abtippen; nach jedem Buchstaben wieder in die Mitte tippen → *Wörter*: „Heu" / „Haus" / „Maus" / „Pause" / „Pumpe" / „Mappe" / „Suppe" / „Puppe"	
	4	wie **3** nur auf linkem Bein stehen und mit rechtem Bein tippen: Zahlen einer Rechenaufgabe und die Lösung (Lösung nicht sagen) abtippen → nach jeder Zahl wieder in die Mitte tippen → jedes Rechenzeichen (+ / - / x / : / =) ist eine Kniebeuge → *Aufgaben*: „10 - 3 = 7" / „2 + 4 = 6" / „3 + 5 - 7 = 1" / „8 : 2 = 4" / „20 - 17 = 3"/ „2 x 9 - 16 = 2"/ „49 : 7 = 7" / 115 - 106 = 9"	
	↓	näher an Buchstaben / Zahlen ran gehen	
	↑	weiter weg stehen von Buchstaben / Zahlen	
	#	zwischendurch Beine ausschütteln oder Hinsetzen möglich	
		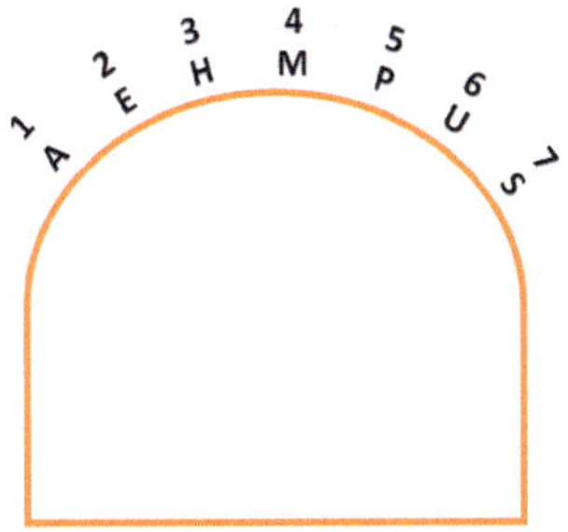	Abbildung 1 *Halbkreis für Einheit 5*

Stundenteil	Übung, Hinweise & Variationen		Ziele
③ 15 min um die Parkbänke	*3 Sätze, 30 sek Übung & 30 sek Pause*		*Kräftigung von:*
	1	Liegestütze, Hände auf die Rückenlehne der Bank (ggf. auch am Baum möglich) ↓ Beine näher an Bank bringen ↓ Übung am Baum durchführen	Brustmuskulatur & Trizeps
	2	*im Sitz*: Band unter rechtem Fuß befestigen, linke Hand greift anderes Ende und führt es vom rechten Knie diagonal nach oben links, Rücken & Arm durchstrecken, linker Hand hinterher gucken # ggf. Band nur bis Schulterhöhe ziehen # bewegte Schulter nicht zum Ohr ziehen!	Schulter- und obere Rückenmuskulatur & schräge Bauchmuskulatur
	3	Stützposition, abwechselnd linke & rechte Hand schräg unter Körper führen und dann seitlich aufrichten/in Seitzstütz kommen ↓ Beine näher an Bank bringen	Stützmuskulatur Schultern, seitliche Bauchmuskulatur
	4	wie **2** nur mit rechter Hand	siehe **2**
	5	Stützposition, abwechselnd rechtes & linkes Bein nach hinten austrecken, dann Knie zu Brust ziehen ↓ Beine näher an Bank bringen ↓ Stütz am Baum	Schulter, Gesäß & Hüftbeuger
④ 10 min um die Parkbänke	*Dehnposition je für mind. 45 sek halten*		*Dehnung von:*
	1	Hände ausschütteln, Handgelenke kreisen	Handgelenke
	2	*im Sitz*: rechten Arm nach vorne ausstrecken, rechte Hand mit linker Hand erst nach oben und dann nach unten klappen; dann Seitenwechsel # Schulter nicht Richtung Ohr ziehen!	Unterarmober- und -unterseite
	3	*im Sitz*: ein Bein gestreckt auf Ferse abstellen, Zehenspitze hochziehen, anderes Bein beugen & ggf. darauf abstützen, Oberkörper nach vorne neigen (rechts & links) ↓ Oberkörper gerade lassen	Beinrückseite (ausgestrecktes Bein)
	4	*im Sitz*: *Wechsel* → Katzenbuckel (Kopf auf die Brust, Arme nach vorne und Schulterblätter auseinanderziehen) → aufrichten, Arme in Außenrotation (Daumen oben) nach hinten ziehen	Wirbelsäule, Schulterblattmuskulatur, Brust & Bizeps
	5	*im Sitz*: eine Hand hinter den Kopf, Ellenbogen greifen & hinter den Kopf ziehen (rechts & links) # Kopf aufrecht lassen! ↓ Übungsband gefaltet als Hilfe nehmen	Armrückseite
	6	gebeugtes Bein auf Bank stellen, hinteres Bein gestreckt, Hüfte vorschieben (rechts & links)	Oberschenkelvorderseite & Hüftbeuger
⑤ 5 min	„Atemmeditation" # im Sitzen oder Stehen möglich		gezielte Steuerung Atemfluss & -intensität
Einheit 6			
→ **Inhalte:** *Partner:innenübung* „Schatten" zur Erwärmung, *Kennenlernspiel* mit Gangvariationen „Grüppchen bilden", Kräftigung mit Partner:in, Dehnung & Übung zur Achtsamkeit → **Material**: Stoppuhr, 2x Bewegungswürfel mit Karten (Bewegungen & Gruppen), elastisches Übungsband mit Clip, Parkbänke			
① 10 min mit Partner:in	*Partner:innenübung:* „Schatten" → TN bilden 2er-Paare → Erwärmung des gesamten Körpers mithilfe von verschiedenen Bewegungen im Gang/auf der Stelle (Anleitung: alles soll danach warm sein) → Partner:in a) gibt Bewegung vor, Partner:in b) macht Bewegung nach → dann Wechsel (nach der Hälfte der Zeit)		Aktivierung des Herz-Kreislauf-Systems, Förderung der Kommunikation in der Gruppe & selbstständige Bewegungserfahrung

Stundenteil	Übung, Hinweise & Variationen	Ziele
	# verschiedene Aufwärmübungen aus den ersten 5 Einheiten sollten bekannt sein und selbstständig wiederholt werden können	
	→ *Beispiel-Bewegungen:* Katzenbuckel – Durchstrecken, Aufrichten – nach vorne beugen, Armkreisen, auf der Stelle laufen, Atmung, Federn, Schrittstellung mit Armschwung, Einbeinstand, etc.	
② **15 min** **im Gang**	*Kennenlernspiel:* „Grüppchen bilden“ → TN gehen durcheinander in unterschiedlichen Bewegungsformen und müssen sich auf Kommando in verschiedenen Gruppen zusammenfinden → Bewegung und Gruppen mit Bewegungswürfel vor jeder Runde auswürfeln lassen → Aufgabe ist erfüllt/Gruppe ist vollständig: alle halten sich an den Schultern (5-6 Runden spielen)	Kennenlernen der TN, Förderung der Kommunikation in der Gruppe & Gehtraining
	→ *Bewegungen*: Knie heben, anfersen, seitlich gehen, rückwärtsgehen, auf Zehenspitzen gehen, auf Hacken gehen	
	→ Gruppen: Geburtsjahr, Händigkeit (Rechts-/Linkshänder), Welchen Radiosender hört ihr? Lieblingseisgeschmack? Haustiere? Lieblingsfach in der Schule?	
③ **20 min** **mit Partner:in**	*3 Sätze, 30 sek Übung & 30 sek Pause*	*Kräftigung von:*
	1 Rücken an Rücken lehnen, Kniebeugen	Oberschenkel, Gesäß & Abstimmungsfähigkeit
	↓ halbe Kniebeugen	
	2 im hüftbreiten Stand gegenüberstehen, über Kreuz je ein Übungsband in den Händen halten, Rudern *eng*, Arme eng am Körper	untere Schultern & Rücken, Bizeps
	3 Seite an Seite stehen, je ein Ende vom Übungsband vor dem Bauch festhalten, von Partner:in wegdrehen	diagonale Bauch-muskulatur
	# Hüfte bleibt nach vorne ausgerichtet!	
	4 gegenüberstehen, Knie leicht beugen, jeweils ein Band um die Knöchel spannen mit Clip, gleichzeitig 5 große Schritte nach links, *dann* 5 große Schritte nach rechts seitwärts machen, dabei Knie leicht gebeugt lassen	äußeres Gesäß & Oberschenkel
	# Fußzehen & Knie bleiben nach vorne ausgerichtet!	
	↓ Knie gestreckt lassen	
	↑ Knie mehr beugen	
	5 im hüftbreiten Stand gegenüberstehen, über Kreuz je ein Übungsband in den Händen halten, Rudern *weit*, Arme auf Schulterhöhe, Schulterblätter zusammenziehen	obere Schultern & Rücken
	# ggf. Rudern *eng* (**2**) wiederholen	
	6 wie **3** aber zur anderen Seite wegdrehen	siehe **3**
④ **5 min** **im Kreis**	*Dehnposition je für mind. 45 sek halten*	*Dehnung von:*
	1 *im Sitz*: *Wechsel* → Katzenbuckel (Kopf auf die Brust, Arme nach vorne und Schulterblätter auseinanderziehen) → aufrichten, Arme in Außenrotation (Daumen oben) nach hinten ziehen	Wirbelsäule, Schulterblatt-muskulatur, Brust & Bizeps
	2 aufrechter Stand, Ferse zum Gesäß ziehen, Knie zusammen, Knie bleiben zusammen, Hüfte vorschieben (rechts & links)	Hüfte & Oberschenkelvorderseite
	↓ Fuß nach hinten auf Bank abstellen oder Partner:in drückt Fuß zu Gesäß	

Stundenteil		Übung, Hinweise & Variationen	Ziele
	3	rechten Arm nach links gestreckt vor Brust am Ellenbogen festhalten, linke Schulter nach unten ziehen & Kopf Richtung rechte Schulter neigen	Schulter & Nacken
		# | Oberkörper bleibt nach vorne ausgerichtet	
	4	wie **3** aber mit linkem Arm & rechter Schulter	
	5	aufrechter Sitz, Kinn auf die Brust legen, Kopf langsam von rechts nach links rotieren lassen	Nacken
		# | Kopf nicht über den Nacken rotieren!	
⑤ **5 min** **im Sitz**		„Achtsamkeit auf der Parkbank“	Bewusstes Atmen & Meditation
		Einheit 7	
→ **Inhalte:** Erwärmung mit „Gangtraining“, *Staffelspiel* „Drei gewinnt“, Zirkeltraining: Arme, Dehnung & Entspannung „Achtsam stehen“ → **Material**: Stoppuhr, Kreidespray, Naturmaterialien (Stöcke, Steine, Blätter), 1x Bewegungswürfel mit Karten (Bewegungen), Parkbänke, Bäume, elastisches Übungsband → **Vorbereitung**: „Drei gewinnt“-Feld und Startlinie mit Kreidespray auf den Boden malen (ca. 15 m voneinander entfernt)			
① **15 min** **im Gang**		→ *zunächst auf der Stelle:* tiefes Ein- und Ausatmen, *dabei* Knie beugen, Arme über die Seite nach oben bewegen	Aktivierung Herz-Kreislauf-System
		→ *dann zur Erwärmung:* „Gangtraining“	Gangtraining, Mobilisation von Armen & Schultern, Wirbelsäule, Hüfte & Füße
	#	auf Untergrund achten (Wurzeln, etc.)	
	1	TN gehen durcheinander	
	2	Fäuste ballen & lösen, Hände kreisen, Schulten kreisen, Ellenbogen kreisen, Arme kreisen (jeweils vorwärts, rückwärts, gegengleich)	
		# | ggf. Arme nicht über Kopf bewegen	
	3	bewusstes Abrollen des gesamten Fußes (von Aufsetzen Ferse bis Abdruck mit Zehenspitzen) im Gehen, *dann* bewusstes Gehen aufrechterhalten und schneller/langsamer gehen	
	4	→ *Gangarten*: breitspurig/engspurig gehen, sehr große/sehr kleine Schritte machen (Arme mitschwingen), abwechselnd ein Knie hochheben, abwechselnd anfersen, seitlich gehen rechts & links (Arme mit zur Seite und wieder zusammen), auf Zehenspitzen gehen (Arme nach oben), auf Fersen gehen (Brust raus, Arme nach hinten in Außenrotation), auf Innen- und Außenseite von Fuß gehen → ggf. im Slalom um Bäume, Menschen, Bänke, Pfosten, etc.	
		# | keine Überkreuz-Bewegungen der Beine!	
	5	„Wasserhol“-Bewegung rechts und links machen beim Gehen	
	6	im Gehen 2 verschiedene Naturmaterialien sammeln, z. B. Stöcke, Steine, Blätter (siehe nächstes Spiel)	
② **15 min** **um Spielfeld**		*Staffelspiel:* „Drei gewinnt“ → TN teilen sich in 2 gleich große Teams, gesammelte Materialien aus Gangtraining auf Teams aufteilen (ggf. 4 Teams mit 2 Spielfeldern) → TN gehen los und müssen jeweils ein Stock/Stein/Blatt (1 pro Team) in ein Feld legen, dann gehen sie zurück und die nächste Person aus dem Team ist dran (Gewinner: wer als erstes 3 in einer Reihe voll hat) → Gangart wird vor jeder Runde erwürfelt mit Bewegungswürfel	Gangtraining, Gruppenzusammenhalt stärken, Förderung der Koordination & Freude an Bewegung vermitteln durch Wettkampfcharakter

Stundenteil		Übung, Hinweise & Variationen	Ziele
		→ *Bewegungen:* Knie heben, anfersen, seitlich gehen, rückwärtsgehen, auf Zehenspitzen gehen, auf Hacken gehen (auf Hin- und Rückweg ausführen)	
	#	Hektik vermeiden zwecks Sturzgefahr!	
③ **20 min** **im Zirkel**		*2 Sätze, 40 sek Übung & 20 sek Pause* *1-2 Personen pro Station* *Seiten-/Personenwechsel im 2. Durchgang*	*Kräftigung von:*
	1	Dips an der Bank mit angewinkelten Beinen	Trizeps
	2	Übungsband im Stand hinter Rücken festhalten, mit oberer Hand in Schulter-Außenrotation, mit unterer Hand in Schulter-Innenrotation → dann „Abtrockenbewegung Rücken" machen, d. h., Ellenbogen abwechselnd strecken – beugen	Schultergürtel, Trizeps & Beweglichkeit
		# ggf. Übung auslassen (Schulterprobleme)	
	3	im Stand Hackbewegungen mit den ausgestreckten Armen machen	Schultergürtel, Bizeps & Trizeps
		↓ mit Unterarmen (Arme angewinkelt)	
		↓ langsamer & kleine Bewegung	
		↑ schneller & große Bewegung	
	4	hüftbreiter Stand auf Übungsband, jedes Ende in einer Hand, Oberarme bleiben fest am Oberkörper, Unterarme mit Handflächen nach oben beugen & strecken	Bizeps
		# Schultern dabei nicht zum Ohr ziehen!	
	5	Partner:in/ÜL im Stand stemmen: vordere Person macht sich ganz steif mit überkreuzten Armen, hintere Person ist in Schrittstellung und stemmt vordere Person (Hände am oberen Rücken) mithilfe der Armkraft vor und zurück	Brust, Trizeps & Bizeps
		# auf sicheren Stand für beide Personen achten!	
	6	im Sitz *oder* Stand Übungsband zwischen die Hände nehmen, Oberarme bleiben fest seitlich am Körper, Unterarme nach außen und innen rotieren	Schulterblattmuskulatur
	7	Stützposition an Bank halten (mit ausgestreckten Armen)	Schultergürtel
		↓ an Lehne der Bank/an Baum ausführen	
		↑ an Sitzfläche der Bank ausführen	
	8	Ball zuwerfen mit Partner:in/ÜL: abwechselnd mit beiden Armen, rechts, links, von unten, von oben, von seitlich, etc.	Augen-Hand-Koordination & Delta-Muskel
		# ggf. Abstand zw. Personen vergrößern ↑ / verringern ↓	
④ **5 min** **im Kreis**		*Dehnposition je für mind. 45 sek halten*	*Dehnung von:*
	1	Hände ausschütteln, Handgelenke kreisen	Handgelenke
	2	Schrittstellung, Gewicht leicht nach vorne verlagern, Arme ausschütteln	Schulter- & Ellenbogengelenke
	3	*im Sitz*: *Wechsel* → Katzenbuckel (Kopf auf die Brust, Arme nach vorne und Schulterblätter auseinanderziehen) → aufrichten, Arme in Außenrotation (Daumen oben) nach hinten ziehen	Wirbelsäule, Schulterblattmuskulatur, Brust & Bizeps
	4	rechten Arm nach links gestreckt vor Brust am Ellenbogen festhalten, linke Schulter nach unten ziehen & Kopf Richtung rechte Schulter neigen	Schulter & Nacken
		# Oberkörper bleibt nach vorne ausgerichtet!	
	5	wie **4** aber mit linkem Arm & rechter Schulter	

Stundenteil		Übung, Hinweise & Variationen	Ziele
⑤ 5 min im Stand		„Achtsam Stehen" (bei warmem Wetter barfuß möglich)	Wahrnehmung Fuß-Boden-Kontakt & Gewichtsverteilung
Einheit 8			
→ **Inhalte:** Ballerwärmung mit Partner:in, in Kleingruppen abwechselnd: Zirkeltraining (Rumpf) und durchgängiges Gehen bei Puls von 120, Dehnung & Atemmeditation → **Material**: Stoppuhr, ca. 7-8 Bälle, elastisches Übungsband, Parkbänke, Bäume/Laterne, Pulsoximeter (wenn vorhanden), BORG-Skala			
① und ② 15 min mit Partner:in		Ballerwärmung mit Partner:in → je zwei TN stellen sich im Abstand von ca. 5 m gegenüber auf (zwei Reihen/Spalier bilden)	Verbesserung der Augen-Hand-Koordination & Aufmerksamkeit
	1	Ball werfen beidhändig, einhändig rechts & links	
	2	Ball werfen, nach jedem Wurf Drehung um die eigene Achse rechts & links, nach jedem Wurf Klatschen (2x / 3x / 4x)	
	3	Partner:in steht mit dem Rücken zu der werfenden Person, auf eigenes Kommando wird Ball geworfen & Partner:in darf sich umdrehen	
	4	alle Bälle sollen gleichzeitig auf Kommando („mit rechts/links" – „HEPP") von ÜL geworfen werden, dabei auf der Stelle laufen	
	5	mit zwei Bällen an einem Ende beginnen im Zick-Zack zu werfen → wenn das funktioniert, das gleiche wiederholen & dabei dem Ball jeweils nachlaufen (letzter in der Reihe muss außerhalb wieder nach vorne laufen) # darauf achten, dass TN sich nicht umlaufen (Einbahnstraßen-System)!	
	↓	mit großem Ball werfen	
	↑	mit kleinem Ball werfen	
	↑	Abstand vergrößern	
→ **Gruppenteilung**: Hälfte der Gruppe absolviert Gehtraining (Ausdauer), während andere Gruppenhälfte die Kraftübungen durchführt → *danach* Wechsel			
③ 20 min im Zirkel		*2 Sätze, 30 sek Übung, 30 sek Pause* *1-2 Personen pro Station* *Seitenwechsel im 2. Durchgang*	*Kräftigung von:*
	1	auf Vorderkante der Bank sitzen, mit Händen an Sitzfläche festhalten, Oberkörper leicht zurücklehnen, Beine zusammenpressen, Knie im 90°-Winkel belassen, Füße anheben & senken (nur Fußspitzen aufsetzen) # nicht ins Hohlkreuz fallen! ↓ Füße zwischendurch absetzen	Hüftbeuger & gerade Bauchmuskulatur
	2	Seitstütz (gestreckter Arm) an Banklehne halten ↑ oberes Bein seitlich abheben	Stützapparat Schulter & seitliche Bauchmuskulatur
	3	auf Vorderkante der Bank sitzen, mit Händen an Sitzfläche festhalten, Oberkörper leicht zurücklehnen, Füße anheben, abwechselnd ein Bein nach vorne ausstrecken # nicht ins Hohlkreuz fallen! ↓ Füße zwischendurch absetzen	Hüftbeuger & gerade Bauchmuskulatur
	4	hüftbreiter Stand, ein Ende vom Übungsband oberhalb des Kopfes befestigen (Baum/Laterne), anderes Ende in beide Hände nehmen → Hände vom linken Ohr diagonal nach außen zum rechten Knie ziehen, dabei leicht in die Knie gehen („Holz hacken")	diagonale Bauchmuskulatur

Stundenteil	Übung, Hinweise & Variationen			Ziele
		↓	ohne Übungsband	
		↑	Übungsband doppelt nehmen	
	5		auf Vorderkante der Bank sitzen, mit Händen an Sitzfläche festhalten, Oberkörper leicht zurücklehnen, Beine zusammenpressen, Knie im 90°-Winkel belassen, Füße anheben, Knie abwechselnd nach rechts & links fallen lassen	Hüftbeuger & diagonale Bauchmuskulatur
		#	nicht ins Hohlkreuz fallen!	
		↓	Füße nach 2x kippen kurz absetzen	
		↓	Füße auf dem Boden abgestellt lassen, Oberkörper nach rechts & links drehen	
	6		hüftbreiter Stand, Arme neben den Ohren nach oben ausstrecken & Übungsband zwischen den Händen unter Spannung halten, langsam Oberkörper von rechts nach links beugen	seitliche Bauchmuskulatur
		#	ggf. Übungsband auf Kopfhöhe halten	
		↑	Stand mit geschlossenen Beinen	
	7		auf Vorderkante der Bank sitzen, Oberkörper aufrichten, linkes Bein leicht abheben, mit rechter Hand Druck am linken Knie innen aufbauen & halten, linken Arm seitlich ausstrecken	Hüftbeuger & diagonale Bauchmuskulatur
		#	nicht ins Hohlkreuz fallen!	
		#	trotz statischer Übung weiter atmen!	
	8		hüftbreiter Stand, ein Bein anheben, Unterschenkel nach innen klappen, sodass Fuß mit diagonaler Hand berührt werden kann, *dann* mit anderem Bein wiederholen („Schuhplattler")	Hüftbeuger, seitliche & diagonale Bauchmuskulatur
		↓	im Sitzen ausführen	
③ **20 min** **im Gang**	**Ausdauer: 15 min Gehtraining** → TN gehen eine vorgegebene Runde			Verbesserung der Ausdauer & des Körpergefühls
	#		*wenn vorhanden* erhält jede Person ein Pulsoximeter (Schlaufe am Gürtel/um Handgelenk befestigen) → Abbruch bei Sauerstoffsättigung < 90 %	
	#		über die Geh-Geschwindigkeit sollen TN die Belastung so anpassen, dass sie im grünen bis gelben Bereich der Borg-Skala (max. 14-15) bleiben sowie einen Puls von 120 erreichen & halten → BORG-Skala stichprobenartig abfragen	
④ **5 min** **im Kreis**	*Dehnposition je für mind. 45 sek halten*			*Dehnung von:*
	1		Arme in die Seite stützen, Beckenkreisen nach rechts und links	Becken & Rumpf
	2		Arme in die Seite stützen, Beckenkippen nach vorne und hinten	
	3		Hände hinter dem Rücken falten, Brust raus, gestreckte Arme vom Rücken abheben	Brust
	4		aufrechter Stand, Ferse zum Gesäß ziehen, Knie zusammen, Knie bleiben zusammen, Hüfte vorschieben (rechts & links)	Hüfte & Oberschenkelvorderseite
		↓	Fuß nach hinten auf Bank abstellen oder Partner:in drückt Fuß zu Gesäß	
⑤ **5 min**	„Atemmeditation"			gezielte Steuerung Atemfluss & -intensität
	#		im Sitzen oder Stehen möglich	

Stundenteil	Übung, Hinweise & Variationen		Ziele
Einheit 9			
→ **Inhalte**: Erwärmung, Mobilisation & Wahrnehmungstraining: „Bewusstes Gehen“, *Spiel* „Klatschstopp“, Zirkeltraining: Ganzkörper, Entspannung mit Igelball → **Material**: Stoppuhr, Glockenball/Musik, elastisches Übungsband mit Clip, Parkbänke, Bäume, ca. 7-8 Igelbälle			
① **5 min** **im Kreis**	**1**	tiefes Ein- und Ausatmen, dabei Knie beugen, Arme über die Seite nach oben bewegen	Aktivierung Herz-Kreislauf-System
	2	*Wechsel* → Katzenbuckel (gesamten Rücken rund machen, Hände auf Oberschenkel gestützt) → durchgestreckter Rücken (Arme in Außenrotation zur Seite strecken, leicht hochgucken)	Mobilisation Wirbelsäule
	#	auch im Sitz möglich	
	3	Arme schwingen abwechselnd nach vorne & hinten, bei jedem Schwung in den Knien federn	Lockerung Arm- & Schultermuskulatur
	#	ggf. nur Schulterkreisen oder Hände auf Schultern & mit Ellenbogen kreisen	
	4	Einbeinstand auf rechtem Bein, linkes Fußgelenk kreisen → dann gesamten linken Unterschenkel kreisen → dann mit linkem Bein erst einen Kreis und *dann* eine 8 malen (immer rechts-& linksherum)	Gleichgewichts- und Koordinationstraining
	#	ggf. an Partner:in/Baum festhalten	
	5	wie **4** mit rechtem Bein	
② **20 min** **im Gang**	*Wahrnehmungsspiel:* „Bewusstes Gehen“ TN gehen durcheinander, in 3 unterschiedlichen Geschwindigkeiten, achten dabei auf Thema A & B		Gefühl für richtige Gehbewegung bekommen, Verbesserung des Körpergefühls & der Kommunikation
	→ *Thema A* „Füße“ (ÜL stellt Fragen laut): Wie setze ich die Füße auf? Wie rollt der Fuß ab? Gibt es links und rechts einen Unterschied? Kann ich leise und laut bzw. hart und weich aufsetzen?		
	→ *Thema B* „Beine“ (ÜL stellt Fragen laut): Sind meine Knie immer leicht gebeugt? Wann strecke ich mein Knie? Ist ein Bein eher das „Führbein“? Benutze ich den vollen Bewegungsradius meiner Beine?		
	1	erst ca. 2 min *normales Tempo* & Fragen zu den einzelnen Themenblöcken (ca. 15 sek pro Frage)	
	2	dann 1 min *schnell* Gehen & Frage: „Was hat sich verändert bei den Themenblöcken?“ (nochmal einzelne Erinnerungsfragen stellen)	
	3	dann 1 min *langsam* Gehen „Was hat sich verändert bei den Themenblöcken?“ (nochmal einzelne Erinnerungsfragen stellen)	
	→ *am Ende* kommen TN kurz zusammen und teilen Ihre Gedanken und Erfahrungen zu den Fragen und Durchgängen mit		
	Spiel „Klatschstopp“ → TN gehen durcheinander während ÜL den Glockenball klingeln lässt *oder* klatscht *oder* vom Handy Musik abspielt		Förderung kognitiver Fähigkeiten: Reaktions-, Merk-, Rhythmus- & Umstellungsfähigkeit
	→ vor jeder Runde kommuniziert ÜL eine *Bewegungsaufgabe*, die bei Pause des Geräuschs gemacht werden soll: Einbeinstand rechts, Armkreisen vor, auf Zehenspitzen stellen & nach Äpfeln pflücken, Einbeinstand links, Arme & Oberkörper nach unten hängen lassen, Armkreisen zurück		
	→ *Bewegungsaufgabe* ca. 30 sek durchführen lassen, danach nächste Aufgabe kommunizieren, Geräusch fortsetzen & weiter gehen		

Stundenteil		Übung, Hinweise & Variationen	Ziele
③ 20 min im Zirkel		*2 Sätze, 40 sek Übung & 20 sek Pause* *1-2 Personen pro Station* *Seitenwechsel im 2. Durchgang*	*Kräftigung von:*
	1	aufrechter Stand, diagonal rechtes Knie und linken Ellenbogen zusammenziehen und wieder ausstrecken	diagonale Bauchmuskulatur
		# ggf. an Partner:in/Baum festhalten	
		↓ Hand und Knie zusammenführen	
	2	Übungsband mit Clip um die Beine spannen, 5 breite Schritte nach rechts machen und dabei Arme gleichzeitig mit Beinen zur Seite öffnen und schließen, *dann* 5 Schritte nach links	Delta-Muskel & äußeres Gesäß
	3	„Von Stern zu Kugel“: breitbeiniger Stand, Arme nach oben wegstrecken, *dann* Kniebeuge und beide Knöcheln mit den Fingern berühren	Ganzkörper Beuge- & Streckmuskulatur
		# ggf. Arme nur seitlich wegstrecken	
		↓ leicht in die Knie gehen & Schienbeine berühren	
	4	Stand vor der Bank/vor einem Ball/vor einem Bordstein, abwechselnd mit rechtem und linkem Fuß drauf tippen, dabei mit diagonalem Arm nach vorne in die Luft boxen	Hüftbeuger, Delta-Muskel & Koordination
		↓ je niedriger & langsamer, desto einfacher	
	5	*Wechsel* (schwungvoll) → leichte Kniebeuge mit gestreckten Armen seitlich der Ohren → Skispringerposition auf Zehenspitzen mit Armen ausgestreckt nach hinten	Ganzkörper
	6	Stützposition auf Banklehne, rechtes Bein nach hinten austrecken, dann Knie zu Brust ziehen	gerade Bauch-, Rücken & große Gesäßmuskulatur
		↑ auf Sitz von Bank stützen	
	7	hüftbreiter Stand, ein Ende von Übungsband unter linken Fuß klemmen, anderes Ende in beide Hände nehmen → leicht in die Knie gehen & Hände außen vom linken Knie nach diagonal rechts oben zum rechten Ohr ziehen	diagonale Muskelketten in Rücken & Schulter
		# Knie sollen immer nach vorne zeigen/nicht verdrehen!	
		↓ ohne Übungsband	
		↑ Band doppelt nehmen	
	8	kleine Trippelschritte auf der Stelle machen, Arme kräftig mitbewegen	Wade, Oberschenkel & Ausdauer
		↑ je schneller, desto schwerer	
④ 10 min um die Bänke		*Dehnposition je für mind. 45 sek halten*	*Dehnung von:*
	1	*im Sitz*: *Wechsel* → Katzenbuckel (Kopf auf die Brust, Arme nach vorne und Schulterblätter auseinanderziehen) → aufrichten, Arme in Außenrotation (Daumen oben) nach hinten ziehen	Wirbelsäule, Schulterblatt-muskulatur, Brust & Bizeps
	2	*im Sitz*: Kopf auf Brust legen, langsame Halbkreisbewegungen nach rechts und links	Schulter-Nacken-Bereich
		# nicht über den Nacken kreisen!	
	3	*im Sitz*: rechtes Ohr auf rechte Schulter legen, linken Arm hinter Rücken festhalten & linke Schulter leicht runter ziehen	

Stundenteil		Übung, Hinweise & Variationen	Ziele
	4	wie **3** mit linkem Ohr und rechtem Arm	
	5	*im Sitz*: ein Bein gestreckt auf Ferse abstellen, Zehenspitze hochziehen, anderes Bein beugen & ggf. darauf abstützen, Oberkörper nach vorne neigen (rechts & links)	Beinrückseite (ausgestrecktes Bein)
		↓ Oberkörper gerade lassen	
⑤ **10 min**		„Igelballmassage“	Entspannung, Körperwahrnehmung & soziale Aktivität
	#	mit Partner:in im Stand (Wechsel nach 5 min)	
		Einheit 10	
→ **Inhalte:** Parcours inkl. Staffelspiel zur Erwärmung, Zirkeltraining: Beine, Dehnung & „Progressive Muskelrelaxation“ → **Material**: Stoppuhr, Kreidespray, Parkbänke, elastisches Übungsband & Clip, 1 Ball, Igelbälle, Steine, Äste, Bäume → **Vorbereitung:** Aufmalen der Linien für den Bewegungsparcours (s. Abb. 2)			
① **und** ② **25 min** **im Parcours**		*Aufwärmspiel:* „Bewegungsparcours“ (s. Abb. 9) wird erläutert & hintereinander abgelaufen (ca. 5 Runden pro Person)	Gangtraining, Ausdauer, soziale Aktivität & Gedächtnistraining
	1	Schlangenlinie im Kaffeebohnenlauf	
	2	Slalom um Punkte gehen	
	3	gerade Linie seitwärts laufen, Seitenwechsel in der Mitte	
	4	Zick-Zack-Lauf, dabei die Ecken jeweils mit der Hand berühren	
	5	Kreise mit großen Schritten (oder Sprüngen ↑) erreichen	
	6	2 Linien vorlaufen → 1 Linie zurücklaufen bis zum Ende	
	7	Zahlen in der richtigen Reihenfolge ablaufen, dann Zieleinlauf	
		Staffelspiel: „Bewegungsparcours“ (s. Abb. 9) → zwei Gruppen werden gebildet, 1. Gruppe hat 3 min Zeit so viele Runden wie möglich den Parcours zu bewältigen (ÜL zählt die Runden); eine Person muss Station 4 beendet haben, bevor nächste Person beginnt) → 2. Gruppe geht in der Zeit auf der Stelle & muss die Anzahl der Runden toppen, um zu gewinnen	Gruppenzusammenhalt Stärken & Freude an Bewegung vermitteln durch Wettkampfcharakter
	#	Hektik vermeiden zwecks Sturzgefahr!	
		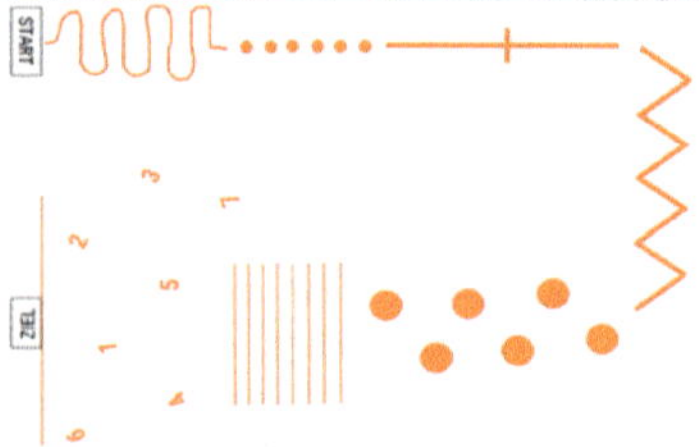	Abbildung 2 *Bewegungsparcours für Einheit 10*
③ **20 min** **im Zirkel**		*2 Sätze, 40 sek Übung & 20 sek Pause* *1-2 Personen pro Station* *kein Seitenwechsel bei 2. Durchgang (d. h., Übung 1-8 wiederholen, einzelne Muskeln gezielt ansprechen)*	*Kräftigung von:*
	1	mit rechter Seite zu Baum/Laterne stehen, Übungsband mit Clip um Baum/Laterne und rechten Unterschenkel spannen, Bein ausgestreckt von seitlich außen nach seitlich innen bewegen	innerer Oberschenkel

Stundenteil		Übung, Hinweise & Variationen	Ziele
		# Bein bleibt die ganze Zeit gestreckt, Zehen nach oben ziehen!	
	2	Übungsband mit Clip um die Oberschenkel spannen, Kniebeuge machen, beim Beugen Arme gestreckt neben Ohren führen, beim Strecken Arme wieder absenken	Oberschenkel, seitliches Gesäß, Schultergürtel & oberer Rücken
		# ggf. Arme nur bis Brusthöhe	
		↑ Ball zwischen den Händen halten	
	3	wie **1** mit linker Seite	siehe **1**
	4	mit Vorderseite zu Baum/Laterne stehen, daran festhalten, auf rechtem Bein stehen bleiben, Ferse heben und senken	rechte Wade
		↓ mit beiden Beinen gleichzeitig	
		↑ ohne festhalten	
	5	hüftbreiter Stand, Hände in die Seite stützen, abwechselnd mit beiden Beinen auf der Stelle anfersen	hinterer Oberschenkel & Gleichgewicht
		↑ schneller anfersen (ggf. springen)	
	6	mit Vorderseite zu Baum/Laterne stehen, Übungsband um Baum/Laterne & Knöchel spannen, an Baum/Laterne festhalten und abwechselnd rechtes & linkes Bein nach hinten ausstrecken	große Gesäßmuskulatur
		# Bein bleibt die ganze Zeit gestreckt, Zehen nach oben ziehen	
	7	wie **4** mit linkem Bein	linke Wade
	8	mit Partner:in: im Abstand von ca. 5 m gegenüberstehen, Ball mit dem Fuß zuspielen, dabei abwechselnd mit rechtem und linkem Fuß kicken	vorderer Oberschenkel, Koordination & Gleichgewicht
		↑ Übungsband um Beine spannen	
④ 8 min im Kreis		*Dehnposition je für mind. 45 sek halten*	*Dehnung von:*
	1	Beine ausschütteln, Füße kreisen	gesamtes Bein
	2	Grätschstand, mit Händen Richtung Boden und dann zum linken & rechten Bein ziehen	Beinrückseite
	3	Grätschstand, ein Bein beugen, Innenseite der Beine dehnen (rechts & links)	Beininnenseite
		↓ auf gebeugtem Bein abstützen	
	4	ein Bein gestreckt auf Ferse abstellen, Zehenspitze hochziehen, anderes Bein beugen & ggf. darauf abstützen, Oberkörper nach vorne neigen (rechts & links)	Beinrückseite (vorderes Bein)
		↓ Oberkörper gerade lassen	
		↑ Fuß auf Bank abstellen	
	5	aufrechter Stand, Ferse zum Gesäß ziehen, Knie zusammen, Knie bleiben zusammen, Hüfte vorschieben (rechts & links)	Hüft- & Oberschenkelvorderseiten
		↓ Fuß nach hinten auf Bank abstellen oder Partner:in drückt Fuß zu Gesäß	
⑤ 7 min		„Progressive Muskelrelaxation"	bewusste An- und Entspannung gesamter Körper
	#	im Sitzen oder Stehen möglich	

Einheit 11

→ **Inhalte:** Spiel „Blinden-Fußball" & Ball-Aufwärmung mit Partner:in, Zirkeltraining: Rücken & rückengerechtes Heben, Dehnung & Gangmeditation

→ **Material**: Stoppuhr, Glockenball, ca. 7-8 Bälle, elastisches Übungsband mit Clip, Parkbank, Igelbälle

Stundenteil		Übung, Hinweise & Variationen	Ziele
① 5 min im Kreis	1	Federn am Ort, Arme locker vor und zurück schwingen, Gewicht ist auf den Fußballen	Aktivierung Muskel-Venen-Pumpe
	2	Arme über den Kopf, auf die Zehenspitzen kommen & einatmen, Arme neben den Körper nach unten schwingen & ausatmen, dabei den Kopf auf die Brust nehmen und den Rücken rund machen, Arme hängen lassen	Aktivierung Herz-Kreislauf-System, Lockerung Arme, Schultern & Nacken
		# Arme nur so weit heben, wie es angenehm ist!	
	3	hüftbreiter Stand, Knie leicht gebeugt, Zehenspitzen zeigen nach vorne, Oberkörper nach vorne hängen lassen, Arme und Schultern entspannen, Federbewegung aus dem Oberkörper nach links und rechts	Lockerung & Dehnung hintere Beinmuskulatur & thorakolumbale Faszie
② 5 min im Kreis		*Spiel:* „Blinden-Fußball“ → TN bilden einen engen Kreis & schließen die Augen, Glockenball wird mit dem Fuß im Kreis herumgespielt → dann sollen sich die TN versuchen, die Positionen aller Personen zu merken, sodass ÜL einzelne Namen aufrufen kann, zu denen der Ball weitergespielt werden soll	Verbesserung der auditiven Wahrnehmung & Aufmerksamkeit
	#	darauf achten, dass TN sich nicht gegenseitig treten!	
② 15 min mit Partner:in		Ballaufwärmung mit Partner:in	Verbesserung der Augen-Hand-Koordination, Arbeitsgedächtnis, Doppelaufgaben & Aufmerksamkeit
	1	*zu zweit*: Rücken an Rücken stellen, Ball über Kopf annehmen – durch die Beine zurückgeben, bei jeder Ballweitergabe abwechselnd Kopfrechnen (minus 3 von Ausgangszahl 203) → dann über linke Seite – über rechte Seite weitergeben, bei jeder Ballweitergabe abwechselnd Wörter mit „O“ aufsagen	
	2	*zu zweit*: im Abstand von ca. 5m aufstellen, Ball werfen mit beiden Händen von unten, über Kopf, von rechts & links	
	3	*zu zweit*: im Abstand von ca. 5m aufstellen, Ball werfen, nach jedem Wurf Kniebeuge machen, nach jedem Wurf Arme hoch strecken & auf Zehenspitzen kommen	
	4	*zu dritt (ggf. zu viert wegen Gruppengröße)*: im Abstand von ca. 5 m aufstellen, Ball zuwerfen & dem Ball nachlaufen; erst im Uhrzeigersinn, *dann* andersrum; *dann* Richtungswechsel auf Kommando („Wechsel“) von ÜL	
		# auf ebene Fläche achten für sicheres Gehen!	
	↓	mit großem Ball werfen	
	↑	mit kleinem Ball werfen	
	↑	Abstand vergrößern	
③ 20 min im Zirkel		*2 Sätze, 40 sek Übung & 20 sek Pause* *1-2 Personen pro Station* *Seiten-/Richtungswechsel im 2. Durchgang*	*Kräftigung von:*
	1	Kniebeuge, Ball von Boden mit geradem Rücken aufheben	Rückenschule/rückengerechtes Heben („Um den Rücken zu schonen, muss die Beinmuskulatur eingesetzt werden!")
		vorher demonstrieren: Ball = schwerer Gegenstand „Wie hebe ich schwere Gegenstände auf?“ → nah an Gegenstand stellen, tiefe Kniebeuge, körpernah anheben, Ausatmung & Anheben	

Stundenteil		Übung, Hinweise & Variationen	Ziele
	2	Aufheben von mehreren Igelbällen mit der linken Hand im Einbeinstand auf dem rechten Bein mit geradem Rücken (Igelbälle sollen in Tasche gelegt werden → nach jeder Person wieder auf Boden verstreuen)	
		vorher demonstrieren: Igelball = leichter Gegenstand „Wie kann ich leichte Gegenstände aufheben?“ als Alternative zu **1** → auf einem Bein stehen, leicht in die Knie gehen, ggf. mit demselben Arm auf Knie abstützen, anderes Bein stark nach hinten versetzen, damit der Rücken gerade bleibt, mit diagonalem Arm Igelball aufheben	
	3	im Sitz *oder* Stand Übungsband mit Clip um die Unterarme spannen, Schulter & Ellenbogen auf 90° anwinkeln, Unterarme aneinanderlegen, *dann* seitlich auseinander ziehen	Schulterblattmuskulatur
	4	abwechselnd mit einem Bein nach links und rechts zur Seite tippen, dabei beide Arme gestreckt über den Kopf heben (Hampelmann-Bewegung)	Ganzkörper, Rückenstrecker & Ausdauertraining
		# ggf. Arme nur bis auf Schulterhöhe heben	
		↑ Sprung einbauen (Arme & Beine gleichzeitig öffnen & schließen)	
	5	Wechsel zwischen Seitstütz rechts – Seitstütz links an der Lehne der Bank	Stützmuskulatur Schultern
		↑ im Seitstütz Bein seitlich abheben	
	6	Arme in die Seite stützen, Oberkörper gerade nach vorne beugen, abwechselnd mit dem rechten & linken Bein nach hinten tippen	große Rückenmuskulatur inkl. Gesäß
		↓ an Banklehne festhalten	
		↑ Kick nach hinten (austreten)	
		# Fuß bei Kick anziehen, mit der Ferse imaginäres Ziel treffen	
	7	leicht in die Knie gehen, mit geradem Rücken nach vorne beugen und Ball in einer „8“ zwischen den Beinen durchführen	Beine & Rücken, Koordination
		↓ im Sitz	
		↑ Beine jeweils anheben	
	8	Übungsband unter rechtem Bein befestigen, anderes Ende unter Spannung mit rechter Hand halten, Oberkörper so weit wie möglich mit geradem Rücken nach links beugen	seitlicher Rücken & Bauch
④ **5 min** **im Kreis**		*Dehnposition je für mind. 45 sek halten*	*Dehnung von:*
	1	*im Sitz*: *Wechsel* → Katzenbuckel (Kopf auf die Brust, Arme nach vorne und Schulterblätter auseinanderziehen) → aufrichten, Arme in Außenrotation (Daumen oben) nach hinten ziehen	Wirbelsäule, Schulterblattmuskulatur, Brust & Bizeps
	2	Grätschstand, mit Händen Richtung Boden ziehen, *dann* zum linken und rechten Bein	Beinrückseite
	3	Arme in die Seite stützen, Beckenkreisen nach rechts & links	Becken & Rumpf
	4	Arme in die Seite stützen, Beckenkippen nach vorne & hinten	

Stundenteil		Übung, Hinweise & Variationen	Ziele
	5	Arme in die Seite stützen, mit dem Oberkörper nach rechts und links drehen	Rumpf
		# Becken bleibt fest!	
⑤ 5 min im Gang		„Gangmeditation“	bewusstes Gehen & Atmen
	#	auf ebenen und sicheren Boden achten	
Einheit 12			
→ **Inhalte:** Erwärmung, Mobilisation & Wahrnehmungstraining: „Bewusstes Gehen“, Spiel: „Klatschstopp“, Zirkeltraining: eigene Übungen/Lieblingsübungen aus den letzten Einheiten, Dehnung & Sinnesmeditation → **Material**: Stoppuhr, Glockenball, Materialien für selbstständige Kräftigungsübungen			
① 8 min im Kreis	1	tiefes Ein- und Ausatmen, dabei Knie beugen, Arme über die Seite nach oben bewegen	Aktivierung Herz-Kreislauf-System
	2	*Wechsel* → Katzenbuckel (gesamten Rücken rund machen, Hände auf Oberschenkel gestützt) → durchgestreckter Rücken (Arme in Außenrotation zur Seite strecken, leicht hochgucken)	Mobilisation der Wirbelsäule
		# auch im Sitz möglich	
	3	Arme schwingen abwechselnd nach vorne & hinten, bei jedem Schwung in den Knien federn	Lockerung Arm- & Schultermuskulatur
	4	Einbeinstand rechtes Bein, linkes Fußgelenk kreisen → dann gesamten linken Unterschenkel kreisen → dann mit linkem Bein erst einen Kreis und *dann* eine 8 malen (immer rechts- & linksherum)	Gleichgewichts- & Koordinationstraining
		# ggf. an Partner:in/Baum festhalten Baum	
	5	wie **4** mit rechtem Bein	
② 15 min im Gang		*Wahrnehmungsspiel:* „Bewusstes Gehen“ TN gehen durcheinander, in 3 unterschiedlichen Geschwindigkeiten, achten dabei auf Thema A & B	Gefühl für richtige Gehbewegung bekommen, Verbesserung des Körpergefühls & der Kommunikation
		→ *Thema A* „Arme“ (ÜL stellt Fragen laut): Sind meine Schultern locker oder ziehe ich meine Schultern hoch? Schwingen meine Arme mit? Ein Arm mehr als der andere? Ändert sich durch das Bewusstmachen der Arme etwas am Atem?	
		→ *Thema B* „Oberkörper“ (ÜL stellt Fragen laut): Laufe ich leicht nach vorne oder hinten gebeugt oder bin ich aufgerichtet und gerade? Wohin schaue ich, wenn ich laufe? Ändert sich durch den Wechsel der Blickrichtung etwas an meiner Oberkörperhaltung? Rotieren meine Schultern im Gegensatz zu meinem Becken?	
	1	erst ca. 2 min *normales Tempo* & Fragen zu den einzelnen Themenblöcken (ca. 15 sek pro Frage)	
	2	dann 1 min *schnell* Gehen & Frage: „Was hat sich verändert bei den Themenblöcken?“ (nochmal einzelne Erinnerungsfragen stellen)	
	3	dann 1 min *langsam* Gehen „Was hat sich verändert bei den Themenblöcken?“ (nochmal einzelne Erinnerungsfragen stellen)	
		Spiel „Klatschstopp“ → TN gehen durcheinander während ÜL den Glockenball klingeln lässt *oder* klatscht *oder* vom Handy Musik abspielt	Förderung kognitiver Fähigkeiten: Reaktions-, Merk-, Rhythmus- & Umstellungsfähigkeit

Stundenteil	Übung, Hinweise & Variationen	Ziele
	→ vor jeder Runde kommuniziert ÜL eine *Bewegungsaufgabe*, die bei Pause des Geräuschs gemacht werden soll: Hampelmann-Bewegung mit Armen und Beinen (ohne Springen), Beckenkreisen, Schattenboxen nach vorne, Anfersen auf der Stelle, Schattenboxen zur Seite, Schultern nach oben ziehen & wieder fallen lassen	
	→ *Bewegungsaufgabe* ca. 30 sek durchführen lassen, danach nächste Aufgabe kommunizieren, Geräusch fortsetzen & weiter gehen	
③ **25 min** **im Zirkel**	*2 Sätze, 40 sek Übung & 20 sek Pause* *1-2 Personen pro Station* *Seiten-/Personen-/Richtungswechsel im 2. Durchgang*	*Kräftigung von:*
	→ TN sollen sich selbstständig 8 *Kräftigungsübungen* aus den letzten Einheiten überlegen, welche sie gerne durchführen möchten/welche Ihre Lieblingsübungen sind (alle Materialien sind möglich)	übungsabhängig, Förderung der Eigenständigkeit & Merkfähigkeit
④ **7 min** **im Kreis**	*Dehnposition je für mind. 45 sek halten*	*Dehnung von:*
	1 aufrechter Stand, Kopf auf Brust legen, langsame Halbkreisbewegungen rechts & links **#** nicht über den Nacken kreisen!	Schulter-Nacken-Bereich
	2 hüftbreiter Stand, Armkreisen vorwärts & rückwärts, dann gegengleich **#** ggf. nur Schulterkreisen	Schultergürtel
	3 Arme in die Seite stützen, Beckenkreisen nach rechts & links	Becken & Rumpf
	4 Beine ausschütteln	Beine
⑤ **5 min**	„Sinnesmeditation" **#** im Sitzen oder Stehen möglich **#** bei warmem Wetter barfuß möglich	Schärfung der Sinne & Verbindung mit der Umgebung
	Einheit 13	
	→ **Inhalte:** Mobilisation, *Partner:innen-Übung* „Schubsen", „Piep"-Spiel, Kräftigung mit Bewegungswürfel, Dehnung & Entspannung „5 min für mich" → **Material**: Stoppuhr, 2x Bewegungswürfel mit Karten (Übungen & Wiederholungen), Parkbänke, elastisches Übungsband, Laterne/Bäume	
① **10 min** **im Kreis / mit Partner:in**	**1** tiefes Ein- und Ausatmen, dabei Knie beugen, Arme über die Seite nach oben bewegen **2** Schulterkreisen vor/zurück **3** Arme und Beine ausschütteln	Aktivierung Herz-Kreislauf-System & allgemeine Mobilisation
	Partner:innen-Übung: „Schubsen" → ein/e Partner:in stellt sich in verschiedenen Schrittstellungen hin, andere/r Partner:in versucht diese/n durch leichten Druck mit den Händen an Schultern und Rücken von vorne/hinten/seitlich aus dem Gleichgewicht zu bringen → ÜL sagt Wechsel der Schrittstellung jede 30 sek an → dann Personenwechsel	Verbesserung der Gleichgewichtsfähigkeit & soziale Aktivität
	→ verschiedene Schrittstellungen in aufsteigender Reihenfolge: **1.** hüftbreiter Stand, **2.** Füße eng zusammen, **3.** „Kaffeebohnenschritt", besseres Bein vorne, **4.** „Kaffeebohnenschritt", schlechteres Bein vorne, **5.** Einbeinstand auf dem besseren Bein, **6.** Einbeinstand auf dem schlechteren Bein	

Stundenteil		Übung, Hinweise & Variationen	Ziele
② **15 min** **im Kreis und im Gang**		„Piep"-*Spiel* → zunächst Kreisaufstellung, eine Person beginnt bei „1" zu zählen, dann reihum weiter zählen mit spezieller Aufgabe **1 - 3** → wenn ein Fehler gemacht wird, muss die ganze Gruppe eine *Strafübung* machen, dann beginnt die Person mit dem Fehler die Runde neu → Anzahl der Runden an Zeitangabe orientieren	Arbeitsgedächtnis, Kräftigung, Ausdauer & Doppelaufgaben
	1	bei allen Zahlen, die eine 5 enthalten oder durch 5 teilbar sind, muss statt der Zahl „Piep" gesagt werden	
		Strafübung: 5x Kniebeugen	
	2	auf der Stelle laufen, dabei werden alle Zahlen, die eine 3 enthalten oder durch 3 teilbar sind verwendet	
		Strafübung: 3x pro Arm in die Luft boxen	
	3	Reihenfolge der Personen aus der Kreisaufstellung merken, alle TN gehen durcheinander, dabei werden alle Zahlen, die eine 4 enthalten oder durch 4 teilbar sind verwendet	
		Strafübung: Hampelmann-Bewegung 4x pro Seite	
		# TN sollen auch während des Überlegens weitergehen!	
③ **20 min** **im Kreis**		*Kräftigung mit Bewegungswürfel* → 1. Würfel: *Übung* → 2. Würfel: *Wiederholungsanzahl*	*Kräftigung von:*
		→ Anzahl der Würfe an Zeitangabe für *Kräftigungsteil* anpassen → Pausenzeit zwischen den Würfen: ca. 15 sek	Ganzkörpertraining mit spielerischer Komponente & Wahrnehmung für unterschiedliche Wiederholungsanzahlen
	#	Übungen sind aus den letzten Einheiten bekannt, auf Sicherheit & korrekte Ausführung achten!	
		→ *Übungen* (1. Würfel): Außenrotation der Arme im Stand mit Übungsband (Oberarme bleiben am Körper); Seitstütz an Bank rechts/links im Wechsel; im Stand diagonal Ellenbogen & Knie zusammen (rechts/links im Wechsel); Seitlauf mit Übungsband (um Knie gespannt & leichte Beugung, 5 Schritte rechts/links); Latzug mit Übungsband (gespannt halten, von Überkopf- auf Brusthöhe ziehen); Füße tippen auf Bank (rechts/links im Wechsel)	
		→ *Wiederholungsanzahl* (2. Würfel): *1x30 Wdh., 1x40 Wdh., 2x15 Wdh., 3x10 Wdh., 40 sek, 50 sek*	
④ **8 min** **im Kreis**		*Dehnposition je für mind. 45 sek halten*	*Dehnung von:*
	1	„Äpfel pflücken" auf Zehenspitzen, dabei abwechselnd rechte und linke Flanke dehnen	rechte & linke Flanke
	2	eine Hand hält erst auf Schulterhöhe Laterne/ Baum, Oberkörper wegdrehen, dann Hand weiter nach oben schieben (rechts & links) **#** ggf. auf Schulterhöhe bleiben	obere & untere Brustmuskulatur
	3	*im Sitz*: *Wechsel* → Katzenbuckel (Kopf auf die Brust, Arme nach vorne und Schulterblätter auseinanderziehen) → aufrichten, Arme in Außenrotation (Daumen oben) nach hinten ziehen	Wirbelsäule, Schulterblatt-muskulatur, Brust & Bizeps
	4	aufrechter Stand, Ferse zum Gesäß ziehen, Knie zusammen, Knie bleiben zusammen, Hüfte vorschieben (rechts & links)	Hüfte & Oberschenkelvorderseiten

Stundenteil		Übung, Hinweise & Variationen	Ziele
		↓ Fuß nach hinten auf Bank abstellen oder Partner:in drückt Fuß zu Gesäß	
	5	ein Bein gestreckt auf Ferse abstellen, Zehenspitze hochziehen, anderes Bein beugen & ggf. darauf abstützen, Oberkörper nach vorne neigen (rechts & links) ↓ Oberkörper gerade lassen ↑ Fuß auf Bank abstellen	Beinrückseite (vorderes Bein)
⑤ **5 min**		„5 min für mich“	bewusste Atmung, Entspannung von Gesicht & Nacken
	#	im Sitzen oder Stehen möglich	
		Einheit 14	
→ **Inhalte:** Erwärmung & Koordination „mit Zeitungen“, Kräftigung mit Übungsband paarweise & allein, Dehnung & Entspannung mit Igelball → **Material**: Stoppuhr, 1 Tageszeitung/Person, Parkbänke, Kreidespray, elastisches Übungsband & Clip, 7-8 Igelbälle, Laterne/Bäume → **Vorbereitung**: eine Linie in 10 m Abstand zu einer Parkbank auf den Boden malen			
① **2 min** **im Kreis**	1	tiefes Ein- und Ausatmen, dabei Knie beugen, Arme über die Seite nach oben bewegen	Aktivierung Herz-Kreislauf-System & allgemeine Mobilisation
	2	Schulterkreisen vor/zurück	
	3	Arme und Beine ausschütteln	
② **25 min** **mit Partner:in** **/ im 4er-Team** **/ im Kreis** **/ in der Staffel**		*Partner:innenübung*: „Zeitungen“ → Blätter der Tageszeitungen werden auseinander geklappt & aufeinander gelegt	Verbesserung der Gleichgewichtsfähigkeit, Feinmotorik der Füße, Fußmobilisation & Wettkampf
	#	Untergrund sollte für diese *Übung* möglichst trocken sein, ansonsten ggf. mit **Einheit 15** tauschen	
	1	→ Partner:innen stehen sich im Einbeinstand gegenüber, in der Mitte liegt ein Stapel mit Zeitungen → jede/r muss versuchen, mit den Zehen des freien Fußes so viele Zeitungen wie möglich zu sich auf die Seite zu holen & neben dem Standbein abzulegen → dann kommen Zeitungen wieder in die Mitte & Wechsel des Standbeins, diesmal werden Zeitungen hinter dem Standbein abgelegt	
	2	→ jeweils 4 Personen zusammen (2 Teams), wie Runde 1, nur muss die genommene Zeitung nun an den Partner/die Partner:in (steht seitlich) weitergegeben werden, diese/r legt die Zeitung neben sich ab → dann Beinwechsel & Wechsel der Positionen der Partner:innen, Zeitungen werden nach hinten abgelegt	
	3	→ Kreisaufstellung, zwei gegenüberstehende Personen nehmen jeweils eine Zeitung mit den rechten Zehen & geben diese nach rechts weiter → Ziel: 1. Zeitung soll 2. Zeitung überholen → dann Bein- und Richtungswechsel (Wechsel, wenn überholt wurde oder nach spätestens 2 min) # TN können sich gegenseitig an den Schultern festhalten bei Gleichgewichtsproblemen	
	4	*Staffelspiel* „Zeitungen“ → vor einer Bank liegen zwei Stapel mit Zeitungen, zwei Teams stellen sich 10 m entfernt hintereinander an der Startlinie auf → nacheinander zur Bank gehen, je mit linkem und mit rechtem Fuß eine Zeitung auf die Bank legen und wieder zurück gehen → das schnellste Team hat gewonnen (3 Runden)	

Stundenteil	Übung, Hinweise & Variationen			Ziele
		#	nur Gehen/kein Laufen!	
		#	ÜL steht an der Bank, um bei Gleichgewichtsproblemen zu unterstützen!	
③ **20 min** **mit Partner:in** **/ im Kreis**	*Partner:innen-Übungen mit Übungsband jeweils 2x 25 Wdh.; dann ca. 15 sek Pause, wenn alle mit der Übung fertig sind*			*Kräftigung von:*
	→ Partner:innen stehen sich gegenüber, Übungsbänder überkreuzen, jede/r Partner:in hat 2 Enden in den Händen, Bewegungen gleichzeitig durchführen			
	1		Arme von Bauchhöhe aus gestreckt neben dem Körper nach hinten ziehen	Trizeps
	2		Rudern *weit*, Ellenbogen auf Schulterhöhe, Schulterblätter zusammenziehen	obere Schultern & Rücken
	3		Rudern *eng*, Ellenbogen bleiben gebeugt & eng am Körper	untere Schultern & Rücken, Bizeps
	4		hüftbreiter Stand, ein Arm zieht nach oben neben das Ohr, ein Arm zieht gestreckt neben dem Körper nach hinten, Seitenwechsel bei jeder Bewegung	Schulter & Rücken
	Einzelübungen mit elastischem Übungsband & Clip jeweils 2 x 25 Wdh.; dann ca. 15 sek Pause, wenn alle mit der Übung fertig sind			*Kräftigung von:*
	1		Band mit Clip um Knie spannen, auf Spannung halten, Kniebeugen & Arme gestreckt nach vorne führen	Oberschenkel & Rücken
		#	ggf. vor Sitzfläche einer Bank machen	
		↓	halbe Kniebeugen	
	2		Band mit Clip um Knöchel spannen, abwechselnd rechtes & linkes Bein gestreckt nach hinten abspreizen	Gesäß
		#	ggf. festhalten	
	3		alle stehen in einer Reihe nebeneinander, Band mit Clip um Knöchel der Person rechts & eigenen rechten Knöchel spannen (1. Person spannt um Laterne/Baum/ÜL); alle halten sich an den Schultern, rechtes Bein gestreckt abspreizen	äußeres Gesäß
		#	Fußzehen des bewegten Beins anziehen!	
	4		wie **3** mit linkem Bein	
④ **5 min** **im Kreis**	*Dehnposition je für mind. 45 sek halten*			*Dehnung von:*
	1		Beine und Arme ausschütteln	Ganzkörper
	2		rechten Arm nach links gestreckt vor Brust am Ellenbogen festhalten, linke Schulter nach unten ziehen & Kopf Richtung rechte Schulter neigen	Schultern & Nacken
		#	Oberkörper bleibt nach vorne ausgerichtet!	
	3		wie **2** aber mit linkem Arm & rechter Schulter	
	4		Grätschstand, ein Bein beugen, Innenseite der Beine dehnen (rechts & links)	Beininnenseite
		↓	auf gebeugtem Bein abstützen	
	5		eine Ferse mit gestrecktem Bein auf Bank ablegen, Zehenspitze hochziehen, anderes Bein beugen & ggf. darauf abstützen, Oberkörper nach vorne neigen (rechts & links)	Beinrückseite (abgelegtes Bein)
		↓	Fuß auf Boden abstellen	
		↑	Oberkörper gerade lassen	

Stundenteil	Übung, Hinweise & Variationen		Ziele
⑤ 10 min	„Igelballmassage“		Entspannung, Körperwahrnehmung & soziale Aktivität
	#	mit Partner:in im Stand (Wechsel nach 5 min)	
Einheit 15			
→ **Inhalte:** Faszientraining, *Partner:in-Erwärmung* „Blindflug“, Gedächtnisspiel, Ganzkörperkräftigung, Dehnung → **Material**: Stoppuhr, 1x Bewegungswürfel, Parkbänke, 1 Ball/Person, Laterne/Bäume			
① 15 min im Kreis	1	tiefes Ein- und Ausatmen, dabei Knie beugen, Arme über die Seite nach oben bewegen	Aktivierung Herz-Kreislauf-System
	2	Federn am Ort, Arme locker vor und zurück schwingen, Gewicht ist auf den Fußballen	Aktivierung Muskel-Venen-Pumpe
	3	Schrittstellung, auf angewinkeltem rechtem Bein mit rechtem Ellenbogen abstützen, linkes Bein hinten, linker Arm schwingt vor und zurück, Arm hinterher schauen, danach Seitenwechsel	Lockerung Arme, Schultern & Nacken
	4	Arme über den Kopf, auf die Zehenspitzen kommen & einatmen, Arme neben den Körper nach unten schwingen & ausatmen, dabei den Kopf auf die Brust nehmen und den Rücken rund machen, Arme hängen lassen # Arme nur so weit heben, wie es angenehm ist!	dynamisches Vorbereiten & Dehnen des Fasziengewebes
	5	hüftbreiter Stand, Knie leicht gebeugt, Zehenspitzen zeigen nach vorne, Oberkörper nach vorne hängen lassen, Arme und Schultern entspannen, Federbewegung aus dem Oberkörper nach links und rechts	Lockerung & Dehnung hintere Beinmuskulatur & thorakolumbale Faszie
	6	Kopf nicken („Ja“) und schütteln („Nein“), dann Kopf langsam über die Brust kreisen lassen # nicht über den Nacken kreisen!	Mobilisation Nacken
	7	Armkreisen, vorwärts & rückwärts, kleiner & größer, langsamer & schneller # ggf. nur Schulterkreisen oder Hände auf Schultern & mit Ellenbogen kreisen	Lockerung Arm- & Schultermuskulatur
	8	Beckenkreisen im Stand, Hände in Taille stützen (mit & gegen den Uhrzeigersinn)	Mobilisation Becken & untere Wirbelsäule
	9	Fußkreisen, Fußspitze bleibt auf dem Boden (rechts & links) # ggf. an Partner:in/Baum festhalten	Fußgelenk lockern & Gleichgewicht
① 5 min mit Partner:in	*Partner:in-Erwärmung*: „Blindflug“ → Partner:in A schließt die Augen, Partner:in B steuert Partner:in A über die Wiese/um Bäume, Laternen, etc. durch Tippen rechts und links auf die Schultern → nach ca. 2 min wechseln		Gangerwärmung & Förderung Kommunikation
	#	Partner:in B muss auf Unebenheiten und Hindernisse achten!	
	↑	Partner:in A kickt dabei einen Ball vor sich her	
② 15 min im Kreis	*Gedächtnisspiel mit Bewegungswürfel* → jede Seite/Farbe des Bewegungswürfel steht für eine Bewegung → *Bewegungen* werden 1x demonstriert → dann wird reihum mit dem Bewegungswürfel gewürfelt, die würfelnde Person muss sich an die Bewegung zu der Farbe erinnern und diese vormachen, dann machen alle die Bewegung nach für ca. 30 sek → ca. 2-3 Runden spielen, je nach Anzahl der TN & Zeit		Training der Gedächtnis- & Arbeitsgedächtnisfähigkeit

Stundenteil		Übung, Hinweise & Variationen	Ziele
		→ *Bewegungen*: *Rot* = nach vorne in die Luft boxen *Lila* = kleiner Sprung auf der Stelle *Grün* = einmal um die eigene Achse drehen *Blau* = auf der Stelle laufen, Knie hochziehen *Gelb* = Brustschwimmbewegung machen *Orange* = schnell auf die Oberschenkel klatschen	
	↓	falls Person sich nicht erinnert, darf Nachbarperson helfen	
③ **15 min** **im Kreis**		*3 Sätze, 45 sek Übung & 15 sek Pause*	*Kräftigung von:*
	1	auf Vorderkante der Bank setzen, mit Händen an Sitzfläche festhalten, Oberkörper leicht zurücklehnen, Füße anheben, Knie beugen, abwechselnd ein Bein nach vorne ausstrecken	Hüftbeuger & gerade Bauchmuskulatur
	#	Bauchspannung halten, nicht ins Hohlkreuz fallen!	
	↓	Füße zwischendurch absetzen	
	2	*Wechsel* (schwungvoll) → leichte Kniebeuge mit gestreckten Armen seitlich der Ohren → Skispringerposition auf Zehenspitzen mit Armen ausgestreckt nach hinten	Ganzkörper
	3	leicht in die Knie gehen, abwechselnd ein Bein hochheben und Ball in einer „8" zwischen den Beinen durchführen, dabei bleibt der Rücken gerade	Bein- und Rückenmuskulatur & Koordination
	↓	im Sitz	
	↓	ohne die Beine abzuheben	
	4	hüftbreiter Stand, diagonal rechtes Knie & linken Ellenbogen zusammenführen, dann wieder ausstrecken und mit linkem Knie & rechtem Ellenbogen wiederholen	Ganzkörper & diagonale Bauchmuskulatur
	5	abwechselnd mit einem Bein nach links und rechts zur Seite tippen, dabei beide Arme gestreckt über den Kopf heben (Hampelmann-Bewegung)	Ganzkörper, Rückenstrecker & Ausdauertraining
	#	ggf. Arme nur bis auf Schulterhöhe heben	
	↑	Sprung einbauen (Arme & Beine gleichzeitig öffnen & schließen)	
② **2 min** **im Kreis**		*Frage*: „Wer kann sich noch an die *Bewegungen* zu den einzelnen Farben aus dem *Spiel* von vorhin erinnern? Welche Bewegung war Rot? ..." (alle Farben abfragen)	Gedächtnis
		Einheit 16	
		→ **Inhalte:** Erwärmung mit „Schrittfolgen", Kräftigung mit Bewegungswürfel, Dehnung & Achtsamkeitsübung → **Material**: Stoppuhr, ggf. Musik, 2x Bewegungswürfel mit Karten (Übungen & Wiederholungsanzahl), Parkbänke, elastisches Übungsband, Laterne/Bäume	
① **2 min** **im Kreis**	**1**	tiefes Ein- und Ausatmen, dabei Knie beugen, Arme über die Seite nach oben bewegen	Aktivierung Herz-Kreislauf-System & allgemeine Mobilisation
	2	Schulterkreisen vor/zurück	
	3	Arme und Beine ausschütteln	
① **und** ② **25 min** **in der Reihe**		*Gruppen-Aufwärm-Übung:* „Schrittfolge" → TN stehen in zwei Reihen hintereinander mit Blick zur ÜL, diese/r steht mit dem Rücken zu TN (zum Vormachen) → bei starken Koordinationsproblemen können alle Armbewegungen weggelassen werden → alle sollen so gut es geht versuchen mitzumachen	Förderung kognitiver Fähigkeiten: Rhythmus-, Kopplungs-, Umstellungs-, Differenzierungs- & Gleichgewichtsfähigkeit

Stundenteil		Übung, Hinweise & Variationen	Ziele
	1	lockere Schritte auf der Stelle, Knie hochheben und Arme mitschwingen	
	2	Tipp nach rechts mit Fußspitze	
	3	Tipp nach rechts & mit rechtem Arm zur Seite boxen	
	4	Tipp nach links mit Fußspitze	
	5	Tipp nach links & mit linkem Arm zur Seite boxen	
	6	Tipp rechts – links abwechselnd	
	7	wie **6**, Arme dazu nehmen (jeweils zur Seite boxen)	
	8	3 Schritte vorgehen (mit rechtem Bein starten), vorne mit linkem Bein vor Tippen, dann wieder 3 Schritte zurück gehen, mit rechtem Bein zurück tippen, wiederholen	
	9	wie **8**, Arme mit großen Bewegungen mitschwingen, bei Tipp vor und zurück jeweils in die Hände klatschen	
	10	2 Schritte nach rechts machen, mit linkem Bein ran tippen, dann zwei Schritte nach links machen, mit rechtem Bein ran tippen	
	11	wie **10**, dabei die Arme bei jedem Seit-Schritt mit angewinkelten Ellenbogen seitlich heben und bei jedem Ran-Schritt die Hände vor der Brust schließen	
	12	Knie vom rechten Bein bis auf Hüfthöhe anwinkeln, dann nach hinten strecken und mit Fußspitze auftippen, wieder anwinkeln und absetzen, dann mit linkem Bein wiederholen	
	13	wie **12**, Ellenbogen beim Bein-Anwinkeln beugen und beim Bein-Ausstrecken strecken (Oberarme bleiben am Körper)	
	14	*Schrittfolge* nur mit Beinen probieren: 4 x Tipp rechts – links → 3 Schritte vor – zurück (**8**) → 2 Schritte links – rechts (**10**) → Anwinkeln rechts – links (**12**)	
	15	*wenn* **14** gut funktioniert, auch Arme jeweils dazu nehmen	
		Kräftigung mit Bewegungswürfel → 1. Würfel: *Übung* → 2. Würfel: *Wiederholungsanzahl*	*Kräftigung von:*
		→ Anzahl Würfe an Zeitangabe für Kräftigungsteil anpassen → Pausenzeit zwischen den Würfen: ca. 15 sek	
	#	Übungen sind aus den letzten Einheiten bekannt, auf Sicherheit & korrekte Ausführung achten	
③ **20 min** **im Kreis**		→ *Übungen* (1. Würfel): Außenrotation der Arme mit Übungsband (Oberarme bleiben am Körper); Seitstütz an Bank rechts – links im Wechsel; im Stand diagonal Ellenbogen & Knie zusammen (rechts – links im Wechsel); Seitlauf mit Übungsband (um Knie gespannt & leichte Beugung, 5 Schritte rechts – links); Latzug mit Übungsband (gespannt halten, von Überkopf- auf Brusthöhe ziehen); Füße tippen auf Bank (abwechselnd rechts – links	Ganzkörpertraining mit spielerischer Komponente & Wahrnehmung für unterschiedliche Wiederholungsanzahlen
		→ *Wiederholungsanzahl* (2. Würfel): *1x 30 Wdh., 1x 40 Wdh., 2x 15 Wdh., 3x 10 Wdh., 40 sek, 50 sek*	

Stundenteil		Übung, Hinweise & Variationen	Ziele
④ **8 min** **im Kreis**		*Dehnposition je für mind. 45 sek halten*	*Dehnung von:*
	1	„Äpfel pflücken" auf Zehenspitzen, dabei abwechselnd rechte und linke Flanke dehnen	rechte & linke Flanke
	2	eine Hand hält erst auf Schulterhöhe Laterne/ Baum, Oberkörper wegdrehen, dann Hand weiter nach oben schieben (rechts & links)	obere & untere Brustmuskulatur
		# ggf. auf Schulterhöhe bleiben	
	3	*im Sitz*: *Wechsel* → Katzenbuckel (Kopf auf die Brust, Arme nach vorne und Schulterblätter auseinanderziehen) → aufrichten, Arme in Außenrotation (Daumen oben) nach hinten ziehen	Wirbelsäule, Schulterblattmuskulatur, Brust & Bizeps
	4	aufrechter Stand, Ferse zum Gesäß ziehen, Knie zusammen, Knie bleiben zusammen, Hüfte vorschieben (rechts & links)	Hüfte & Oberschenkelvorderseiten
		↓ Fuß nach hinten auf Bank abstellen oder Partner:in drückt Fuß zu Gesäß	
	5	ein Bein gestreckt auf Ferse abstellen, Zehenspitze hochziehen, anderes Bein beugen & ggf. darauf abstützen, Oberkörper nach vorne neigen (rechts & links)	Beinrückseite (vorderes Bein)
		↓ Oberkörper gerade lassen	
		↑ Fuß auf Bank abstellen	
⑤ **5 min** **im Sitz**		„Achtsamkeit auf der Parkbank"	bewusstes Atmen & Meditation
Einheit 17			
→ **Inhalte:** Erwärmung mit Schrittfolgen, Krafttraining mit Übungsband (paarweise & einzeln), Dehnung & Entspannung „Progressive Muskelrelaxation" → **Material**: Stoppuhr, ggf. Musik, elastisches Übungsband			
① **2 min** **im Kreis**	**1**	tiefes Ein- und Ausatmen, dabei Knie beugen, Arme über die Seite nach oben bewegen	Aktivierung Herz-Kreislauf-System & allgemeine Mobilisation
	2	Schulterkreisen vor/zurück	
	3	Arme und Beine ausschütteln	
① **und** ② **25 min** **in der Reihe**		*Gruppen-Aufwärm-Übung:* „Schrittfolge" → TN stehen in zwei Reihen hintereinander mit Blick zur ÜL, diese/r steht mit dem Rücken zu TN (zum Vormachen) → Wdh. aus **Einheit 16**, evtl. können die einzelnen Schritte diesmal schneller durchlaufen werden, dann ganze Schrittfolge (**14/15**) länger machen → bei starken Koordinationsproblemen können alle Armbewegungen weggelassen werden → alle sollen so gut es geht versuchen mitzumachen	Förderung kognitiver Fähigkeiten: Rhythmus-, Kopplungs-, Umstellungs-, Differenzierungs- & Gleichgewichtsfähigkeit
	1	lockere Schritte auf der Stelle, Knie hochheben und Arme mitschwingen	
	2	Tipp nach rechts mit Fußspitze	
	3	Tipp nach rechts & mit rechtem Arm zur Seite boxen	
	4	Tipp nach links mit Fußspitze	
	5	Tipp nach links & mit linkem Arm zur Seite boxen	
	6	Tipp rechts – links abwechselnd	
	7	wie **6**, Arme dazu nehmen (jeweils zur Seite boxen)	
	8	3 Schritte vorgehen (mit rechtem Bein starten), vorne mit linkem Bein vor Tippen, dann wieder 3 Schritte zurück gehen, mit rechtem Bein zurück tippen, wiederholen	

Stundenteil		Übung, Hinweise & Variationen	Ziele
	9	wie **8**, Arme mit großen Bewegungen mitschwingen, bei Tipp vor und zurück jeweils in die Hände klatschen	
	10	2 Schritte nach rechts machen, mit linkem Bein ran tippen, dann zwei Schritte nach links machen, mit rechtem Bein ran tippen	
	11	wie **10**, dabei die Arme bei jedem Seit-Schritt mit angewinkelten Ellenbogen seitlich heben und bei jedem Ran-Schritt die Hände vor der Brust schließen	
	12	Knie vom rechten Bein bis auf Hüfthöhe anwinkeln, dann nach hinten strecken und mit Fußspitze auftippen, wieder anwinkeln und absetzen, dann mit linkem Bein wiederholen	
	13	wie **12**, Ellenbogen beim Bein-Anwinkeln beugen und beim Bein-Ausstrecken strecken (Oberarme bleiben am Körper)	
	14	*Schrittfolge* nur mit Beinen probieren: 4 x Tipp rechts – links → 3 Schritte vor – zurück (**8**) → 2 Schritte links – rechts (**10**) → Anwinkeln rechts – links (**12**)	
	15	wenn **14** gut funktioniert, auch Arme jeweils dazu nehmen	
③ **20 min** **in der Gruppe / im Kreis**		*Gruppenübungen mit Übungsband* *jeweils 2 x 30 Wdh., 15 sek Pause* → Übungsbänder aller TN in der Mitte falten und so übereinanderschlagen, dass jedes Band befestigt ist (jeder hat zwei Enden in den Händen), Übungen müssen von allen gleichzeitig durchgeführt werden, reihum die Wiederholungen laut zählen	*Kräftigung von:* Rhythmus- & Kopplungsfähigkeit
	1	Schrittstellung mit leicht gebeugten Knien, ausgestreckte Arme neben dem Körper nach hinten ziehen **#** beim 2. Durchgang vorderes Bein wechseln	Trizeps
	2	Kniebeugen & Rudern *eng* beim Runtergehen	Oberschenkel, untere Schultern & Rücken, Bizeps
	3	alle drehen sich mit rechter Seite zur Mitte, Stand mit geschlossenen Füßen, beide Enden vor dem Bauch mit beiden Händen halten (Oberarme liegen am Körper), nur den Oberkörper nach links drehen **#** Beine & Arme bewegen sich nicht, Hüfte bleibt nach vorne ausgerichtet	diagonale Bauchmuskulatur
	4	wie **3** nur mit linker Seite zur Mitte	
		Einzelübungen mit Übungsband *jeweils 2x 25 Wdh.; dann ca. 15 sek Pause, wenn alle mit Übung fertig sind*	*Kräftigung von:*
	1	Arme auf Brusthöhe nach vorne ausstrecken, Band an zwei Enden halten, rechter Arm wandert am linken Arm entlang zurück, über die Brust so weit wie möglich nach hinten („Bogen spannen"), dann wieder nach vorne und mit links wiederholen **#** nicht bewegter Arm bleibt ausgestreckt auf Brusthöhe, langsame Bewegung!	Schultergürtelmuskulatur einseitig & Mobilisation Brustwirbelsäule

Stundenteil		Übung, Hinweise & Variationen	Ziele
	2	Band unter rechtem Fuß befestigen, linke Hand greift anderes Ende und führt es vom rechten Knie diagonal nach oben links, Rücken & Arm durchstrecken, linker Hand hinterher gucken	Schulter- und obere Rückenmuskulatur & schräge Bauchmuskulatur
	#	ggf. Band nur bis Schulterhöhe ziehen	
	#	bewegte Schulter nicht zum Ohr ziehen!	
	3	Band um oberen Rücken auf Schulterhöhe spannen, zwei Enden an Schultern festhalten und Arme auf Schulterhöhe nach vorne ausstrecken	Oberarmmuskulatur
	4	wie **2**, nur mit rechter Hand	siehe **2**
④ **8 min** **im Kreis**		*Dehnposition je für mind. 45 sek halten*	*Dehnung von:*
	1	Beine und Arme ausschütteln	Extremitäten
	2	hüftbreiter Stand, Knie (wenn möglich) gestreckt, Zehenspitzen zeigen nach vorne, Oberkörper nach vorne hängen lassen, Arme und Schulter entspannen, dann mit den Händen zur rechten und linken Seite wandern	hintere Beinseite & unterer Rücken
	3	rechten Arm nach links gestreckt vor Brust am Ellenbogen festhalten, linke Schulter nach unten ziehen & Kopf Richtung rechte Schulter neigen	Schulter & Nacken
	#	Oberkörper bleibt nach vorne ausgerichtet!	
	4	wie **3** aber mit linkem Arm & rechter Schulter	
	5	aufrechter Stand, Ferse zum Gesäß ziehen, Knie zusammen, Knie bleiben zusammen, Hüfte vorschieben (rechts & links)	Hüfte & Oberschenkelvorderseite
	↓	Fuß nach hinten auf Bank abstellen oder Partner:in drückt Fuß zu Gesäß	
⑤ **5 min**		„Progressive Muskelrelaxation“	bewusste An- und Entspannung gesamter Körper
	#	im Sitzen oder Stehen möglich	
		Einheit 18	
→ **Inhalte:** Erwärmung mit Gedächtnisspiel, in Kleingruppen abwechselnd: Kräftigung und durchgängiges Gehen bei Puls von 120, Dehnung & Gedächtnisabfrage → **Material**: Stoppuhr, 2x Bewegungswürfel mit Karten (Formen), elastisches Übungsband, Parkbänke, Pulsoximeter (wenn vorhanden), BORG-Skala			
① **und** ② **15 min** **im Kreis**		*Gedächtnisspiel mit Bewegungswürfel* → jede Seite/Farbe des Bewegungswürfel steht für eine Bewegung, Formen stehen für die Seite → *Bewegungen* werden 1 x demonstriert → dann wird reihum mit beiden Bewegungswürfeln gewürfelt, die würfelnde Person muss sich an die Bewegung zu der Farbe & die Seite zu der Form erinnern und diese vormachen, dann machen alle die Bewegung nach für ca. 30 sek → ca. 2-3 Runden spielen, je nach Anzahl der TN & Zeit	Training der Gedächtnis- & Arbeitsgedächtnisfähigkeit
		→ *Bewegungen*: *Rot* = seitlich in die Luft boxen *Lila* = mit der Fußspitze abwechselnd nach vorne & hinten tippen *Grün* = Armkreisen nach vorne *Blau* = mit der Fußspitze abwechselnd zur Seite und ran tippen *Gelb* = Armkreisen nach hinten *Orange* = auf einem Bein stehen, Fuß kreisen	

Stundenteil	Übung, Hinweise & Variationen		Ziele
	→ *Formen*: *kreisförmig* (d. h. Blasen, Smiley, Zielscheibe) = Bewegung mit *rechts* machen *eckig* (d. h. Rechtecke, Sprechblase „Hallo“, geschachtelte Rechtecke) = Bewegung mit *links* machen		
	↓	falls Person sich nicht erinnert, darf Nachbarperson helfen	
→ **Gruppenteilung**: Hälfte der Gruppe absolviert Gehtraining (Ausdauer), während andere Gruppenhälfte die Kraftübungen durchführt → danach Wechsel			
③ **20 min** **im Kreis**	*2 Sätze, 45 sek Übung & 15 sek Pause*		*Kräftigung von:*
	1	auf Vorderkante der Bank sitzen, mit Händen an Sitzfläche festhalten, Oberkörper leicht zurücklehnen, Füße anheben, mit beiden Beinen in der Luft Rad fahren # Bauchspannung halten, nicht ins Hohlkreuz fallen! ↓ Füße zwischendurch absetzen	Hüftbeuger & gerade Bauchmuskulatur
	2	Übungsband unter beide Füße klemmen, je ein Ende in die Hand nehmen → dann „Äpfel pflücken“, dabei immer abwechselnd rechts und links auf die Zehenspitzen kommen, eine Flanke lang, eine Flanke gebeugt # ggf. Arme nur bis Schulterhöhe	seitliche Bauchmuskulatur, Schulter & Wade
	3	Stützposition an der Sitzfläche der Bank rücklings halten, Hüfte heben und senken	Gesäß
	4	hüftbreiter Stand auf Übungsband, jedes Ende in einer Hand, Oberarme bleiben fest am Oberkörper, Unterarme mit Handflächen nach oben beugen & strecken # Schultern dabei nicht hochziehen!	Bizeps
	5	Wechsel zwischen Seitstütz rechts – Seitstütz links an der Lehne der Bank ↑ im Seitstütz Bein seitlich abheben	Stützmuskulatur Schultern
	6	mit dem Rücken seitlich auf die Bank-Sitzfläche legen, Knie & Hüfte im 90°-Winkel in der Luft halten („Käfer-Stellung“) # weiter atmen, Rücken bleibt fest auf der Bank liegen! ↑ abwechselnd ein Bein ausstrecken	gerade Bauchmuskulatur & Hüftbeuger
	7	Übungsband hinter dem Rücken mit beiden Händen oben und unten halten, oberer Arm streckt nach oben # ggf. oberen Arm auf Schulterhöhe nach vorne strecken	Trizeps
	8	wie **7** nur mit anderem Arm	
③ **20 min** **im Gang**	**Ausdauer: 15 min Gehtraining** → TN gehen eine vorgegebene Runde		Verbesserung der Ausdauer & des Körpergefühls
	#	*wenn vorhanden* erhält jede Person ein Pulsoximeter (Schlaufe am Gürtel/um Handgelenk befestigen) → Abbruch bei Sauerstoffsättigung < 90 %	
	#	über die Geh-Geschwindigkeit sollen TN die Belastung so anpassen, dass sie im grünen bis gelben Bereich der Borg-Skala (max. 14-15) bleiben	

Stundenteil		Übung, Hinweise & Variationen	Ziele
		sowie einen Puls von 120 erreichen & halten → BORG-Skala stichprobenartig abfragen	
④ **8 min** **im Kreis**		*Dehnposition je für mind. 45 sek halten*	*Dehnung von:*
	1	Beine und Arme ausschütteln	Extremitäten
	2	hüftbreiter Stand, Knie (wenn möglich) gestreckt, Zehenspitzen zeigen nach vorne, Oberkörper nach vorne hängen lassen, Arme und Schulter entspannen, dann mit den Händen zur rechten und linken Seite wandern	hintere Beinseite & unterer Rücken
	3	rechten Arm nach vorne ausstrecken, rechte Hand mit linker Hand erst nach oben und dann nach unten klappen; *dann* Seitenwechsel # Schulter nicht Richtung Ohr ziehen!	Unterarmober- und -unterseite
	4	ein Bein gestreckt auf Ferse abstellen, Zehenspitze hochziehen, anderes Bein beugen & ggf. darauf abstützen, Oberkörper nach vorne neigen (rechts & links) ↓ Oberkörper gerade lassen ↑ Fuß auf Bank abstellen	Beinrückseite (vorderes Bein)
	5	aufrechter Stand, Ferse zum Gesäß ziehen, Knie zusammen, Knie bleiben zusammen, Hüfte vorschieben (rechts & links) ↓ Fuß nach hinten auf Bank abstellen oder Partner:in drückt Fuß zu Gesäß	Hüfte & Oberschenkelvorderseite
② **2 min** **im Kreis**		*Frage*: „Wer kann sich noch an die *Bewegungen* zu den einzelnen Farben aus dem *Spiel* von vorhin erinnern? Welche Bewegung war Rot? ...“ (alle Farben abfragen)	Gedächtnis
		Einheit 19	
		→ **Inhalte:** Erwärmung mit Gedächtnistraining, Spiel: „Satzbildung“, Zirkeltraining mit Partner:in und Ball inkl. Kognition, Dehnung & Entspannung „Achtsam Stehen“ → **Material**: Stoppuhr, Parkbänke, 7 Bälle, Bäume	
① **2 min** **im Kreis**		→ *Kognition*: TN sollen sich folgende Wörter merken: „Fuß – Baumwolle – Rathaus – Veilchen – Grün“ (1 Wort pro sek vorlesen)	Gedächtnis
① **10 min** **im Kreis**	1	tiefes Ein- und Ausatmen, dabei Knie beugen, Arme über die Seite nach oben bewegen	Aktivierung Herz-Kreislauf-System
	2	Federn am Ort, Arme locker vor und zurück schwingen, Gewicht ist auf den Fußballen	Aktivierung Muskel-Venen-Pumpe
	3	Schrittstellung, auf angewinkeltem rechtem Bein mit rechtem Ellenbogen abstützen, linkes Bein hinten, linker Arm schwingt vor und zurück, Arm hinterher schauen, danach Seitenwechsel	Lockerung der Arm-, Schulter- & Nackenmuskulatur
	4	Beckenkreisen im Stand, Hände in Taille stützen (mit & gegen den Uhrzeigersinn)	Mobilisation Becken & untere Wirbelsäule
	5	Fußkreisen, Fußspitze bleibt auf dem Boden (rechts & links) # ggf. an Partner:in/Baum festhalten	Fußgelenk lockern & Gleichgewicht
① **3 min** **im Kreis**		→ danach *Kognition*: TN sollen für sich selbst die vorherigen Wörter aufsagen – dann sagt ÜL die Wörter nochmal an – TN sollen zählen, wie viele von ihren aufgesagten Wörtern richtig waren	Gedächtnis

Stundenteil		Übung, Hinweise & Variationen	Ziele
② 15 min im Kreis mit Partner:in		*Spiel*: „Satzbildung“	Aufmerksamkeits- und Reaktionstraining, Training des Arbeitsgedächtnis & Ganzkörpererwärmung
		→In der Gruppe: Ausgangsstellung hüftbreiter, aufrechter Stand; ÜL liest Sätze vor – bei jedem Wort, welches mit einem Großbuchstaben beginnt = alle machen sich ganz groß/stellen sich auf Zehenspitzen und strecken die Arme nach oben; bei jedem Wort, welches mit einem Kleinbuchstaben beginnt = alle machen sich ganz klein/hocken sich hin, Hände auf dem Boden; nach jedem Wort wieder in Ausgangsstellung	
	1	„Nicht die Größe einer Person, sondern die Größe seines Herzens zählt.“	
	2	„Der Unterschied zwischen dem Unmöglichen und dem Möglichen liegt in der Entschlossenheit eines Menschen.“	
		→ In der Gruppe – Satz merken: wie zuvor, nur wird der Satz max. 2x im Ganzen laut vorgelesen – dann werden *Bewegungen* von Beginn an nacheinander gemacht, je nach Reihenfolge der Groß- und Kleinbuchstaben des Satzes	
	1	„Die Belohnung fühlt sich ohne die Anstrengungen nicht so gut an!“	
	2	„Das Alter ist kein Hindernis, sondern eine selbst gesetzte Begrenzung.“	
	3	„Dein Körper ist der einzige Ort, den Du zum Leben hast!“	
		→ Mit Partner:in: Jede/r soll sich 1-2 kurze Sätze ausdenken, zu welcher der/die Partner:in dann die *Bewegungen* nachmacht	
	#	ggf. neben einer Bank ausführen, damit sich TN daran abstützen können, um aus der Hocke wieder hochzukommen/um das Gleichgewicht auf Zehenspitzen halten zu können	
	#	falls Hocke nicht geht = (halbe) Kniebeuge	
③ 15 min mit Partner:in im Zirkel		*2 Sätze, 50 sek Übung & 20 sek Pause* *2-3 Personen pro Station (ggf. mit ÜL)* *Personen-/Seiten-/Richtungswechsel im 2. Durchgang*	*Kräftigung von:*
	1	Partner:in/ÜL im Stand stemmen: vordere Person macht sich ganz steif mit überkreuzten Armen, hintere Person ist in Schrittstellung und stemmt vordere Person (Hände am oberen Rücken) mithilfe der Armkraft vor und zurück	Brust, Trizeps & Bizeps
		# auf sicheren Stand für beide Personen achten!	
	2	nebeneinander auf Vorderkante der Bank sitzen, mit Händen an Sitzfläche festhalten, Oberkörper leicht zurücklehnen, Ball zwischen den Füßen einklemmen und zu Füßen von Partner:in legen, während diese/r die Beine zusammengepresst & vom Boden abgehoben hat	Hüftbeuger, diagonale & seitliche Bauchmuskulatur
		# Bauchspannung halten, nicht ins Hohlkreuz fallen!	
	3	Rücken an Rücken stellen, Ball an Partner:in geben, Oberkörper rotieren	diagonale Bauchmuskulatur, kognitive Flexibilität & Flüssigkeit
		→ dabei *Kognition*: bei jeder eigenen Bewegung abwechselnd Wörter mit „K“ aufsagen	

Stundenteil			Übung, Hinweise & Variationen	Ziele
		#	Becken bleibt nach vorne ausgerichtet!	
	4		zwei Personen stehen sich nahgegenüber, Ball vor der Brust zusammengepresst halten, jeweils mit diagonalen Füßen an der Innenseite „abklatschen", abwechselnd rechts & links	Brustmuskulatur, Koordination & Gleichgewicht
		#	2. Satz: Ball hinter dem Rücken pressen	
		#	weiter atmen & Schultern nicht hochziehen!	
	5		Rücken an Rücken im Grätschstand, den Ball über Kopf und zwischen den Beinen übergeben	große Rückenmuskulatur, kognitive Flexibilität & Flüssigkeit
			→ dabei *Kognition*: bei jeder eigenen Bewegung abwechselnd in 3er-Schritten laut rückwärts zählen von der Ausgangszahl 479 (für 2. Satz Endzahl merken)	
		#	ggf. Ball über eine Schulter geben	
	6		zwei Personen stehen sich gegenüber im Abstand von ca. 5-7 m, mit 2 Bällen gleichzeitig werfen & schießen	Hand-Augen- und Fuß-Augen-Koordination
		#	sicheren Stand für beide Personen gewährleisten!	
		↓	Abstand verkleinern	
		↓	werfen ODER schießen	
		↑	Abstand vergrößern	
④ **8 min** **im Kreis**			*Dehnposition je für mind. 45 sek halten*	*Dehnung von:*
	1		Beine ausschütteln, Füße kreisen	Beine & Füße
	2		Arme & Schultern ausschütteln, dann Hände ineinander verschränken & Handgelenke kreisen	Schultern, Arme & Hände
	3		*im Sitz*: *Wechsel* → Katzenbuckel (Kopf auf die Brust, Arme nach vorne und Schulterblätter auseinanderziehen) → aufrichten, Arme in Außenrotation (Daumen oben) nach hinten ziehen	Wirbelsäule, Schulterblattmuskulatur & Bizeps
	4		ein Bein gestreckt auf Ferse abstellen, Zehenspitze hochziehen, anderes Bein beugen & ggf. darauf abstützen, Oberkörper nach vorne neigen (rechts & links)	Beinrückseite (vorderes Bein)
		↓	Oberkörper gerade lassen	
		↑	Fuß auf Bank abstellen	
	5		aufrechter Stand, Ferse zum Gesäß ziehen, Knie zusammen, Knie bleiben zusammen, Hüfte vorschieben (rechts & links)	Hüfte & Oberschenkelvorderseite
		↓	Fuß nach hinten auf Bank abstellen oder Partner:in drückt Fuß zu Gesäß	
⑤ **5 min** **im Stand**			„Achtsam Stehen" (bei warmem Wetter barfuß möglich)	Wahrnehmung Fuß-Boden-Kontakt & Gewichtsverteilung
			Einheit 20	

→ **Inhalte**: Erwärmung mit *Kategorien-Spiel, Team-Übung* „Zusammenstoß", *Staffel-Spiel* „Zahlen erlaufen", Zirkeltraining Ganzkörper, Dehnung & Atemmeditation
→ **Material**: Stoppuhr, Kreidespray, elastisches Übungsband & Clip, Parkbänke, 2-3 Bälle
→ **Vorbereitung**: 2 Linien im Abstand von 15 m und 2x Zahlen von 0-9 auf Boden mit Kreidespray malen (siehe Abbildung 3)

Stundenteil	Übung, Hinweise & Variationen	Ziele
① **13 min** **im Kreis**	→ 2 Gruppen bilden für *Kategorien-Spiel* während der Aufwärm-Übungen → TN sollen reihum einen Begriff aus der Oberkategorie nennen, während sie die jeweilige Aufwärm-Übung für 1,5 min ausführen	kognitive Flexibilität & Arbeitsgedächtnis

Stundenteil		Übung, Hinweise & Variationen	Ziele
	1	Gewicht verlagern von vorne auf Fußzehen nach hinten auf Fersen, Arme seitlich mitschwingen → *Kategorie*: Farben	Gleichgewicht
	2	Schultern kreisen nach hinten → *Kategorie*: weibliche Vornamen	Mobilisation Schulter
	3	rechten Fuß nur mit Zehen nach vorne aufstellen, gesamtes Bein um die Zehen nach außen kreisen → *Kategorie*: Sportarten	Mobilisation Beingelenke rechts
	4	linken Fuß nur mit Zehen nach vorne aufstellen, gesamtes Bein um die Zehen nach außen kreisen → *Kategorie*: Urlaubsland	Mobilisation Beingelenke links
	5	auf der Stelle laufen, Arme gebeugt ausladend mitbewegen → *Kategorie*: männliche Vornamen	Aktivierung Herz-Kreislauf-System
	6	mit beiden Armen abwechselnd locker nach vorne und zur Seite boxen → *Kategorie*: schöne Orte in und um [Stadt]	Aktivierung Armgelenke & Schultern
② **20 min** **in Reihen an den Linien** **Staffelaufstellung**		*Team-Übung*: „Zusammenstoß" → zwei Reihen stehen sich hintereinander an Linien gegenüber (siehe Abbildung 10), auf Kommando von ÜL laufen (in verschiedenen *Gangarten*) beide ersten Personen gleichzeitig los aufeinander zu, Person von Reihe A zeigt kurz vor dem Zusammenstoß mit dem Arm die Richtung an, in die ausgewichen werden soll, dann außerhalb wieder zurückgehen → *Gangarten:* normales Gehen, Kaffeebohnenschritte, seitwärts gehen rechts/links vorne, auf Zehenspitzen gehen, Knie anheben („Storchenlauf"), Gehtempo „Ich muss den Bus erreichen"	Gangfähigkeit, Aufmerksamkeit & Reaktionsfähigkeit
		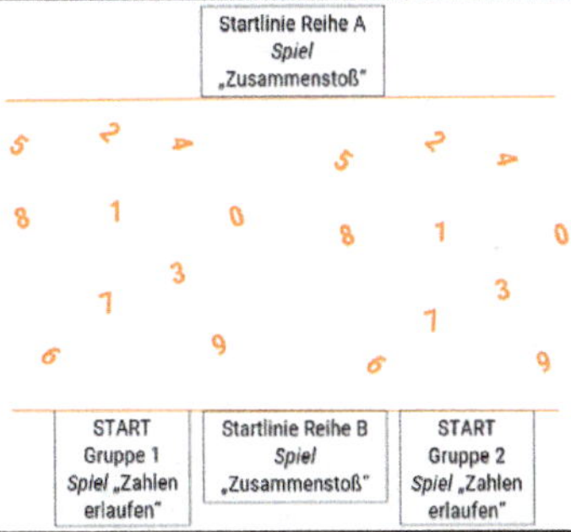	Abbildung 3 *Vorbereitung von Linien & Zahlen für Spiele für Einheit 20*
		Staffelspiel: „Zahlen erlaufen" → 2 Gruppen bilden, Staffelaufstellung hintereinander an der Linie, ÜL sagt Zahlenfolge an, die abgelaufen werden muss – wer zuerst wieder an der Linie ist & mit Team abklatscht, gewinnt die Runde (Gewinne werden gezählt für Gruppen-Gewinn) **2er** 93, 04, 18, 62, 70, 32, 84, 51 **3er** 237, 851, 094, 629, 705, 312, 978, 510 **4er** 7632, 9054, 8329, 5804, 3781, 0653, 4821, 2973 → Ansage jeder Reihe so lange, bis jede Person pro Team einmal dran war	Gangfähigkeit, Richtungswechsel, Reaktionsfähigkeit & Arbeitsgedächtnis

Stundenteil		Übung, Hinweise & Variationen	Ziele
	#	nur Gehen, kein Rennen/Laufen!	
③ **12 min** **im Zirkel**		*2 Sätze, 50 sek Übung & 20 sek Pause* *2-3 Personen pro Station (ggf. mit ÜL)* *Personen-/Seiten-/Richtungswechsel im 2. Durchgang*	*Kräftigung von:*
	1	Übungsband um Knie spannen, leicht in die Knie gehen, Arme in Seite stützen, 5 große Schritte rückwärts, 5 große Schritte vorwärts	untere Extremität
	1 #	Knie nicht nach außen/innen abweichen lassen!	
	2	kleine Trippelschritte auf der Stelle machen, Arme kräftig mitbewegen	Wade & Oberschenkel, Ausdauer
	2 ↓	langsamer tippeln	
	2 ↑	schneller tippeln	
	3	Band an einem Ende mit Clip um rechten Fuß befestigen, anderes Ende in linke Hand nehmen, aufrechter Stand, diagonal rechtes Knie und linken Ellenbogen zusammenziehen (Band entspannt) und so weit wie möglich nach oben-hinten ausstrecken (Band gespannt)	Bauch- & Rückenmuskulatur
	3 #	ggf. mit anderer Hand festhalten	
	3 ↓	Hand und Knie zusammenführen	
	4	Seitstütz an der Bank halten, oberen Arm Richtung Himmel strecken	Stützapparat Schulter & seitliche Bauchmuskulatur
	4 ↑	oberes Bein heben und senken	
	5	Ball zwischen die Knie klemmen, Übungsband gespannt zwischen den Händen halten→ Kniebeuge, bei jedem Absenken die Arme auf Brusthöhe heben	Oberschenkel, Gesäß, Schultergürtel & oberer Rücken
④ **10 min** **übungsabhängig**		*Dehnposition je für mind. 45 sek halten*	*Dehnung von*
		→ TN sollen sich selbstständig 4 bis 5 Dehnungs-übungen aus den letzten Einheiten überlegen, welche zu den heute durchgeführten *Kräftigungsübungen* am besten passen/welche sie gerne machen möchten	übungsabhängig, Förderung der Eigenständigkeit
⑤ **5 min**		„Atemmeditation"	gezielte Steuerung Atemfluss & -intensität
	#	im Sitzen oder Stehen möglich	
		Einheit 21	
		→ **Inhalte**: Erwärmung mit kognitivem Training & Koordination mit Boxen (siehe Abb. 4), Kräftigung im Zirkeltraining, Dehnung & Entspannung „Progressive Muskelrelaxation" → **Material**: Stoppuhr, Fisch-Karten, Farb-Karten, Parkbänke, Bäume/Laternen, Kreidespray → **Vorbereitung**: Rechteck von ca. 10 m Länge und 2m Breite mit Kreidespray malen	
① **20 min** **im Rechteck**		*Kognitive Fisch-Aufgabe:* → TN stehen hintereinander an kurzer Seite von Rechteck, ÜL steht 10 m entfernt an anderer Seite mit Kärtchen in der Hand (Kärtchen nach jeder Person wechseln) → TN sollen sich nacheinander innerhalb des Rechtecks in verschiedenen *Gangarten* auf ÜL zu bewegen → auf den Kärtchen werden 5 Fische in einer Reihe angezeigt, die TN sollen die äußeren zwei Fische ignorieren und in der Richtung (außerhalb des Rechtecks) zurück ans Ende der Reihe laufen, die der mittlere Fisch anzeigt (normaler Gang) → 1 Runde pro Gangart	Gehfähigkeit, Inhibitionsleistung, Aufmerksamkeit

Stundenteil	Übung, Hinweise & Variationen	Ziele
	→ *Gangarten*: normales Gehtempo, seitwärts gehen rechts vorne, Kaffeebohnenschritte, Anfersen, seitwärts gehen links vorne, auf Zehenspitzen gehen	
	# nächste/r TN startet erst, wenn vorherige/r bei ÜL angekommen ist!	
	Kognitive Farb-Aufgabe: → TN stehen nebeneinander an allen Linien des Rechtecks, ÜL geht rum & zeigt pro Person 1 Kärtchen → alle machen eine *Erwärmungs-Übung* so lange, bis ÜL mit den Kärtchen bei jeder Person war (1 Runde/ Übung) → Auf den Kärtchen wird angezeigt: *1. Stufe* = 2 bunte Kästchen, Farbe des inneren Kästchens soll benannt werden *2. Stufe* = Farbwort in einer anderen Schriftfarbe (z. B. das Wort „ROT“ in blau geschrieben), Schriftfarbe soll genannt werden	Aktivierung Herz-Kreislauf-System, Inhibitionsleistung, Aufmerksamkeit
	→ *Erwärmungs-Übungen*: **1.** auf den Fußballen federn & Arme locker mitschwingen; **2.** Arme anwinkeln & mit den Knien abwechselnd die Hände berühren; **3.** auf rechtem Bein stehen & linkes Fußgelenk kreisen; **4.** Schulterkreisen nach hinten; **5.** auf linkem Bein stehen & rechtes Fußgelenk kreisen; **6.** Beckenkreisen	
② **20 min** **in Reihen**	*Gruppenübung*: „Boxen“ (Anleitung siehe Abb. 11) → TN stehen in zwei Reihen hintereinander mit Blick zu ÜL, diese/r steht seitlich zu TN (zum Vormachen) → mit Schultern und Körpergewicht jeweils mitgehen (nach links & rechts/nach vorne & hinten) → die nichtschlagende Hand wird als Deckung vor dem Gesicht gehalten → alle sollen so gut es geht versuchen mitzumachen	Förderung kognitiver Fähigkeiten: Rhythmus-, Kopplungs-, Umstellungs-, Differenzierungs- & Gleichgewichtsfähigkeit
	1 Schrittstellung, linkes Bein vorne, mit rechter Faust gerade nach vorne boxen	
	2 Schrittstellung, rechtes Bein vorne, mit linker Faust gerade nach vorne boxen	
	3 Wechsel zwischen **1** und **2** inkl. der Schrittstellung/vorderen Beine	
	4 Schrittstellung, linkes Bein vorne, mit rechter Faust Hakenschlag von unten nach oben boxen	
	5 Schrittstellung, rechtes Bein vorne, mit linker Faust Hakenschlag von unten nach oben boxen	
	6 breitbeinig stehen, Knie sind leicht gebeugt, mit rechts und links abwechselnd Hakenschlag von unten nach oben boxen	
	7 Schrittstellung, linkes Bein vorne, mit rechter Faust Aushol-Schlag auf Schulterhöhe von außen nach innen boxen	
	8 Schrittstellung, rechtes Bein vorne, mit linker Faus Aushol-Schlag auf Schulterhöhe von außen nach innen boxen	
	9 Schrittstellung, linkes Bein vorne, mit rechter Faust nach vorne boxen – Hakenschlag – Aushol-Schlag hintereinander machen → Beinwechsel und die drei verschiedenen Schläge mit linker Faust → wieder Beinwechsel, etc.	

Stundenteil		Übung, Hinweise & Variationen	Ziele
		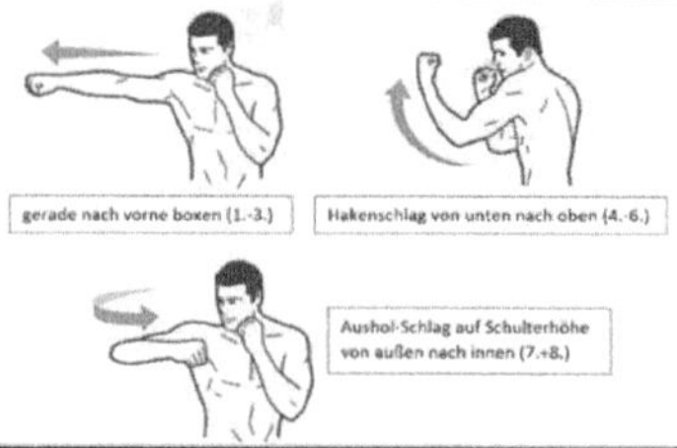	Abbildung 4 *Verschiedene Box-Schläge für Einheit 21 und 22*
③ 8 min im Zirkel		*Kräftigung: 2 Sätze, 50 sek Übung & 20 sek Pause 2-3 Personen pro Station (ggf. mit ÜL) Personen-/Seiten-/Richtungswechsel im 2. Durchgang*	*Kräftigung von:*
	1	Stützposition auf der Parkbanklehne, abwechselnd Bein und Arm auf der rechten Seite kurz nach oben abheben # nicht ins Hohlkreuz fallen! ↑ auf Sitzfläche stützen	Bauch- und Rücken-muskulatur
	2	Schrittstellung, rechtes Bein vorne, rechtes Bein max. bis 90° im Knie beugen und wieder strecken # beide Knie nicht komplett durchstrecken! ↑ hinteres Bein auf Bank ablegen	Oberschenkel & Gesäß
	3	mit Vorderseite zu Baum/Laterne stehen, daran festhalten, auf linkem Bein stehen bleiben, Ferse heben und senken ↓ mit beiden Beinen gleichzeitig ↑ ohne Festhalten	Wade
④ 5 min mit Partner:in		*Dehnposition je für mind. 45 sek halten*	*Dehnung von:*
	1	Partner:innen stehen sich in Schrittstellung gegenüber, jeweils rechter Arm auf Schulterhöhe, 90° Beugung im Ellenbogen, Unterarme werden aneinandergelegt und leichter Druck nach hinten gegeben; dann Seitenwechsel # Schulter nicht hochziehen, nur sanften Druck & Gegendruck geben!	Brust
	2	Person 1 sitzt auf Bank, Person 2 steht seitlich daneben und hält sich an Person 1 fest, Person 1 nimmt rechten Fuß von Person 2 und drückt diesen in Richtung Gesäß; dann Seitenwechsel; dann Personenwechsel # keine Beugung in der Hüfte, nur sanften Druck geben!	Oberschenkelvorderseite & Hüfte
⑤ 5 min		„Progressive Muskelrelaxation“ # im Sitzen oder Stehen möglich	bewusste An- & Entspannung gesamter Körper

Einheit 22

→ **Inhalte**: Erwärmung mit Gedächtnistraining & Koordination mit Boxen, Kräftigung im Zirkeltraining, Dehnung & Entspannung mit Igelball
→ **Material**: Stoppuhr, Symbol-Karten, Parkbänke, 7-8 Igelbälle
→ **Vorbereitung**: 6-Eck mit den Zahlen 1-6 an den jeweiligen Ecken mit einer Seitenlänge von ca. 2 m mit Kreidespray malen (siehe Abbildung 5)

Stundenteil	Übung, Hinweise & Variationen	Ziele
① **15 min** **im 6-Eck**	*Kognitive Zahlen-Symbol-Aufgabe:* → ÜL steht in der Mitte des 6-Ecks und hat 6 Karten mit abgedruckten Symbolen, jedes Symbol steht für eine Zahl an einer der Ecken des 6-Ecks *Stufe 1*: ÜL hält nacheinander die Karten mit Symbolen hoch, die Gruppe muss zu der dazugehörigen Ecke mit der richtigen Zahl laufen und danach wieder zurück zur ÜL laufen *Stufe 2*: ÜL hält nacheinander die Karten mit Symbolen hoch, die Gruppe muss zu der dazugehörigen Ecke mit der richtigen Zahl laufen und die dazugehörige Bewegung machen, danach wieder zurück zum ÜL laufen → jede Bewegung ca. 20 sek durchführen lassen → pro Stufe ca. 10-15 Durchgänge	Gehfähigkeit, Aufmerksamkeit & Arbeitsgedächtnis
	→ *Bewegungen*: **Kreis** = **1** = Armkreisen rückwärts; **Halbkreis** = **2** = Federn aus den Beinen; **Kreuz** = **3** = im Grätschstand Oberkörper nach vorne beugen & hängen lassen; **Häkchen** = **4** = Kopfnicken; **Stern** = **5** = Äpfel pflücken; **Viereck** = **6** = Anfersen auf der Stelle	
	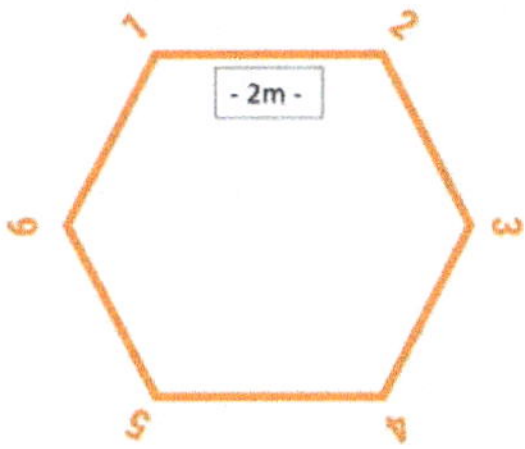	Abbildung 5 *6-Eck mit Zahlen für Einheit 22*
② **20 min** **in Reihen**	*Gruppenübung*: „Boxen" (Wdh. Einheit 21) → TN stehen in zwei Reihen hintereinander mit Blick zur ÜL, diese/r steht seitlich zu TN (zum Vormachen) → mit Schultern und Körpergewicht jeweils mitgehen (nach links & rechts/nach vorne & hinten) → die nichtschlagende Hand wird als Deckung vor dem Gesicht gehalten → alle sollen so gut es geht versuchen mitzumachen	Förderung kognitiver Fähigkeiten: Rhythmus-, Kopplungs-, Umstellungs-, Differenzierungs- & Gleichgewichtsfähigkeit
	1 Schrittstellung, linkes Bein vorne, mit rechter Faust gerade nach vorne boxen	
	2 Schrittstellung, rechtes Bein vorne, mit linker Faust gerade nach vorne boxen	
	3 Wechsel zwischen **1** und **2** inkl. der Schrittstellung/ vorderen Beine	
	4 Schrittstellung, linkes Bein vorne, mit rechter Faust Hakenschlag von unten nach oben boxen	
	5 Schrittstellung, rechtes Bein vorne, mit linker Faust Hakenschlag von unten nach oben boxen	
	6 breitbeinig stehen, Knie sind leicht gebeugt, mit rechts und links abwechselnd Hakenschlag von unten nach oben boxen	
	7 Schrittstellung, linkes Bein vorne, mit rechter Faust Aushol-Schlag auf Schulterhöhe von außen nach innen boxen	
	8 Schrittstellung, rechtes Bein vorne, mit linker Faust Aushol-Schlag auf Schulterhöhe von außen nach innen boxen	

Stundenteil	Übung, Hinweise & Variationen		Ziele
	9	Schrittstellung, linkes Bein vorne, mit rechter Faust nach vorne boxen – Hakenschlag – Aushol-Schlag hintereinander machen → Beinwechsel und die drei verschiedenen Schläge mit linker Faust → wieder Beinwechsel, etc.	
③ **12 min** **im Zirkel um die Parkbänke**	*2 Sätze, 50 sek Übung & 20 sek Pause 2-3 Personen pro Station (ggf. mit ÜL) Personen-/Seiten-/Richtungswechsel im 2. Durchgang*		*Kräftigung von:*
	1	auf Vorderkante der Bank sitzen, mit Händen an Sitzfläche festhalten, Oberkörper leicht zurücklehnen, Füße anheben, mit beiden Beinen in der Luft Rad fahren	Hüftbeuger & gerade Bauchmuskulatur
		# Bauchspannung halten, nicht ins Hohlkreuz fallen!	
		↓ Füße zwischendurch absetzen	
	2	Tippen auf die Banksitzfläche (abwechselnd rechts & links)	Hüftbeuger & Beinmuskulatur
		↑ hochsteigen auf Sitzfläche oder Tippen auf die Banklehne	
	3	Arme in die Seite stützen, Oberkörper gerade nach vorne beugen, abwechselnd mit dem rechten und linken Bein nach hinten tippen	große Rückenmuskulatur inkl. Gesäß
		↓ an Banklehne festhalten	
		↑ Kick nach hinten (austreten)	
		# Fuß bei Kick anziehen, mit der Ferse imaginäres Ziel treffen!	
	4	Trizeps-Dips-Position an der Sitzfläche der Bank, Arme gestreckt & Becken hochdrücken, abwechselnd ein Bein kurz vom Boden abheben (auf der Stelle laufen)	Trizeps, untere Rückenmuskulatur inkl. Gesäß & Beinmuskulatur
		↓ Stellung halten, ohne die Füße abzuheben	
	5	auf Vorderkante der Bank sitzen, mit Händen an Sitzfläche festhalten, Oberkörper leicht zurücklehnen, Beine zusammenpressen, Knie im 90°-Winkel belassen, Füße anheben, Knie abwechselnd nach rechts und links fallen lassen	Hüftbeuger & diagonale Bauchmuskulatur
		# nicht ins Hohlkreuz fallen!	
		↓ Füße nach 2 x kippen kurz absetzen	
		↓ Füße auf dem Boden abgestellt lassen, Oberkörper drehen	
④ **5 min** **um die Parkbänke**	*Dehnposition je für mind. 45 sek halten*		*Dehnung von:*
	1	Hände ausschütteln, Handgelenke kreisen	Handgelenke
	2	*im Sitz*: rechten Arm nach vorne ausstrecken, rechte Hand mit linker Hand erst nach oben und dann nach unten klappen; *dann* Seitenwechsel	Unterarmober- und -unterseite
		# Schultern nicht Richtung Ohr ziehen!	
	3	*im Sitz*: ein Bein gestreckt auf Ferse abstellen, Zehenspitze hochziehen, anderes Bein beugen & ggf. darauf abstützen, Oberkörper nach vorne neigen (rechts & links)	Beinrückseite (ausgestrecktes Bein)
		↓ Oberkörper gerade lassen	
	4	*im Sitz*: *Wechsel* → Katzenbuckel (Kopf auf die Brust, Arme nach vorne und Schulterblätter auseinanderziehen) → aufrichten, Arme in Außenrotation (Daumen oben) nach hinten ziehen	Wirbelsäule, Schulterblattmuskulatur, Brust & Bizeps

Stundenteil	Übung, Hinweise & Variationen	Ziele
	5 *im Sitz*: eine Hand hinter den Kopf, Ellenbogen greifen & hinter den Kopf ziehen (rechts & links) # Kopf aufrecht lassen! ↓ Übungsband gefaltet als Hilfe nehmen	Armrückseite
	6 gebeugtes Bein auf Bank stellen, hinteres Bein gestreckt, Hüfte vorschieben (rechts & links)	Oberschenkelvorderseite & Hüftbeuger
⑤ **10 min**	„Igelballmassage“ # mit Partner:in im Stand (Wechsel nach 5 min)	Entspannung, Körperwahrnehmung & soziale Aktivität
Einheit 23		
→ **Inhalte**: Erwärmung mit Ball, *Spiel* „Schere-Stein-Papier“, in Kleingruppen abwechselnd: Zirkeltraining und durchgängiges Gehen bei Puls von 120, Dehnung & Achtsamkeitsübung → **Material**: Stoppuhr, elastisches Übungsband & Clip, Bälle, Pulsoximeter (wenn vorhanden), BORG-Skala		
① **5 min** **in der Reihe** **im Gang**	*Gruppenübung*: „Ballübergabe“ → Aufstellung in einer Reihe, Bauch an Rücken *1. Runde*: Ball wird über Kopf weitergegeben, letzte/r aus der Reihe geht mit Ball an Gruppe vorbei & stellt sich an Anfang *2. Runde*: wie 1. Runde, dabei geht die Gruppe aber in normalem Tempo durch die Gegend, 1. Person in der Reihe gibt die Richtung vor # nur Gehen, kein Rennen/Laufen erlaubt! ↑ 2. Ball dazu nehmen	Koordination, Gruppenkommunikation, Anpassungs- und Gehfähigkeit & Schultermobilisation
② **5 min** **mit Partner:in**	*Spiel*: „Schere-Stein-Papier“ → 2 Personen stehen sich gegenüber & spielen gegeneinander, der/die Verlierer:in muss jeweils 5 x eine *Strafübung* machen → *Strafübungen* werden vor Beginn einmal angesagt, beide Personen müssen sich die *Strafübungen* merken → *Strafübungen*: gegen **Schere** verloren = 5 x Hampelmann-Bewegung (im Stand oder mit Sprung); gegen **Stein** verloren = 5 x nach vorne boxen; gegen **Papier** verloren = 5 x Kniebeugen	Gedächtnis & allgemeine Aktivierung
→ **Gruppenteilung**: Hälfte der Gruppe absolviert Gehtraining (Ausdauer), während andere Gruppenhälfte die Kraftübungen durchführt → danach Wechsel		
③ **20 min** **im Zirkel**	*2 Sätze, 50 sek Übung & 20 sek Pause* *2-3 Personen pro Station (ggf. mit ÜL)* *Personen-/Seiten-/Richtungswechsel im 2. Durchgang*	*Kräftigung von:*
	1 hüftbreiter Stand, jede Hand hält ein Bandende, eine Hand zieht nach oben, eine Hand zieht neben dem Körper nach hinten	Schulter- & Rückenmuskulatur
	2 Einbeinstand, kleinen Ball zwischen den Händen hin- und herwerfen ↓ Tandem- oder Kaffeebohnenstand	Gleichgewicht & Koordination
	3 abwechselnd *enges* und *weites* Rudern mit dem Übungsband	Schulter- & Rückenmuskulatur
	4 Sitz auf Vorderkante der Bank, Übungsband auf Kniehöhe festspannen (Spannung nach außen), gleichzeitig Arme angewinkelt halten & Ball zwischen Händen zusammendrücken # Knie bleiben nach vorne ausgerichtet! # weiter Atmen trotz statischer Haltung! ↓ nur Arm- oder Beinhaltung	Brust & äußere Gesäßmuskulatur

Stundenteil		Übung, Hinweise & Variationen	Ziele
	5	mit Partner:in Ball hin- und herwerfen, abwechselnd mit rechts und links	Hand-Augen-Koordination
	6	Sitz auf Vorderkante der Bank, Ball zwischen den Knien zusammendrücken; gleichzeitig Arme angewinkelt und Übungsband zwischen Händen gespannt halten (Spannung nach außen)	Schultergürtel & innere Oberschenkelmuskulatur
		# Knie bleiben nach vorne ausgerichtet!	
		# weiter atmen trotz statischer Haltung!	
		↓ nur Arm- oder Beinhaltung	
	7	mit Partner:in Ball hin- und her kicken, abwechselnd mit rechts und links	Fuß-Augen-Koordination
③ 20 min im Gang		**Ausdauer: 15 min Gehtraining** → TN gehen eine vorgegebene Runde	Verbesserung der Ausdauer & des Körpergefühls
	#	*wenn vorhanden* erhält jede Person ein Pulsoximeter (Schlaufe am Gürtel/um Handgelenk befestigen) → Abbruch bei Sauerstoffsättigung < 90 %	
	#	über die Geh-Geschwindigkeit sollen TN die Belastung so anpassen, dass sie im grünen bis gelben Bereich der Borg-Skala (max. 14-15) bleiben sowie einen Puls von 120 erreichen & halten → BORG-Skala stichprobenartig abfragen	
④ 8 min im Kreis		*Dehnposition je für mind. 45 sek halten*	*Dehnung von:*
	1	Beine und Arme ausschütteln	Ganzkörper
	2	rechten Arm nach links gestreckt vor Brust am Ellenbogen festhalten, linke Schulter nach unten ziehen & Kopf Richtung rechte Schulter neigen	Schulter & Nacken
		# Oberkörper bleibt nach vorne ausgerichtet!	
	3	wie **2** aber mit linkem Arm & rechter Schulter	
	4	Grätschstand, ein Bein beugen, Innenseite der Beine dehnen (rechts & links)	Beininnenseite
		↓ auf gebeugtem Bein abstützen	
	5	ein Fuß mit gestrecktem Bein auf Bank ablegen, Zehenspitze hochziehen, anderes Bein beugen & ggf. darauf abstützen, Oberkörper nach vorne neigen (rechts & links)	Beinrückseite
		↓ Fuß auf Boden abstellen	
		↑ Oberkörper gerade lassen	
⑤ 5 min im Sitz		„Achtsamkeit auf der Parkbank“	bewusstes Atmen & Meditation
		Einheit 24	
		→ **Inhalte**: Erwärmung mit *Kategorien-Spiel*, „Piep“-Spiel, Kräftigung: eigene Übungen/Lieblingsübungen aus den letzten Einheiten, Dehnung & Sinnesmeditation → **Material**: Stoppuhr, Materialien für selbstständige Kräftigungsübungen	
① 10 min im Kreis		→ 2 Gruppen bilden für *Kategorien-Spiel* während der Aufwärm-Übungen → TN sollen reihum einen Begriff aus der Oberkategorie nennen, während sie die jeweilige Aufwärm-Übung für 1,5 min ausführen	kognitive Flexibilität & Arbeitsgedächtnis
	1	*Wechsel* → Katzenbuckel (gesamten Rücken rund machen, Hände auf Oberschenkel gestützt) → durchgestreckter Rücken (Arme in Außenrotation zur Seite strecken, leicht hochgucken)	Mobilisation der Wirbelsäule

Stundenteil		Übung, Hinweise & Variationen	Ziele
		# auch im Sitz möglich	
		→ *Kategorie*: im Kühlschrank	
	2	Beckenkreisen im Stand, Hände in Taille stützen (mit & gegen den Uhrzeigersinn)	Mobilisation Becken & untere Wirbelsäule
		→ *Kategorie*: typische Hunde-/Katzennamen	
	3	auf rechtem Bein stehen, linkes Bein pendelt neben dem Körper vor und zurück	Gleichgewicht & Mobilisation Hüfte
		→ *Kategorie*: im Werkzeugkoffer	
	4	Schrittstellung, auf angewinkeltem linkem Bein mit linkem Ellenbogen abstützen, rechtes Bein hinten, rechter Arm schwingt weit vor und zurück, Arm hinterher schauen	Lockerung der Arm-, Schulter- & Nackenmuskulatur
		→ *Kategorie*: Hauptstädte aus der ganzen Welt	
	5	wie **3** mit rechtem Bein pendeln	Gleichgewicht & Mobilisation Hüfte
		→ *Kategorie*: Automarken	
	6	wie **4** mit rechtem Bein vorne & linkem Arm	Lockerung der Arm-, Schulter- & Nackenmuskulatur
		→ *Kategorie*: berühmte Personen	
② **15 min** **im Kreis und im Gang**		„Piep"-*Spiel* → zunächst Kreisaufstellung, eine Person beginnt bei „1" zu zählen, dann reihum weiter zählen mit spezieller Aufgabe **1 - 3** → wenn ein Fehler gemacht wird, muss die ganze Gruppe eine *Strafübung* machen, dann beginnt die Person mit dem Fehler die Runde neu → Anzahl der Runden an Zeitangabe orientieren	Arbeitsgedächtnis, Kräftigung, Ausdauer & Doppelaufgaben
	1	bei allen Zahlen, die eine 5 enthalten oder durch 5 teilbar sind, muss statt der Zahl „Piep" gesagt werden	
		Strafübung: 5x „von Stern zu Kugel"	
	2	auf der Stelle laufen, dabei werden alle Zahlen, die eine 3 enthalten oder durch 3 teilbar sind verwendet	
		Strafübung: 5x Brustschwimmbewegung	
	3	Reihenfolge der Personen aus der Kreisaufstellung merken, alle TN gehen durcheinander, dabei werden alle Zahlen, die eine 4 enthalten oder durch 4 teilbar sind verwendet	
		Strafübung: 5x Anfersen pro Bein	
		# TN sollen auch während des Überlegens weitergehen!	
③ **20 min** **übungsabhängig**		*2 Sätze, 50 sek Übung & 20 sek Pause* *alle machen die Übungen zusammen (ÜL achtet auf Seiten-Gleichmäßigkeit)*	*Kräftigung von:*
		→ TN sollen sich selbstständig 7 Kräftigungsübungen aus allen bisherigen Einheiten überlegen, welche sie gerne durchführen möchten/welche Ihre Lieblingsübungen sind (alle Materialien sind möglich)	übungsabhängig, Förderung der Eigenständigkeit & Merkfähigkeit
④ **10 min** **im Kreis**		*Dehnposition je für mind. 45 sek halten*	*Dehnung von:*
	1	Arme & Beine ausschütteln	Ganzkörper
	2	Hände ineinander verhaken, Handgelenke kreisen lassen	Handgelenke
	3	Arme nach vorne ausstrecken, Hände abwechselnd nach oben und unten klappen	Unterarme

Stundenteil	Übung, Hinweise & Variationen		Ziele
	4	Schultern kreisen nach hinten	Schultergelenke
	5	hinter Rücken eine Faust machen, Faust leicht vom Rücken abheben, Brust nach vorne strecken	Brustmuskulatur
	6	Kinn auf die Brust legen, Kopf langsam von rechts nach links kreisen # Kopf nicht über den Nacken kreisen!	Nackenmuskulatur
	7	vom Kopf an die Wirbelsäule langsam nach unten einrollen, bis Arme runter hängen, leicht nach links und rechts pendeln	unterer Rücken & Rückseite Oberschenkel
	8	Schrittstellung, hinteres Bein ist gestreckt, vorderes gebeugt, auf vorderem Bein abstützen (rechts & links) # Fußzehen zeigen nach vorne!	Wade & Hüfte
	9	aufrechter Stand, Ferse zum Gesäß ziehen, Knie zusammen, Knie bleiben zusammen, Hüfte vorschieben (rechts & links) ↓ Fuß nach hinten auf Bank abstellen oder Partner:in drückt Fuß zu Gesäß	Hüft- & Oberschenkelvorderseiten
	10	weiter Grätschstand, rechtes Bein beugen & darauf abstützen, linkes Bein bleibt gestreckt (rechts & links) # Fußzehen zeigen nach vorne!	Innenseite Oberschenkel
	11	rechte Fußspitze nach vorne aufstellen, das gesamte Bein um die Fußspitze kreisen (rechts & links)	Lockerung gesamtes Bein
	12	mit den Armen große Kreisbewegung bis über den Kopf, dabei einatmen, Arme wieder runter kreisen, dabei ausatmen, Knie leicht mitbewegen	Allgemeine Entspannung
⑤ **5 min**	„Sinnesmeditation“ # im Sitzen oder Stehen möglich # bei warmem Wetter barfuß möglich		Schärfung der Sinne & Verbindung mit der Umgebung

Texte für die Entspannung
→ Den Text langsam, mit ruhiger Stimme und ausreichend Pause zwischen den einzelnen Sätzen vorlesen!
„5 min für mich" (Einheit 3 & 13)

Finden Sie für die folgenden 5 Minuten eine angenehme Standposition.
Alternativ: Finden Sie für die folgenden 5 Minuten eine angenehme Sitzposition.

Halten Sie Ihre Hände vor Ihr Gesicht und schließen Sie dann die Augen.
Holen Sie eine schöne Erinnerung in Ihre Gedanken.
Das können Bilder vom letzten Urlaub oder andere Ereignisse und Erlebnisse sein, die in Ihnen positive Emotionen wecken.

[*Pause*]

Während Sie an Ihre glücklichen Erinnerungen denken, legen Sie die Hände auf Ihren Bauch und atmen Sie tief ein, so dass sich Ihr Bauch nach außen wölbt.
Halten Sie die Luft kurz an und atmen Sie danach langsam wieder aus.
Wiederholen Sie diese tiefe Atmung in Ihrem eigenen Tempo mehrmals hintereinander.

[*Pause*]

Spüren Sie in sich hinein.
Spüren Sie, wie Ihre Atmung ruhiger geworden ist.
Halten Sie wieder Ihre Hände vor das Gesicht und, wenn Sie möchten, ziehen Sie Grimassen hinter Ihren Händen. Sie können zum Beispiel die Nase rümpfen, die Augenbrauen hochziehen und den Mund weit aufreißen.
Durch dieses „Gesichtsmuskelübung" werden durch Stress verspannte Muskelpartien wieder entspannt.
Diese Lockerung hat auch einen positiven Effekt auf Ihren restlichen Körper.
Wenn Sie möchten, ziehen Sie noch einige Grimassen und lassen danach Ihre Gesichtszüge wieder ganz weich werden.

[*Pause*]

Zum Abschluss tun Sie sich und Ihrem Nacken etwas Gutes! Auch im Nacken nisten sich bei Stress häufig Verspannungen ein.
Nutzen Sie dafür beide Hände und legen Sie diese von rechts und links an Ihren Nacken. Kneten Sie mit allen Fingern die Nackenmuskulatur kräftig durch.
Machen Sie dies in Ihrem eigenen Tempo.

Legen Sie danach Ihre Hände wieder entspannt in Ihren Schoss oder lassen Sie Ihre Arme wieder entspannt hängen

Dann finden Sie langsam zurück ins Hier und Jetzt und öffnen allmählich wieder Ihre Augen.

Texte für die Entspannung
→ Den Text langsam, mit ruhiger Stimme und ausreichend Pause zwischen den einzelnen Sätzen vorlesen!
„Achtsam Stehen“ (Einheit 7 & 19)

Finden Sie eine angenehme Standposition.
Wenn Sie möchten, schließen Sie nun Ihre Augen.
Lassen Sie ihre Arme locker neben Ihrem Körper hängen.

Nehmen Sie Ihre Füße wahr und nehmen Sie auch wahr, wie Ihre Füße auf dem Boden stehen.
Spüren Sie den Boden unter Ihren Füßen.
An welchen Stellen haben Ihre Füße Kontakt mit dem Boden?

Nehmen Sie auch Ihre Zehen wahr: von den großen Zehen beginnend, über die 2., 3. und 4. Zehe bis hin zu den kleinen Zehen.
Spüren Sie, wo Ihre Zehen Kontakt zum Boden haben.

Nehmen Sie nun Ihre Fußballen wahr: ... die Innenkanten ... den Mittelfuß ... die Außenkanten ... sowie Ihre Ferse.

Spüren Sie, wie Ihr Gewicht auf den Füßen verteilt ist: Stehen Sie mittig oder ist Ihr Gewicht nach vorn oder hinten oder zur Seite verlagert?

Drücken Sie nun ganz bewusst Ihre Fußsohlen in den Boden und nehmen die Veränderungen in Ihrem Körper wahr.
Was passiert in Ihrem Körper?

[*Pause*]

Strecken Sie gleichzeitig Ihre Wirbelsäule ganz gerade und aufrecht, wie von einem Seil am Kopf nach oben gezogen und nehmen Sie die Veränderung des Körpergefühls wahr.

[*Pause*]

Spüren Sie den Boden unter Ihren Füßen.
Spüren Sie die Erdanziehungskraft, die auf Ihren Körper wirkt.

Wandern Sie gedanklich Ihren Körper nach oben: ...beginnen Sie bei ihren Füßen ... über die Sprunggelenke nach oben zu den Beinen ... Ihr Becken ruht auf Ihren Beinen ... der Rumpf schließt sich an ... und schließlich wandern Sie weiter zu Ihrem Kopf, der von den Schultern und dem Rumpf gestützt wird, zu beiden Armen, die weiterhin locker neben Ihrem Körper hängen.

Spüren Sie noch einmal in Ihren Körper hinein.

Dann finden Sie langsam zurück ins Hier und Jetzt und öffnen allmählich wieder Ihre Augen.

Texte für die Entspannung
→ Den Text langsam, mit ruhiger Stimme und ausreichend Pause zwischen den einzelnen Sätzen vorlesen!
„Achtsamkeit auf der Parkbank“ (Einheit 6, 16 & 23)

Finden Sie eine bequeme Sitzposition.
Ihre Augen können leicht geöffnet oder, wenn Sie möchten, auch geschlossen sein.
Wenn Sie Ihre Augen geöffnet lassen, senken Sie den Blick leicht nach unten, um zur Ruhe zu finden.

Stellen Sie Ihre Füße etwa hüftbreit auf den Boden.
Halten Sie Ihren Rücken aufrecht, als ob Sie an der Scheitelkrone nach oben gezogen würden.
Dabei senken Sie Ihr Kinn leicht, sodass sich Ihre Kopfstellung bequem anfühlt.
Ihre Oberschenkel befinden sich parallel zum Boden.
Legen Sie Ihre Hände locker auf Ihre Oberschenkel.
Die Schultern können Sie leicht nach hinten fallen lassen.

Sie atmen tief ein und wieder aus.
Lassen Sie sich vom natürlichen Rhythmus Ihres Atems leiten.

[*Pause*]

Richten Sie nun Ihre Aufmerksamkeit auf die Empfindung Ihres Atems.
Spüren Sie das leichte Kitzeln der Luft direkt unter Ihrer Nase, wenn Sie einatmen und die Kühle der Luft, die in Ihre Nasenlöcher strömt.
Spüren Sie auch die Luft, die durch die Luftröhre strömt und die Bewegung Ihrer Brust, wenn Ihre Lungen sich weiten und danach zusammenziehen.

Wenn Sie wollen, können Sie Ihren Atem zählen. Zählen Sie dabei beim Einatmen „eins“ und beim Ausatmen „zwei“, sodass Sie Ihren Atem noch bewusster wahrnehmen können.

[*Pause*]

Ist Ihr Geist umhergewandert? Wenn Sie spüren, dass Ihr Geist wandert, holen Sie ihn immer wieder zu sich zurück. Wie ein Welpe, der von Natur aus neugierig ist, wurde Ihr Geist dafür geschaffen umherzustreifen und sich ablenken zu lassen.

Wenn Ihr Geist wandert, holen Sie ihn sanft zurück, zur Wahrnehmung Ihres Atems, so wie Sie auch den Welpen zu sich zurückholen würden.
Atmen Sie noch ein paarmal in Ihrem eigenen Tempo ein und aus.

[*Pause*]

Wenn Sie Ihre Augen geschlossen hatten, öffnen Sie diese nun allmählich oder heben Ihren Blick wieder nach oben. Kommen Sie sanft in das Hier und Jetzt zurück.

Texte für die Entspannung
→ Den Text langsam, mit ruhiger Stimme und ausreichend Pause zwischen den einzelnen Sätzen vorlesen!
„Atemmeditation“ (Einheit 5, 8 & 20)

Setzen Sie sich aufrecht hin und finden Sie eine stabile Sitzposition.
Alternativ: Finden Sie eine stabile und aufrechte Standposition.
Wenn Sie wollen, schließen Sie Ihre Augen.

Um in der Position richtig anzukommen und sich zu entspannen, legen Sie zunächst die Hände auf Ihren Bauch. Atmen Sie ein paar Mal ganz bewusst tief durch die Nase in den Bauch hinein. Atmen Sie durch den Mund wieder aus.
Atmen Sie in Ihrem ganz eigenen fließenden Atemtempo, der Atem kommt und der Atem geht. Richten Sie Ihre Aufmerksamkeit ganz auf Ihren Atem.
Spüren Sie, wie sich bei jeder Einatmung Ihr Bauch nach außen wölbt und bei der Ausatmung wieder senkt.

[*Pause*]

Mit der nächsten Einatmung führen Sie nun Ihre Arme über die Seiten in einem großen Bogen über Ihren Kopf. Bei der darauffolgenden Ausatmung bewegen Sie Ihre Arme über vorne wieder nach unten. Wiederholen Sie diese Bewegung mit der Ein- und Ausatmung mehrere Male in Ihrem eigenen Tempo.

[*Pause*]

Legen Sie nun Ihre beiden Handflächen auf Ihre Brust. Wenn Sie einatmen, hebt sich Ihre Brust und Sie machen sich ganz groß und aufrecht. Wenn Sie Ausatmen senkt sich die Brust und Sie kommen wieder in Ihre normale Position zurück.

[*Pause*]

Bei der nächsten Einatmung nehmen Sie Ihre Arme vor die Brust, mit den Handflächen zueinander. Nun schieben Sie Ihre Arme kraftvoll nach vorne weg und atmen dabei mit einem kräftigen Stoß aus. Wiederholen Sie diese Bewegung mit der Ein- und Ausatmung mehrere Male in Ihrem eigenen Tempo.

[*Pause*]

Lassen Sie nun Ihre Arme ganz locker neben dem Körper hängen.
Spüren Sie die Weite in Ihrem Brustkorb und Ihrem Bauchraum.
Lassen Sie Ihren Atem wieder ganz von allein fließen.

[*Pause*]

Finden Sie langsam zurück ins Hier und Jetzt und öffnen allmählich wieder Ihre Augen.

Texte für die Entspannung
→ Den Text langsam, mit ruhiger Stimme und ausreichend Pause zwischen den einzelnen Sätzen vorlesen!
„Gangmeditation" (Einheit 2 & 11)

Während der Gangmeditation bewegen Sie sich im Kreis oder machen einen Spaziergang, ohne ein Ziel zu haben.

Sie gehen und atmen dabei ein und wieder aus.
Finden Sie ein für Sie angenehmes, möglichst langsames Gangtempo.

[*Pause*]

Wenn Sie einatmen, gehen Sie drei bis vier Schritte und wenn Sie ausatmen, gehen Sie vier bis fünf Schritte. Ihre Schritte passen Sie dabei an Ihren eigenen Atemrhythmus an.

[*Pause*]

Versuchen Sie Ihren Bewegungsablauf des Gehens zu verlangsamen und achtsam wahrzunehmen.

Lenken Sie dabei Ihren Fokus auf Ihre Füße.
Spüren Sie bewusst, wie Sie Ihren Fuß anheben, Ihr Gewicht verlagern, den Fuß nach vorn schieben und wieder mit dem Boden in Kontakt kommen.

[*Pause*]

Richten Sie nun Ihre Aufmerksamkeit auf alle Körperempfindungen…
… Ihren Atem
… den Fluss Ihrer Bewegungen
… den Rhythmus Ihrer Schritte.

[*Pause*]

Nun lenken Sie Ihren Fokus auf die Umgebung.
Während Sie achtsam gehen, nehmen Sie mit allen Sinnen wahr, was um Sie herum geschieht: Hören, Sehen und Riechen Sie bewusst.

[*Pause*]

Verlangsamen Sie nun weiter Ihre Bewegungen, bis Sie wieder stehen bleiben.
Spüren Sie noch einmal in Ihren Körper.

Hat sich etwas an Ihrer Wahrnehmung verändert?

Texte für die Entspannung
→ Den Text langsam, mit ruhiger Stimme und ausreichend Pause zwischen den einzelnen Sätzen vorlesen!
„Igelballmassage“ (Einheit 9, 14 & 22)

Stellen Sie sich an den Rücken ihrer Partnerin oder ihres Partners. Beide Partner:innen verteilen Ihr Gewicht gleichmäßig auf beide Füße. Die massierte Person kann gerne die Augen schließen, um so die Massage noch intensiver genießen zu können. Die hintere Person beginnt nun den Igelball mehrmals sanft über den unteren Rücken der vorderen Person zu kreisen.

[*Anweisung für die hintere Person*]
Bewegen Sie den Igelball in kreisförmigen Bewegungen über den unteren Rücken Ihres Partners oder Ihrer Partnerin. Vergessen Sie dabei die äußeren Seiten der Hüften und den oberen Gesäßansatz nicht.

Fragen Sie Ihren Partner oder Ihre Partnerin, wie stark Sie mit den Igelball Druck ausüben sollen. Probieren Sie aus, wie es sich anfühlt, wenn etwas mehr oder etwas weniger Druck gegeben wird. Die Massage soll angenehm sein und entspannend wirken.

[*Pause*]

Bewegen Sie den Ball nun langsam den Rücken entlang nach oben bis zwischen die Schulterblätter. Denken Sie dabei auch an die beiden Flanken!

[*Pause*]

Auch der Nacken darf mit den Igelball mit leichtem Druck massiert werden. Beginnen Sie dabei auf einer Schulter und führen Sie den Igelball am Nacken entlang mehrmals bis zum Haaransatz und wieder hinunter. Denken Sie auch an die andere Seite.

[*Pause*]

Führen Sie den Igelball in langsamen, kleinen Kreisen nach links an die Schulter, über den Oberarm, die Innenseite des Unterarms und die Handfläche. Auf dem Rückweg führen Sie den Igelball über die Hand- und Unterarm-Außenseite, den Oberarm und wieder zurück zur Schulter. Wechseln Sie dann über die Schulterblätter die Seite und massieren die rechte Schulter und den rechten Arm auf der Innen- und Außenseite.

[*Pause*]

Zum Abschluss kreisen Sie noch einmal über den gesamten Rücken Ihres Partners oder Ihrer Partnerin.

[*Pause*]

Dann kann die vordere Person die Augen öffnen und die Positionen werden gewechselt.

Texte für die Entspannung
→ Den Text langsam, mit ruhiger Stimme und ausreichend Pause zwischen den einzelnen Sätzen vorlesen!
„Progressive Muskelrelaxation“ (Einheit 10, 17 & 21)

Die Übungen in dieser Muskelentspannungs-Sequenz bietet Ihnen die Möglichkeit, Ihre Aufmerksamkeit von Ihren Gedanken weg- und zu Ihrem eigenen Körper hinzulenken. Atmen Sie während der Übung normal und in Ihrem eigenen Tempo weiter, halten Sie bitte nicht den Atem an! Finden Sie für die Übung eine angenehme Sitz- oder Standposition und schließen Sie Ihre Augen, wenn Sie möchten.

Spannen Sie Ihre Hände an, indem Sie sie zu einer Faust ballen und halten Sie diese Spannung [*5 sek*]. Lassen Sie nun die Spannung los und nehmen wahr, wie sich Ihre Hände anfühlen.

[*Pause*]

Spannen Sie zusätzlich zu den Fäusten nun Ihre vorderen Oberarme an, indem Sie sie leicht anwinkeln und halten Sie diese Spannung [*5 sek*]. Lassen Sie nun die Spannung los und nehmen wahr, wie sich Ihre Arme und Hände anfühlen.

[*Pause*]

Spannen Sie zusätzlich zu den Fäusten Ihre hinteren Oberarme an, indem Sie die Ellenbogen ganz durchstrecken und halten Sie diese Spannung [*5 sek*]. Lassen Sie nun die Spannung los und nehmen wahr, wie sich Ihre Arme und Hände anfühlen.

[*Pause*]

Ziehen Sie nun Ihre Schultern so weit wie möglich nach oben Richtung Ohren und halten Sie diese Spannung [*5 sek*]. Lassen Sie nun die Spannung los und nehmen wahr, wie sich Ihre Schultern anfühlen.

[*Pause*]

Legen Sie Ihre Arme seitlich an Ihren Körper und drücken die Arme mit Spannung an ihren Körper. Halten Sie diese Spannung [*5 sek*]. Lassen Sie nun die Spannung los und nehmen wahr, wie sich Ihre Arme anfühlen.

[*Pause*]

Spannen Sie nun nochmal Ihren gesamten Oberkörper an: Hände, Arme und Schultern. Halten Sie diese Spannung [*5 sek*]. Lassen Sie nun die Spannung los und spüren zum Abschluss noch einmal nach: Was hat sich in Ihren Händen, Ihren Armen, Ihren Schultern und Ihrem Oberkörper verändert, wie fühlt sich Ihr Körper jetzt an?

[*Pause*]

Finden Sie nun langsam zurück ins Hier und Jetzt und öffnen allmählich wieder Ihre Augen.

Texte für die Entspannung
→ Den Text langsam, mit ruhiger Stimme und ausreichend Pause zwischen den einzelnen Sätzen vorlesen!
„Sinnesmeditation" (Einheit 4, 12 & 24)

Die „Sinnesmeditation" soll eine Verbindung des Körpers mit der Umgebung schaffen und so alle Sinne aktivieren und schärfen. Finden Sie hierfür eine angenehme Standposition.
Alternativ: Finden Sie eine angenehme Sitzposition.

Atmen Sie tief ein [*kurze Pause*] und wieder aus. Beginnen Sie nun wahrzunehmen, was Sie in diesem Moment sehen, ohne es zu bewerten. Zählen Sie in Gedanken auf, was Sie sehen, zum Beispiel: „Ich sehe einen Baum. Ich sehe die Vögel. Ich sehe den Himmel."

[*Pause*]

Wenn Sie möchten, schließen Sie nun Ihre Augen und spüren Sie in sich hinein.
Wie fühlt sich Ihr Körper an? Sind Sie entspannt?

Spüren Sie die Temperatur der Luft, den Wind oder die Sonne auf der Haut.
Spüren Sie auch den Boden unter Ihren Fußsohlen oder die Oberfläche, auf der Sie sitzen.

[*Pause*]

Lenken Sie nun Ihre Aufmerksamkeit zu Ihren Ohren: Welche Geräusche umgeben Sie?
Vielleicht hören Sie das sanfte Rascheln der Blätter, das Zwitschern der Vögel oder das Rauschen der Autos. Versuchen Sie alle Geräusche, ob sie störend oder angenehm sind, ohne Wertung wahrzunehmen.

[*Pause*]

Richten Sie Ihren Fokus nun auf ihre Nase und Ihren Geruchssinn: Was riechen Sie?
Vielleicht den Geruch von Sommerregen, Kaffee, Blumen, oder einfach das eigene Parfüm auf Ihrer Haut?

[*Pause*]

Lenken Sie nun Ihre Aufmerksamkeit auf Ihren Mund: Nehmen Sie wahr, was Sie in diesem Augenblick schmecken. Vielleicht noch den Geschmack Ihrer letzten Mahlzeit oder etwas Salz auf Ihren Lippen.

[*Pause*]

Spüren Sie noch einmal in Ihren Körper hinein und nehmen Sie alle Sinne wahr.

[*Pause*]

Dann finden Sie langsam zurück ins Hier und Jetzt und öffnen wieder Ihre Augen.

Karten für die Bewegungswürfel (Zum Ausschneiden oder Kopieren)
Kriterien (Einheit 2)
Größe
Vorname
Geburtsmonat
Hausnummer

Kochkünste

Urlaubsziel

Gangarten (Einheit 2 & 6)

Knie heben

Anfersen

seitlich gehen

rückwärts

Zehenspitzen

Fersengang

Gruppen (Einheit 6)

Geburtsjahr

Händigkeit

Radiosender

liebste Eis-Sorte

Haustiere

liebstes Schulfach

Übungen (Einheit 13)

Außenrotation Arme mit Band

Seitstütz mit Wechsel links – rechts

Ellenbogen & Knie diagonal zusammen

Seit-Lauf mit Übungsband

Lat-Zug mit Übungsband

Füße tippen abwechselnd auf die Bank

Wiederholungen (Einheit 13 & 16)
1 x 30
1 x 40
2 x 15
3 x 10

40 sek

50 sek

Übungen (Einheit 16)

„Von Stern zu Kugel“

Liegestütze an der Bank

Hackbewegungen mit den Armen

Füße heben & senken im Sitz auf Bank

Beine seitlich abspreizen mit Band

Seit-Beuge Oberkörper mit Band

Farben (Einheit 15 & 18) → entsprechen den Farben des Bewegungswürfels

Formen (Einheit 18)

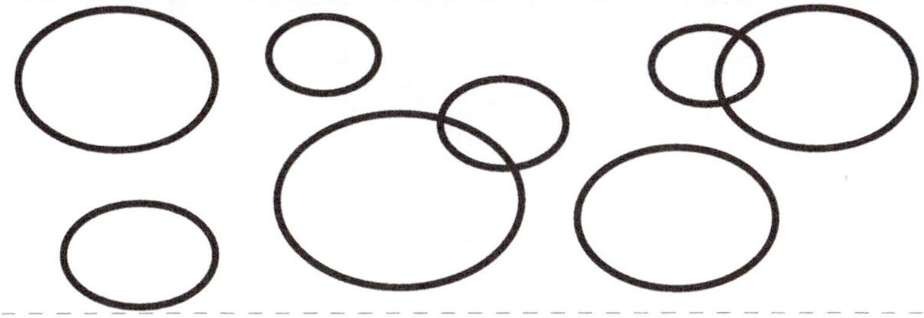

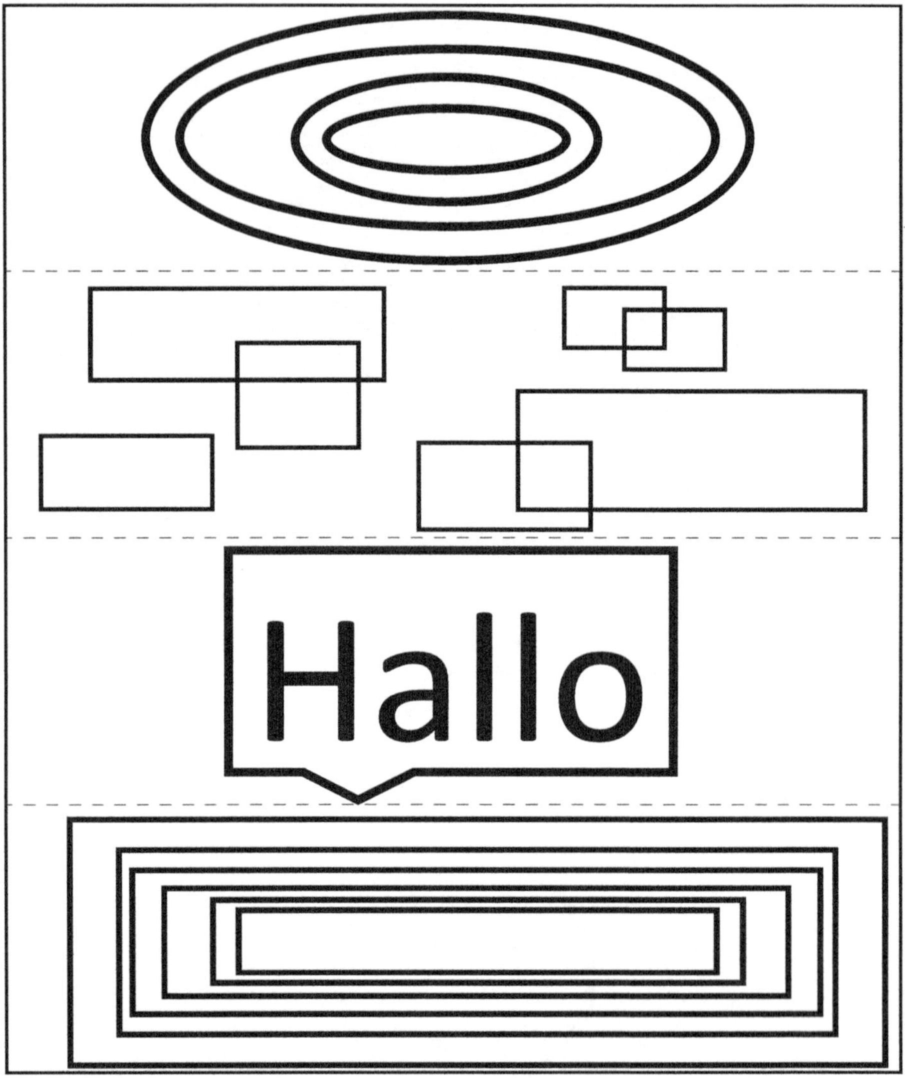
Hallo

Karten für die kognitiven Aufgaben (Zum Ausschneiden oder Kopieren)

Fisch-Karten (Einheit 21)

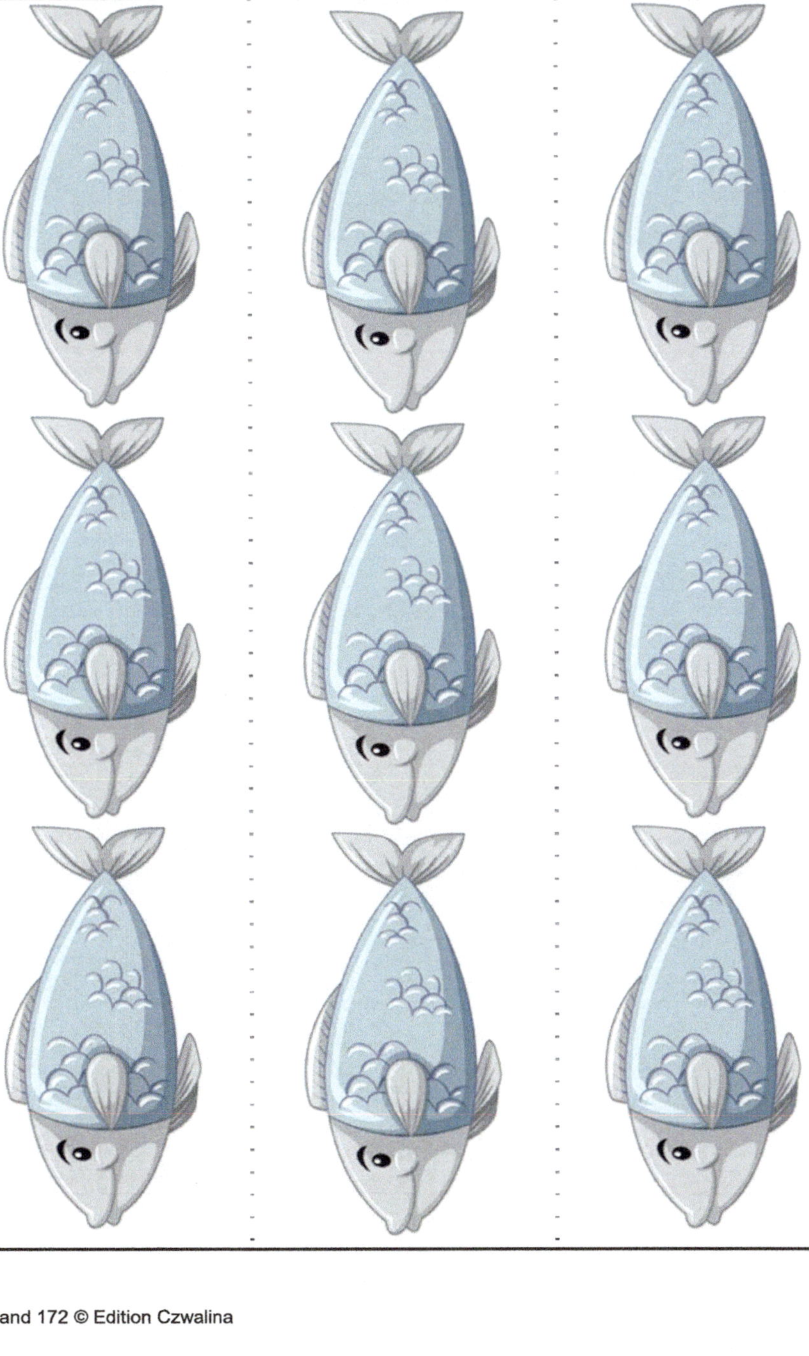

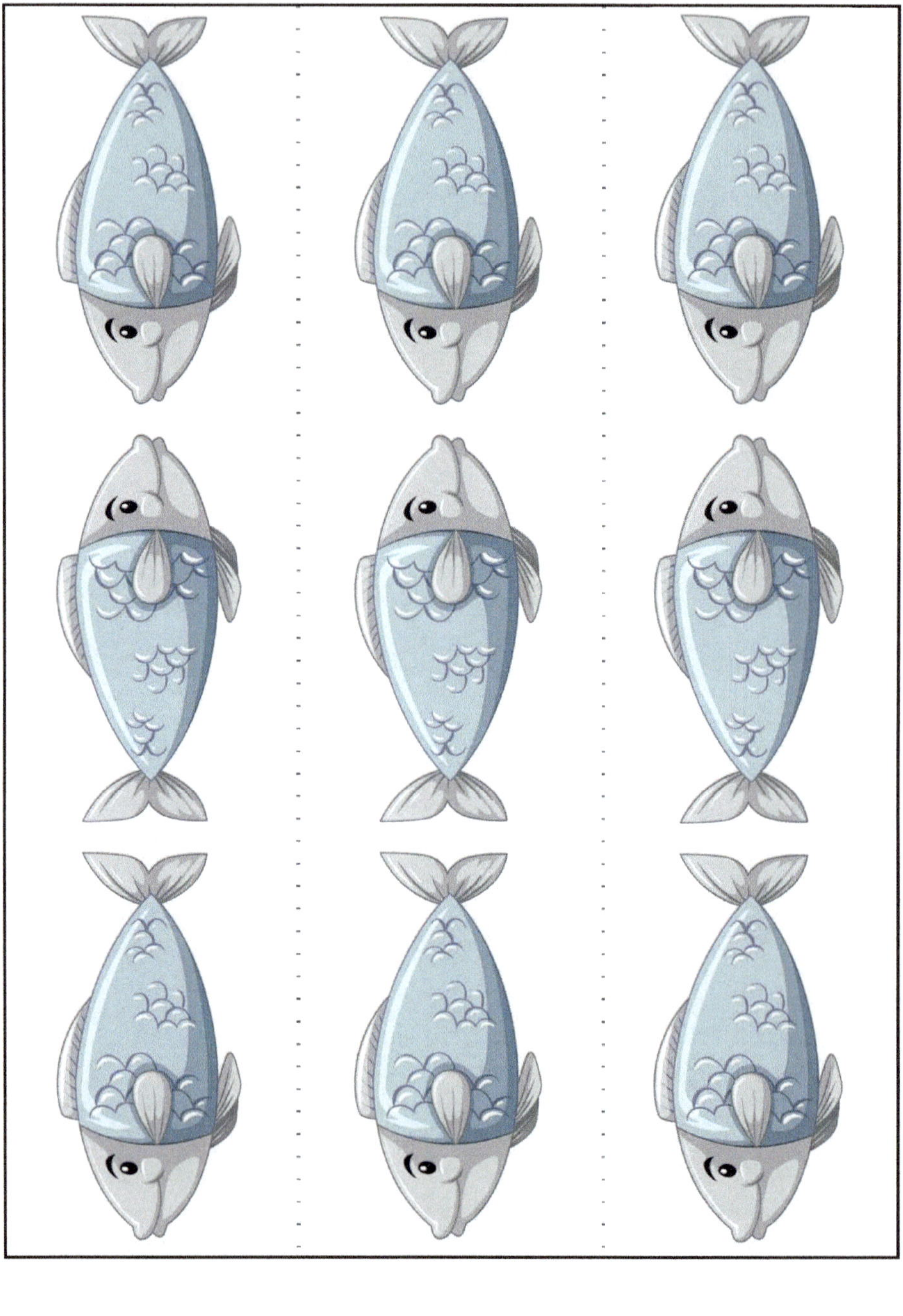

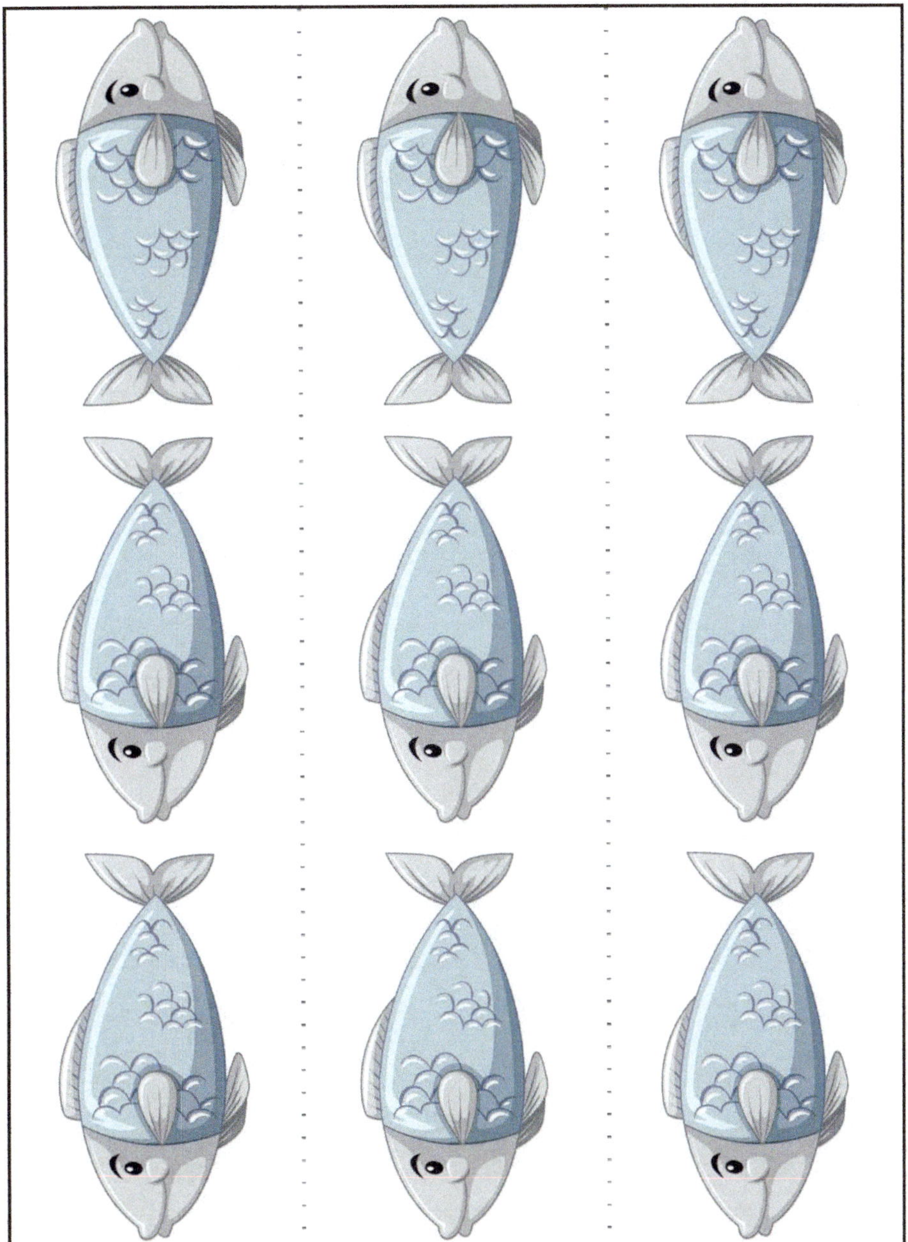

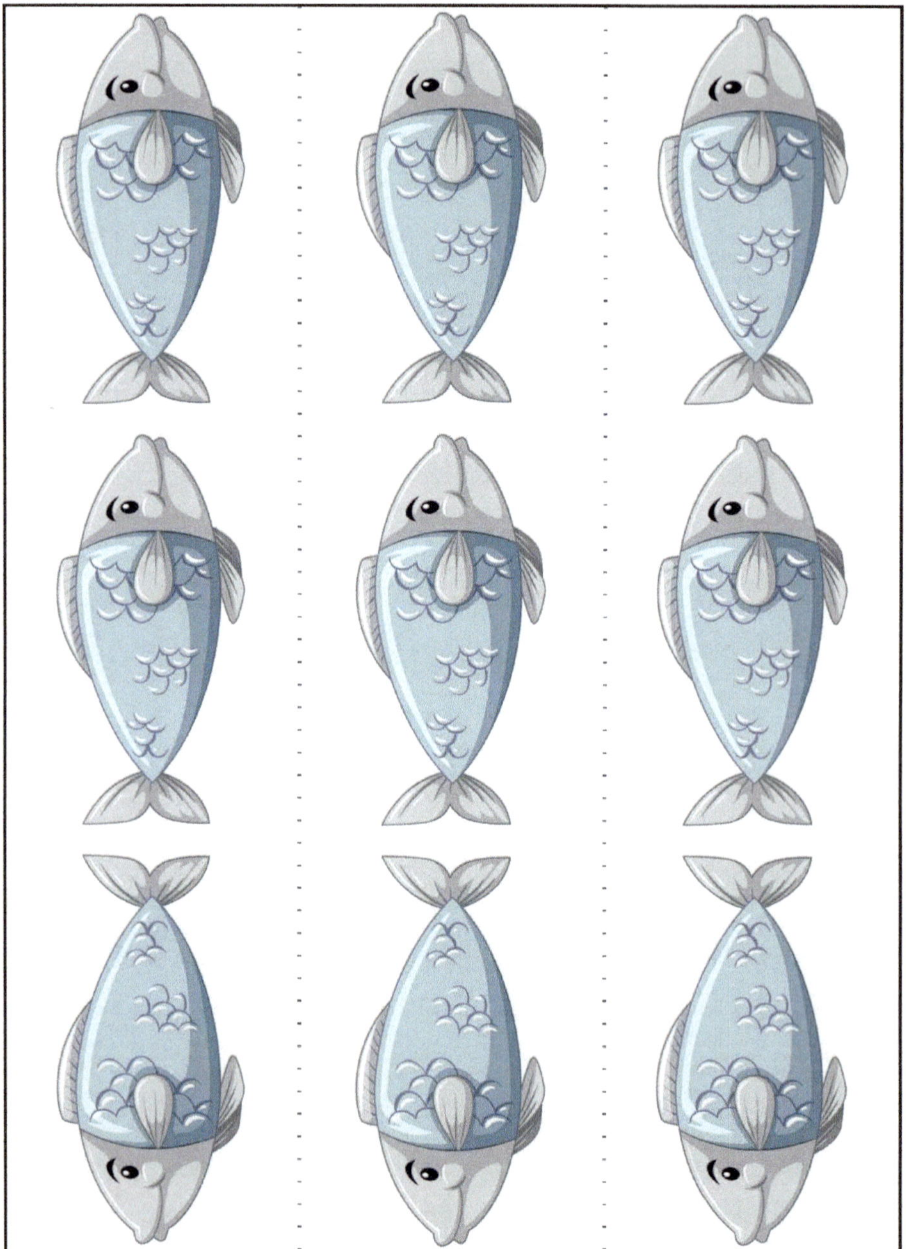

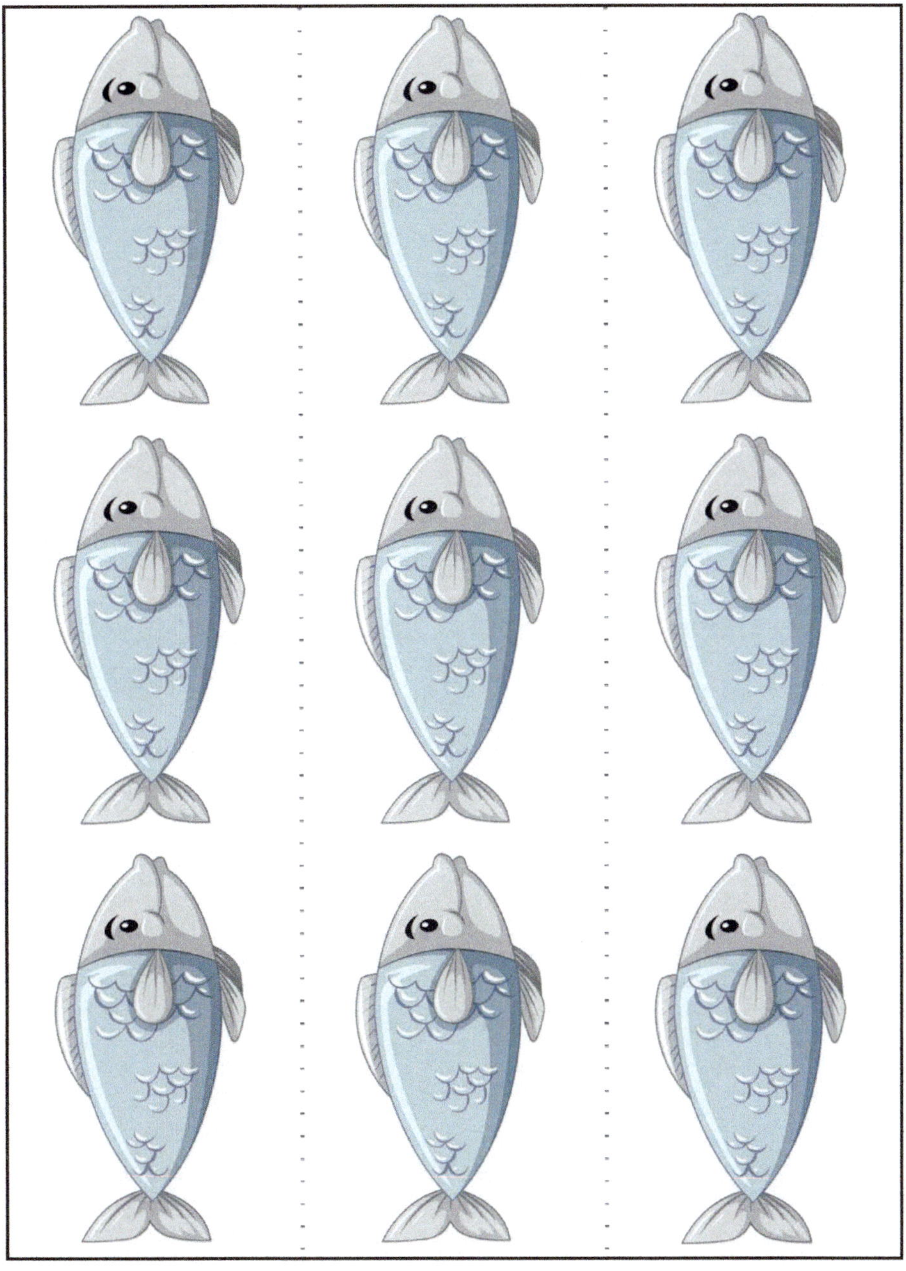

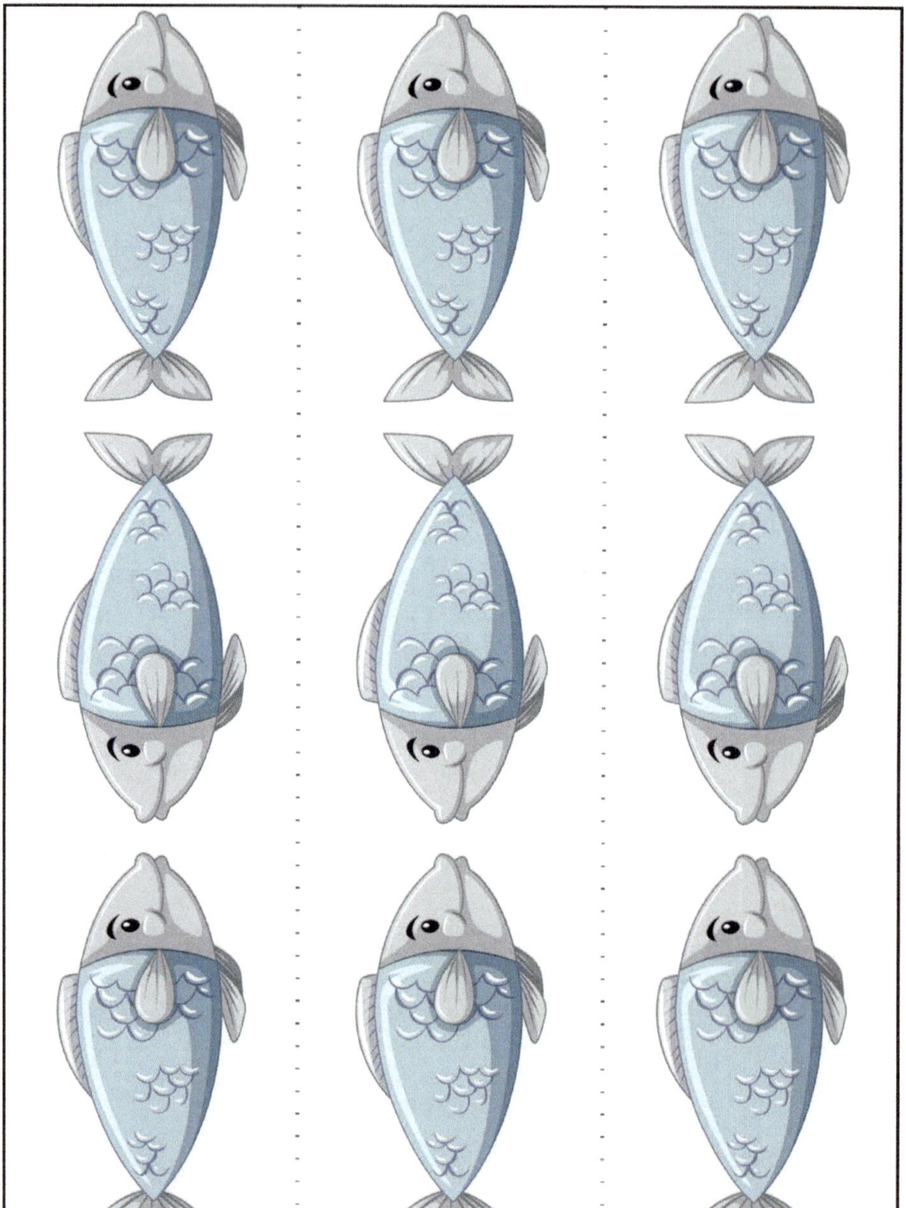

Farb-Karten *Stufe 1* (Einheit 21)

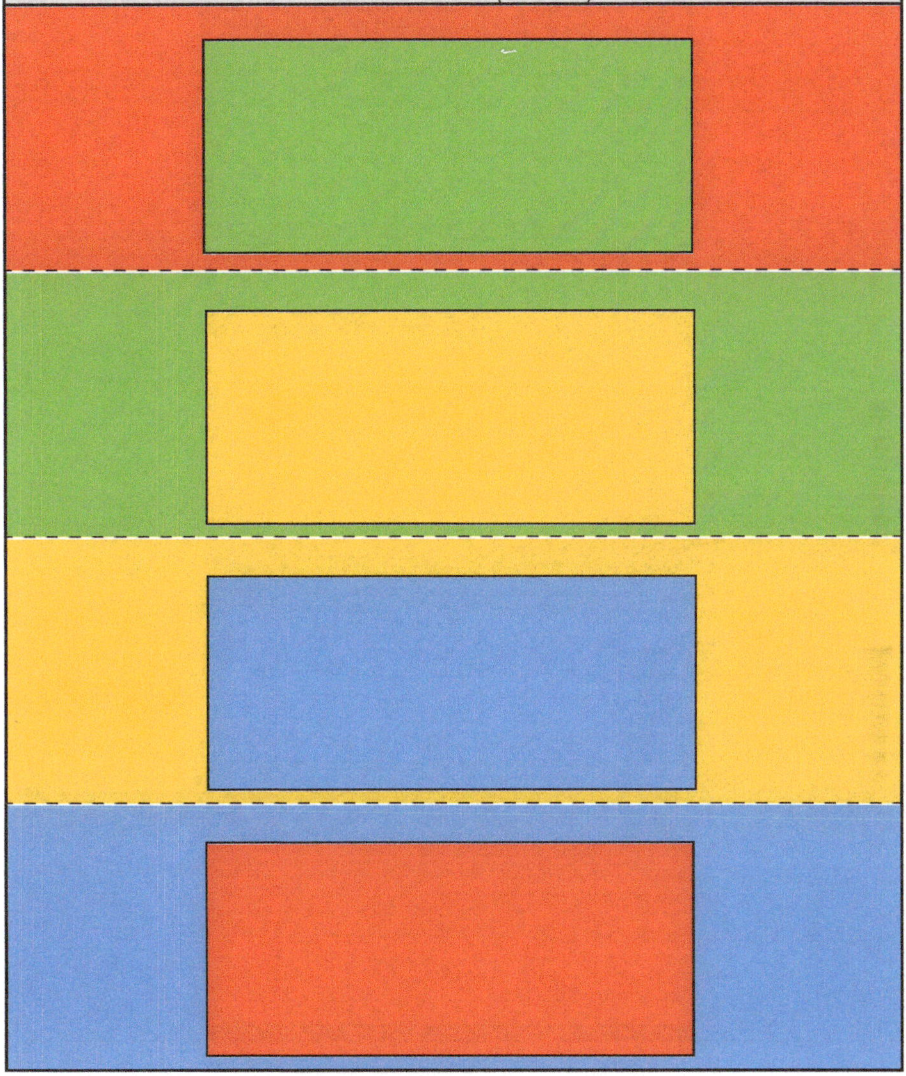

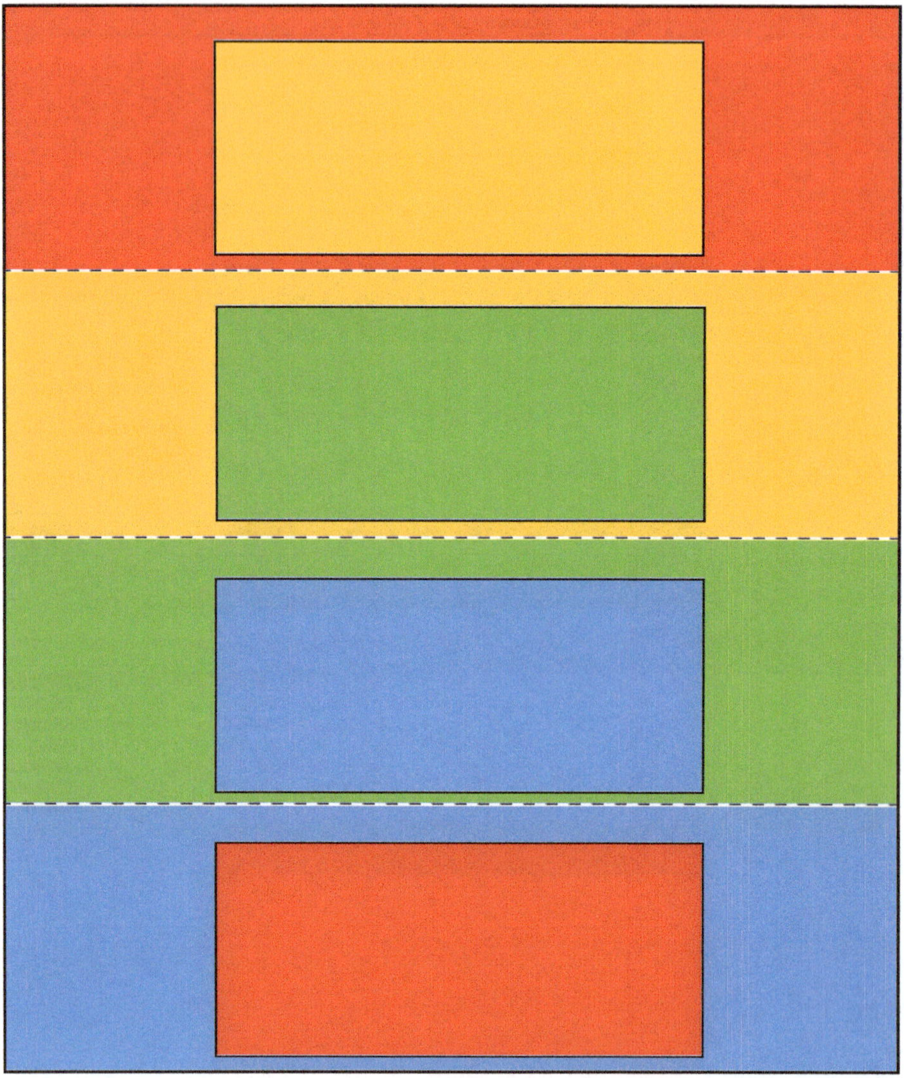

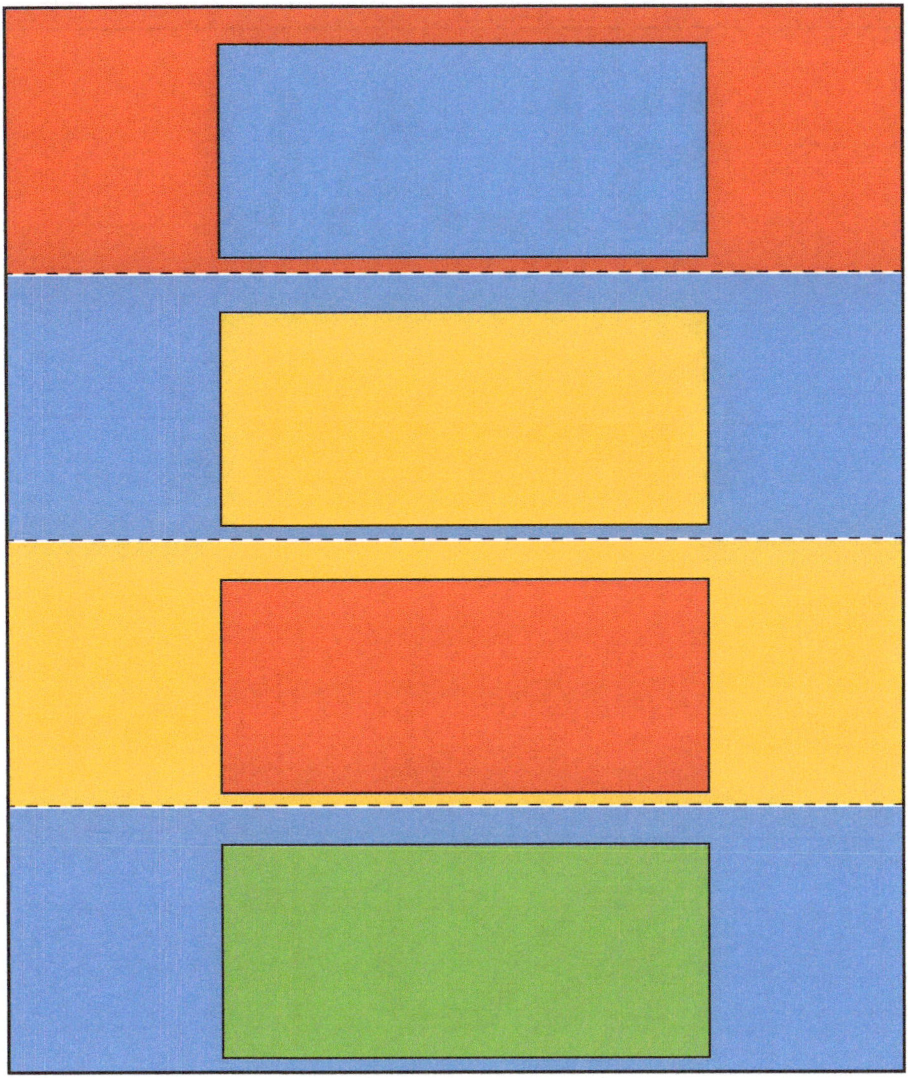

Farb-Karten *Stufe 2* (Einheit 21)
BLAU
GRÜN
GELB
ROT

BLAU

GRÜN

GELB

ROT

BLAU

GRÜN

GELB

ROT

BLAU

GRÜN

GELB

ROT

Formen (Einheit 22)

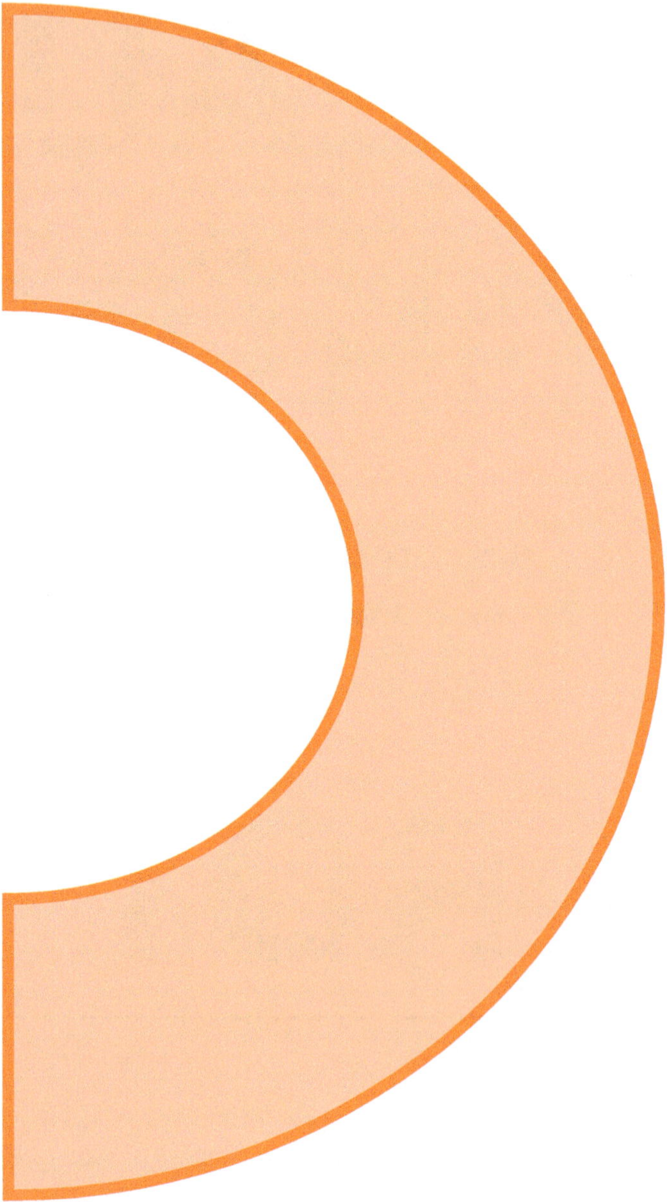

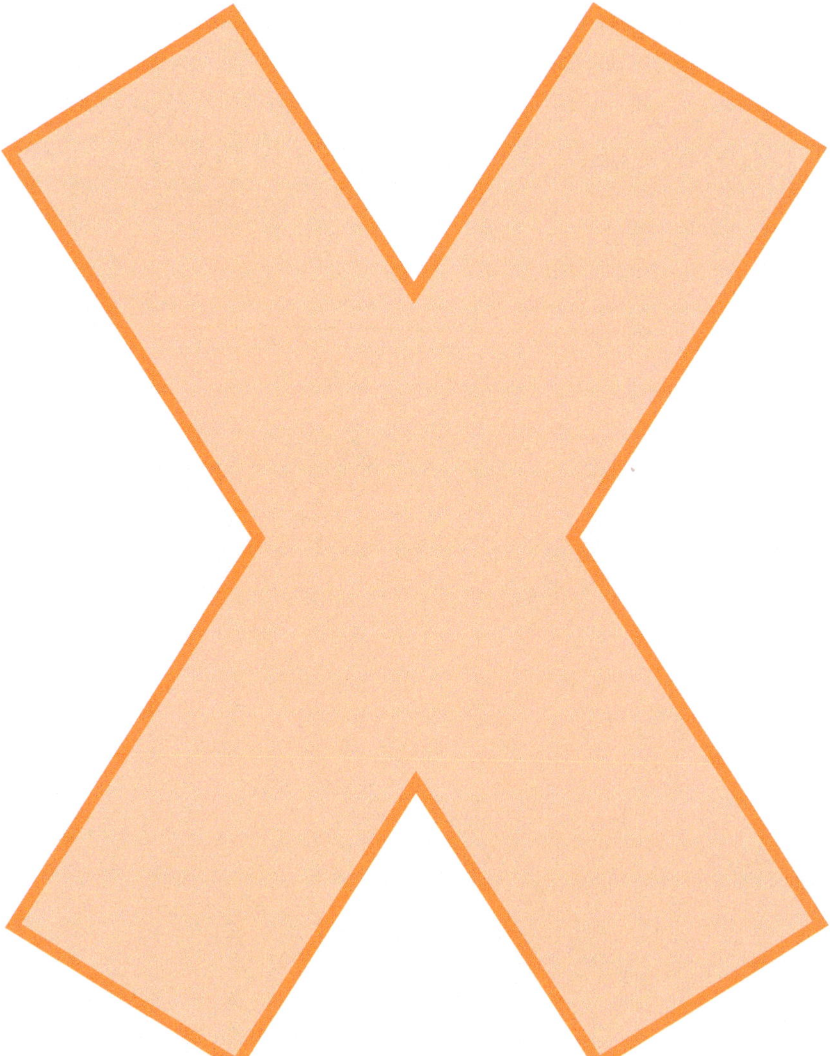

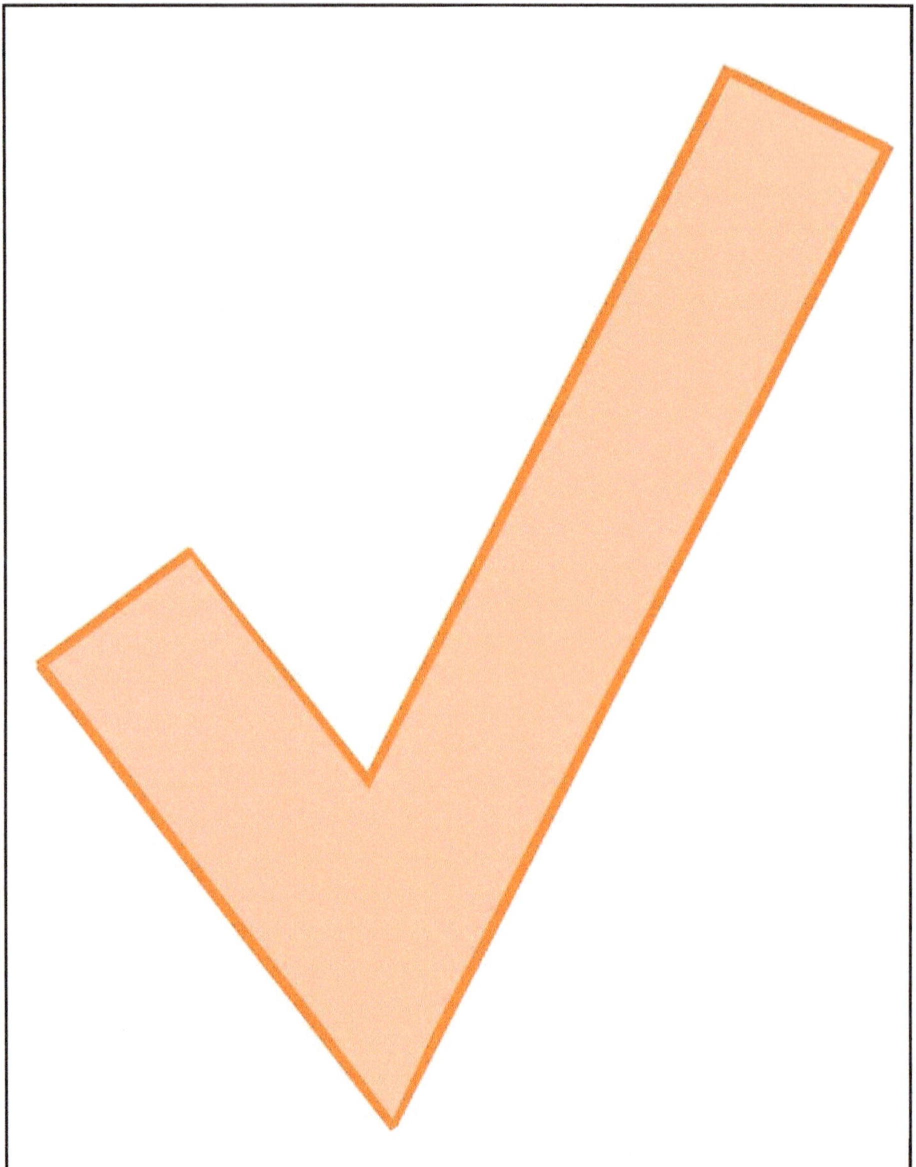

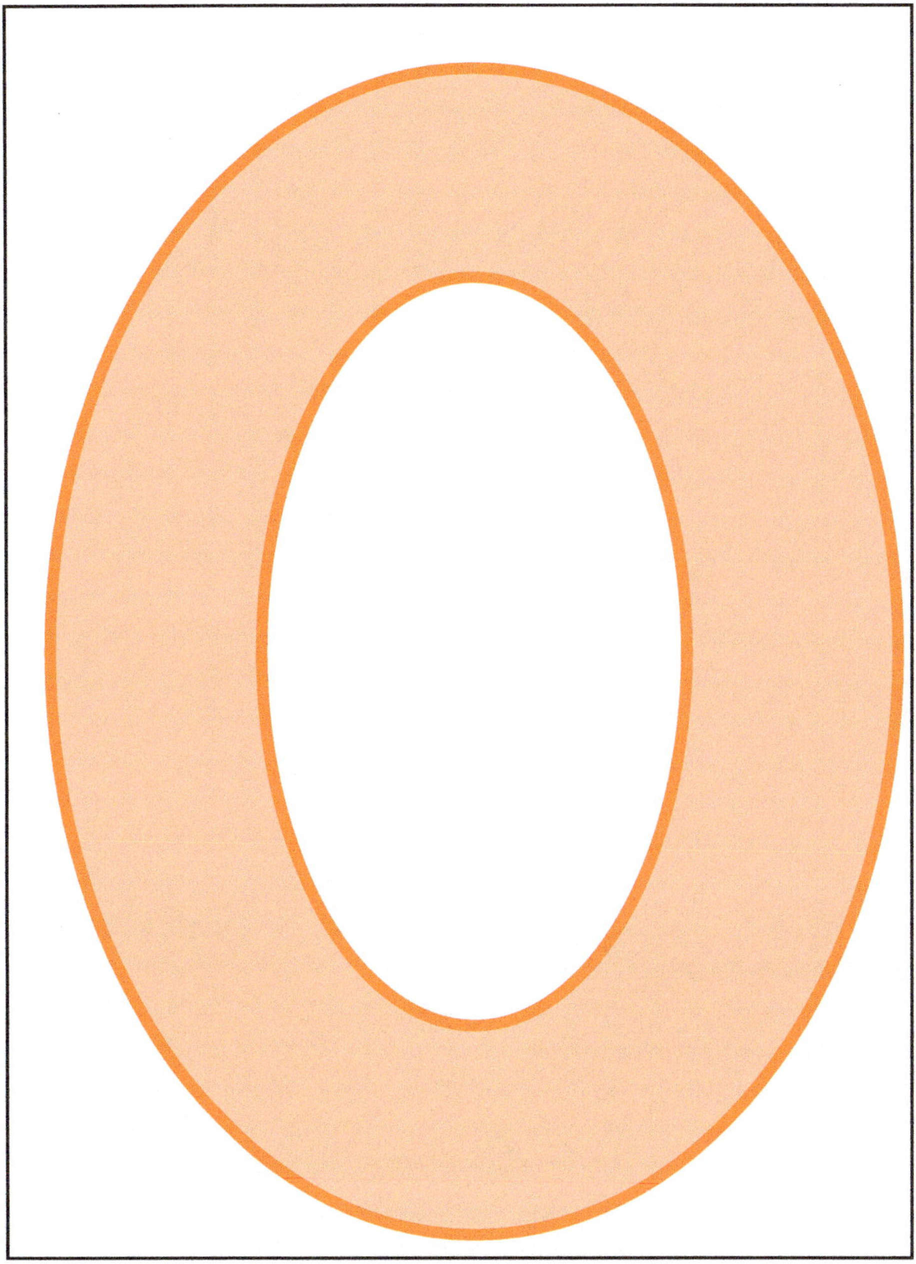

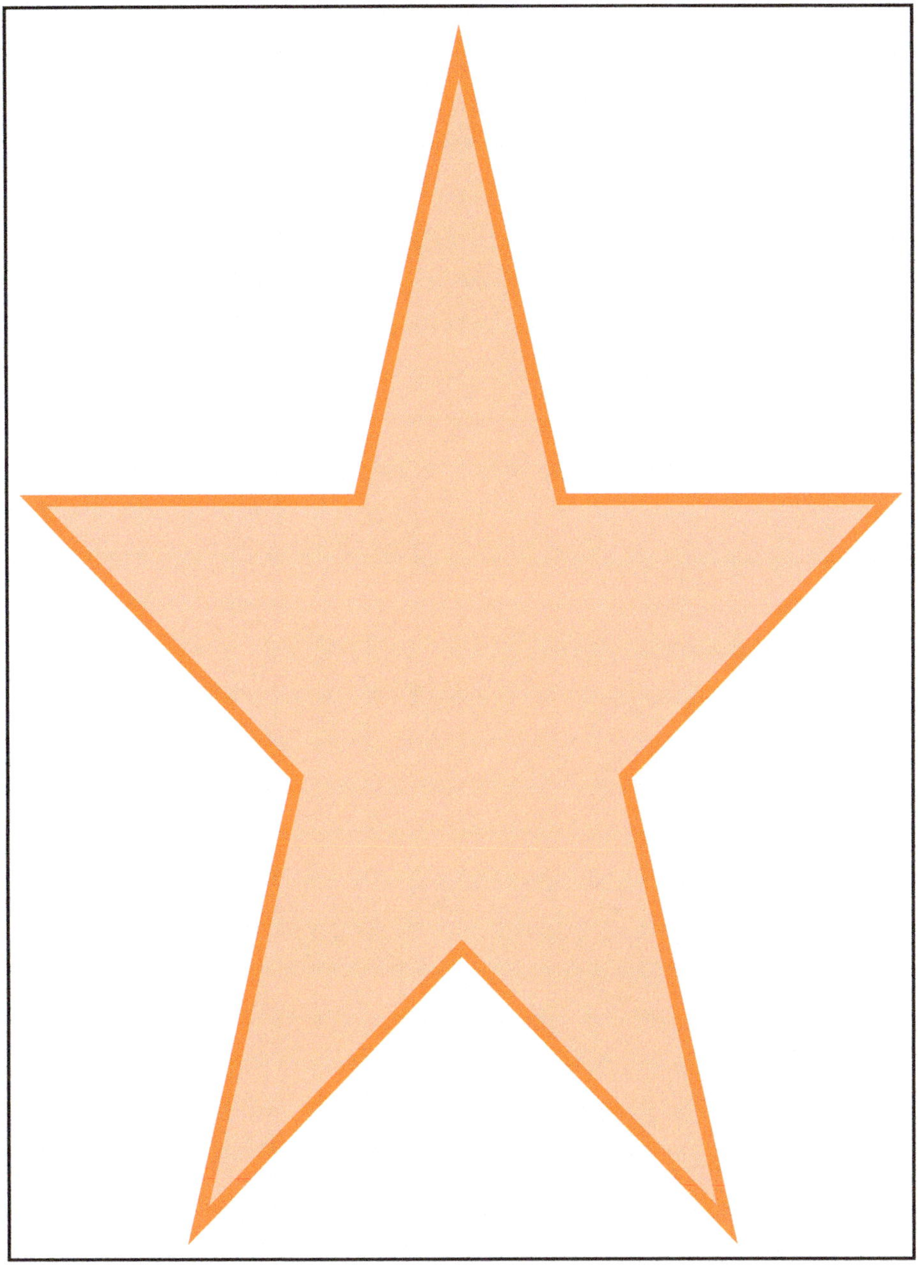

6.2 Anhang 2: Übungsbeschreibungen

Erwärmung: Auf der Stelle laufen

- DAUER: ca. 1 min
- BEWEGUNG: auf der Stelle laufen, Blick nach vorne, Arme mitschwingen
- VARIANTE *schwer*: Knie weit anheben, schneller

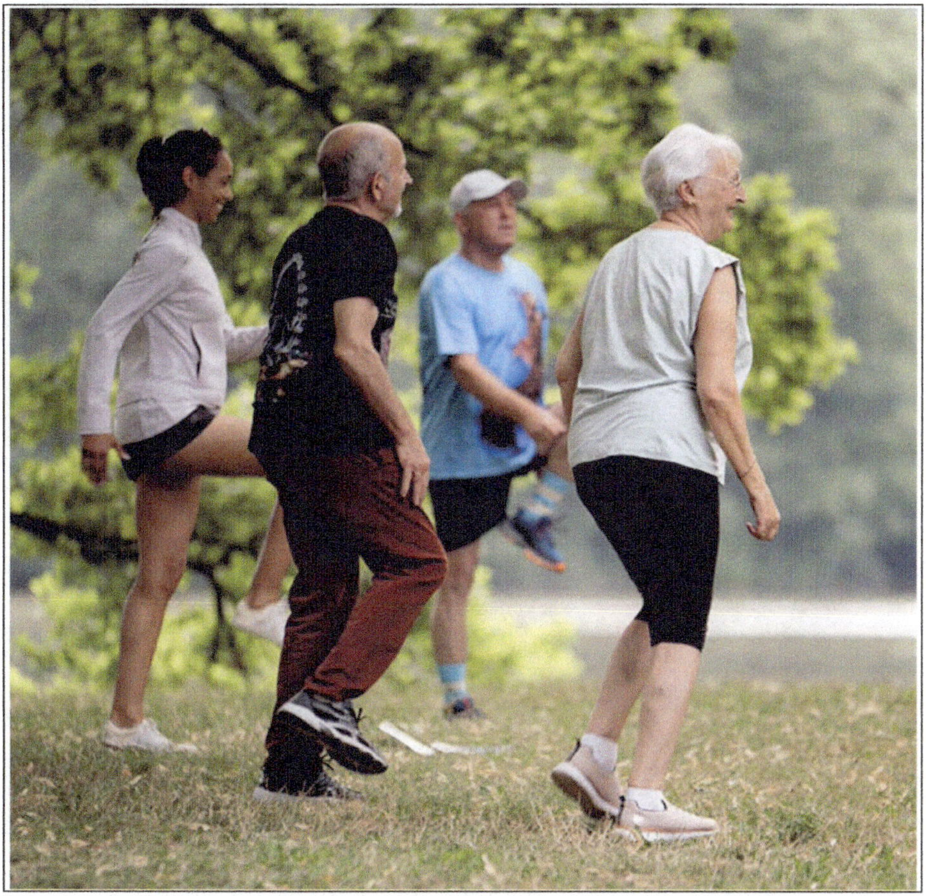

Erwärmung: Fuß kreisen

- DAUER: ca. 30 sek pro Bein, je mit und gegen den Uhrzeigersinn
- BEWEGUNG: auf einem Bein stehen, Fuß des anderen Beines anheben und kreisen lassen, Festhalten bei Gleichgewichtsproblemen (z. B. an Baum, Laterne, anderer Person)
- VARIANTE *leicht*: Fußspitze auf dem Boden absetzen, Bein um Fußspitze kreisen
- VARIANTE *schwer*: Knie im 90°-Winkel anheben, Unterschenkel kreisen lassen

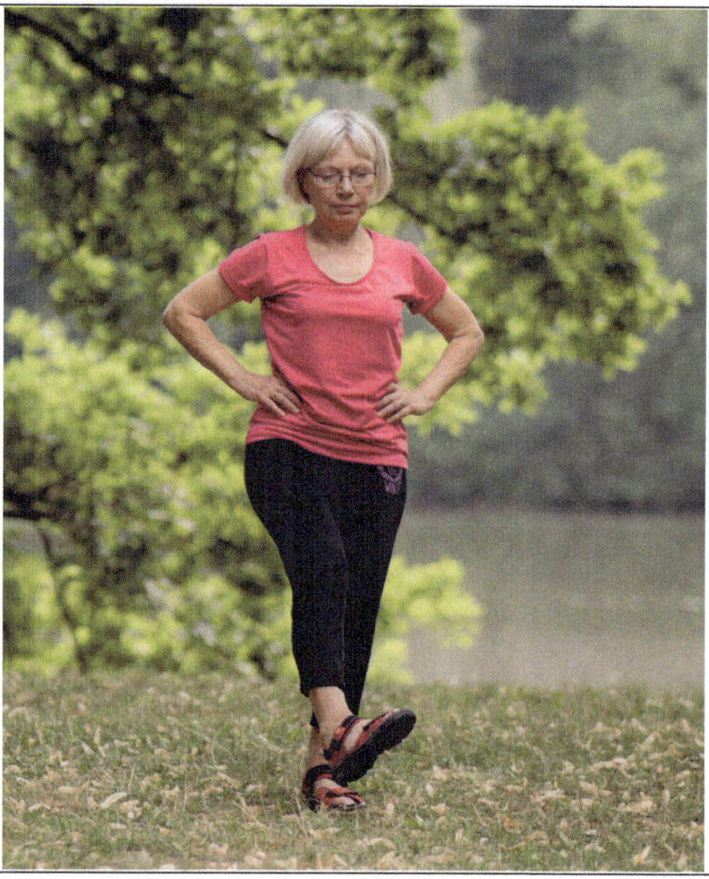

Erwärmung: Hüfte kreisen

- DAUER: je ca. 30 sek mit und gegen den Uhrzeigersinn
- BEWEGUNG: breitbeiniger Stand, große Bewegungen, Arme zur Unterstützung in die Seite stemmen

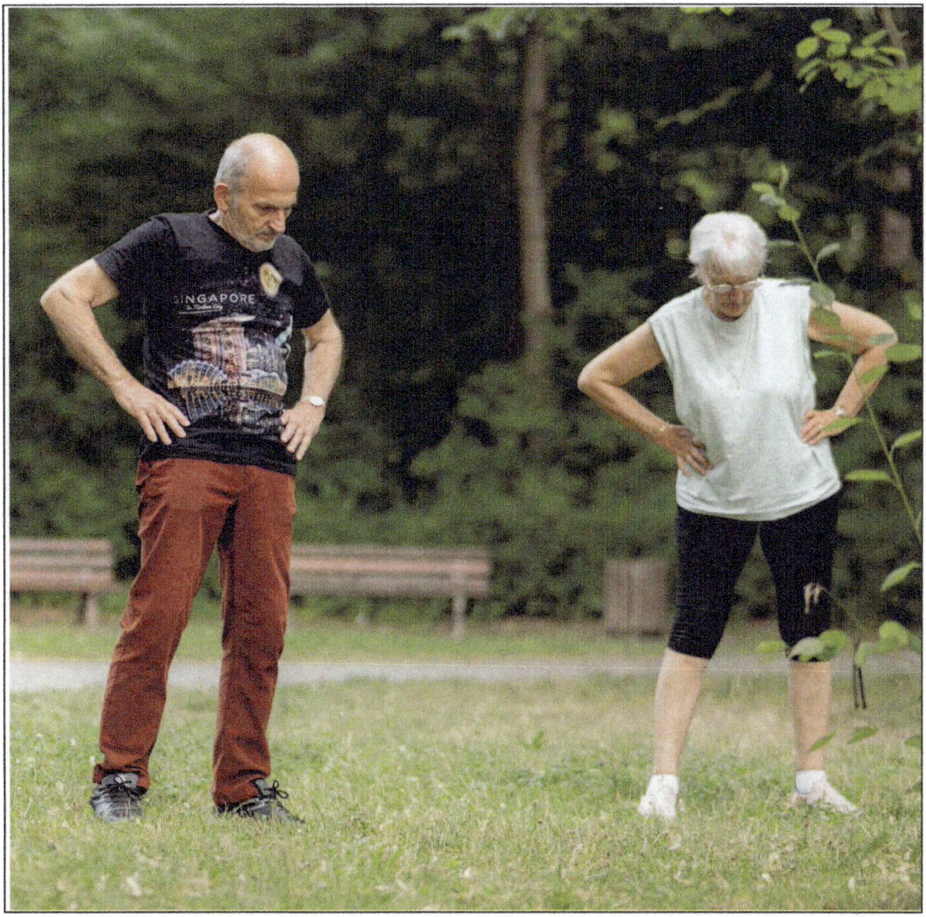

Erwärmung: Durchstrecken – Katzenbuckel

- DAUER: 5 Wiederholungen pro Position
- BEWEGUNG: Wechsel vom durchgestreckten Rücken & Arme auf Schulterhöhe nach hinten ziehen, ggf. leicht nach oben sehen zum runden Rücken & vorgebeugtem Oberkörper, Hände auf Oberschenkeln gestützt
- VARIANTE *leicht*: auch im Sitzen möglich

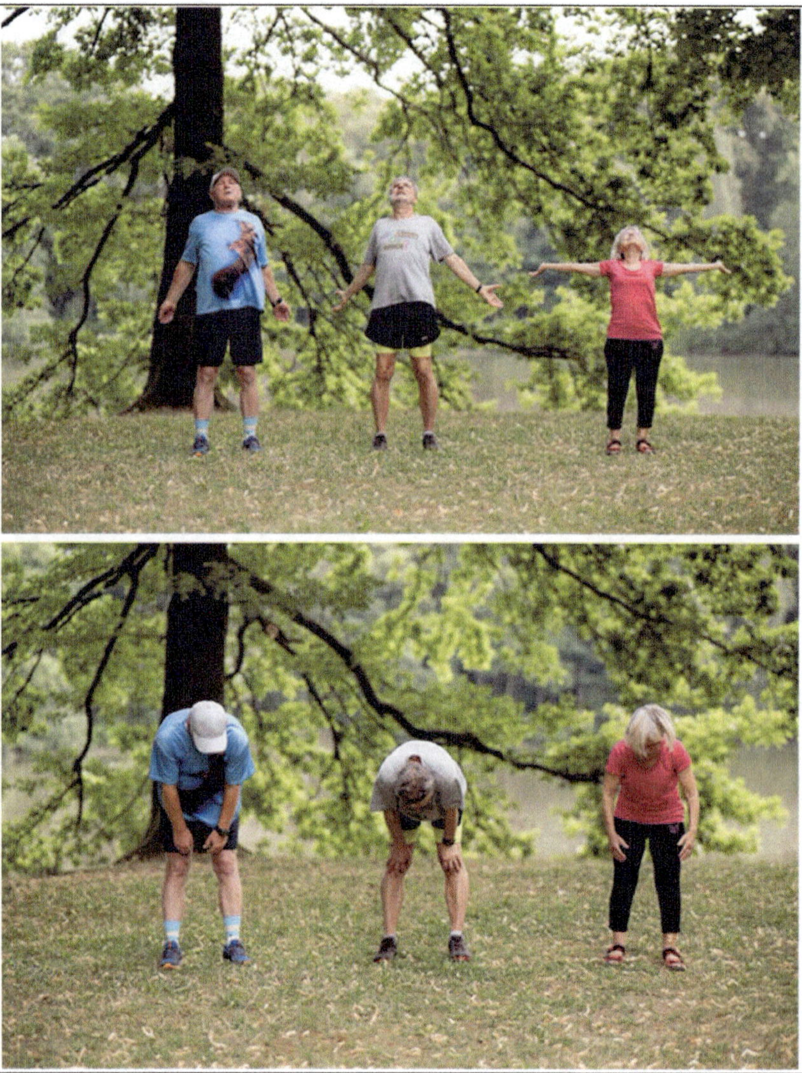

Erwärmung: Kopf kreisen

- DAUER: ca. 30 sek
- BEWEGUNG: aufrechter Stand, Arme locker hängen lassen, Kopf über die Brust von rechts nach links – links nach rechts bewegen, dabei nicht über den Nacken kreisen
- VARIANTE *leicht*: auch im Sitzen möglich

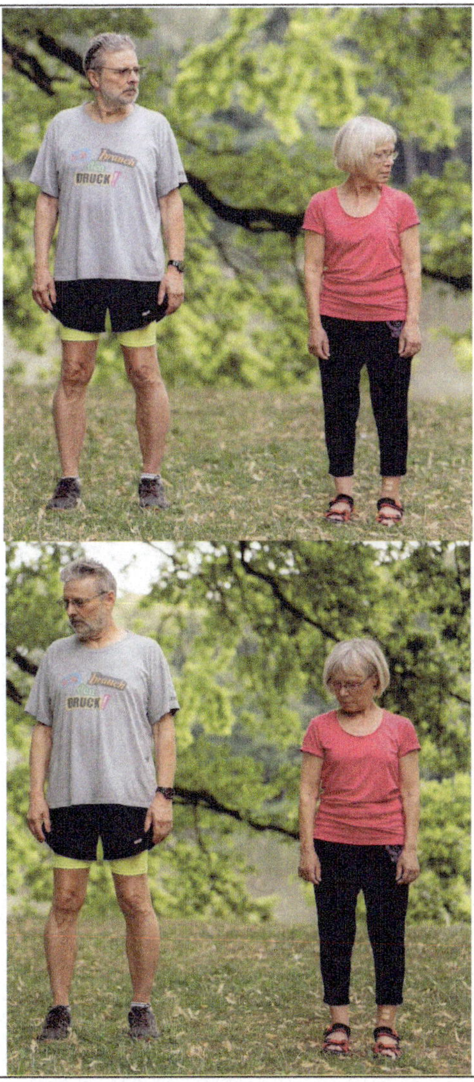

Erwärmung: Hampelmann

- DAUER: ca. 30 sek bis ca. 1 min
- BEWEGUNG: Arme gestreckt über den Kopf bewegen und gleichzeitig abwechselnd mit einem Bein zur Seite tippen, dann Arme seitlich an den Körper legen und Beine zusammenstellen/schließen
- VARIANTEN *schwer*:
  - elastisches Übungsband mit einem Clip um die Beine befestigen, um gegen Widerstand zu tippen
  - Gewichte in die Hand nehmen (z. B. Wasserflasche)
  - Sprung einbauen (Arme & Beine gleichzeitig öffnen & schließen)

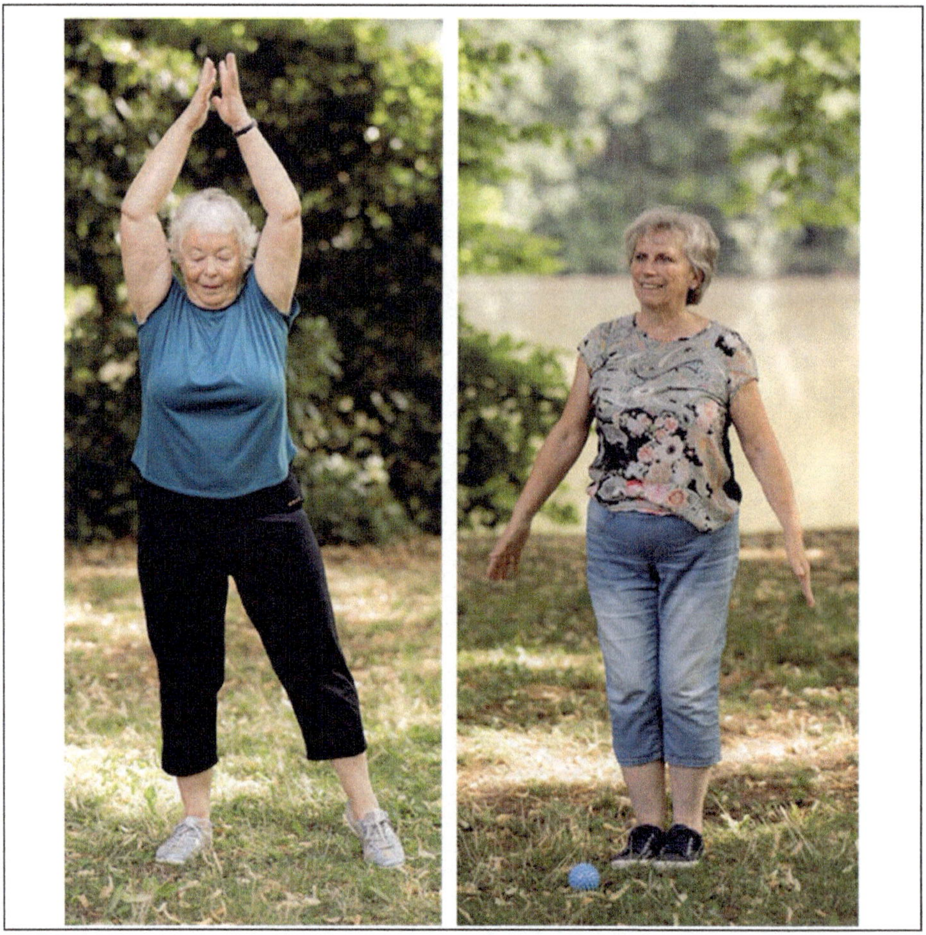

Erwärmung: Aufsteiger

- DAUER: ca. 30 sek bis ca. 1 min
- BEWEGUNG: abwechselnd mit den Fußspitzen auf die Sitzfläche einer Bank tippen, Arme in die Seite stützen
- VARIANTE *leicht*: auf Bordstein oder Treppenstufe tippen
- VARIANTEN *schwer*:
  - auf Banklehne tippen
  - auf Treppenstufe oder Sitzfläche einer Bank hoch- und runtersteigen

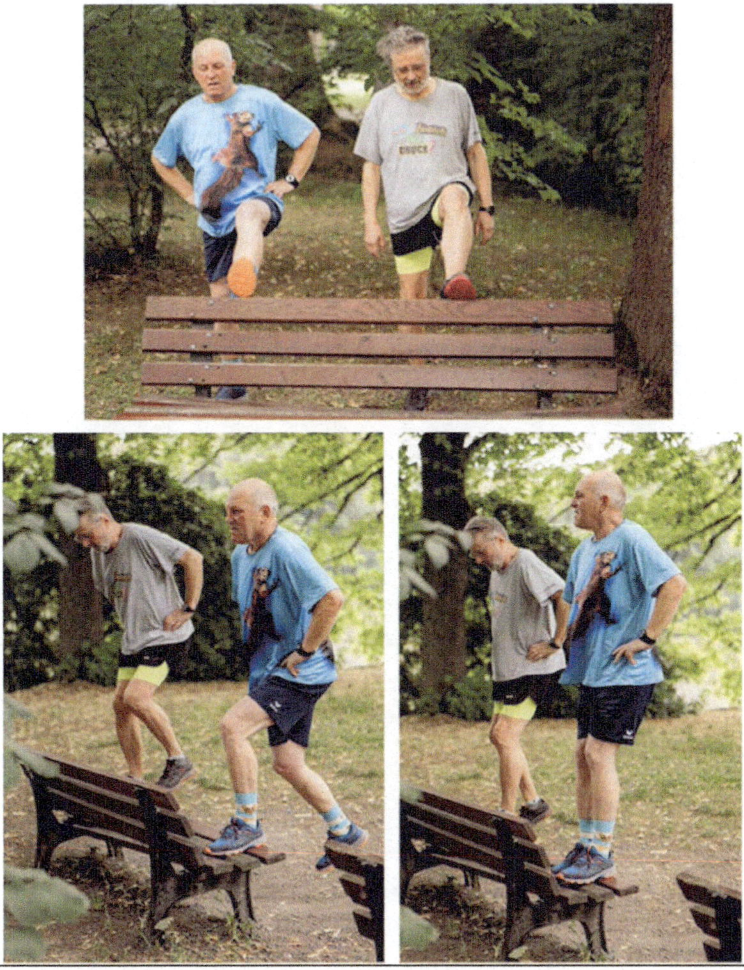

Erwärmung: Boxen

- DAUER: ca. 1 min
- BEWEGUNG: Schrittstellung, Fäuste machen und mit beiden Armen abwechselnd in die Luft boxen, dabei mit Schultern & Körpergewicht mitgehen
- VARIANTEN:
  - vorderes Bein in der Schrittstellung wechseln
  - Schritt vor – boxen – Schritt zurück (Bein wechseln)
  - seitlich in die Luft boxen
  - nach oben in die Luft boxen
  - mit beiden Armen gleichzeitig boxen
  - so schnell wie möglich boxen

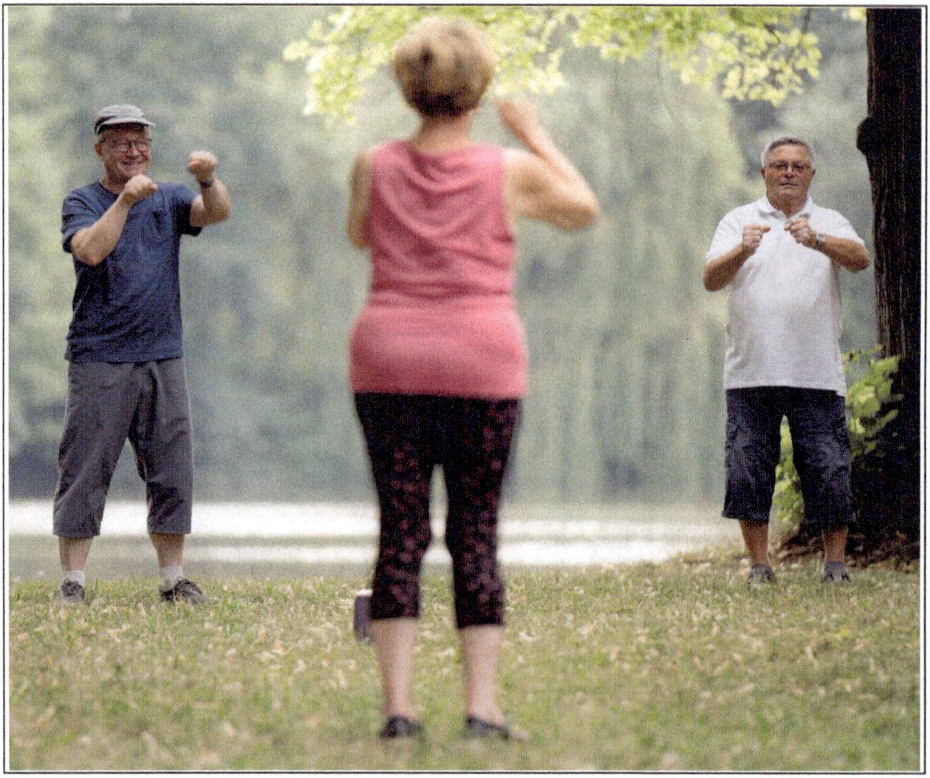

→ *weitere* ERWÄRMUNGS- UND MOBILISATIONSÜBUNGEN *mit Bällen*

- zwei Personen stehen sich in einem Abstand von ca. 5 m gegenüber und machen folgende Übungen mit dem Ball:
  - Ball mit dem Fuß kicken (mit rechts, mit links)
  - Ball werfen (einhändig, beidhändig, Überkopf, von unten)
  - gleichzeitig einen Ball kicken und einen Ball werfen
    - VARIANTEN *schwer*:
      - Abstand auf 10 m erhöhen
      - nach jedem Ballkontakt Drehung um die eigene Achse / 3x klatschen / 3x aufstampfen
      - bei jedem Ballkontakt abwechselnd von einer bestimmten Anfangszahl (300) Minus 3 / Minus 5 / Minus 7 rechnen
      - bei jedem Ballkontakt bestimmte Wörter einer Kategorie aufsagen (Automarken, Tiere im Zoo, Lebensmittel im Kühlschrank, Mädchennamen, Urlaubsorte, etc.)
      - Person 1 steht mit dem Rücken zu Person 2, Person 1 dreht sich auf akustisches Signal („Jetzt“) von Person 2 um und versucht den von Person 2 gleichzeitig geworfenen Ball zu fangen
      - dritte Person hinzunehmen, dann jeweils dem geworfenen oder gekickten Ball hinterherlaufen
- mehrere Personen stehen in einem Kreis, ein Ball wird geworfen oder gekickt
    - VARIANTEN *schwer*:
      - einen zweiten Ball hinzunehmen
      - Ball in einer festgelegten Reihenfolge werfen/kicken (z. B. reihum, nach Namen, nach Größe, nach Alter, etc.)

Koordination & Gleichgewicht: Zusammenführen von Ellenbogen & Knie

- DAUER: ca. 1 min
- BEWEGUNG: aufrechter Stand, diagonal Ellenbogen und Knie zusammenführen (rechtes Knie & linker Ellenbogen; linkes Knie & rechter Ellenbogen)
- VARIANTE *leicht*: Hand und Knie zusammenführen, ggf. festhalten (z. B. an Baum, Laterne)

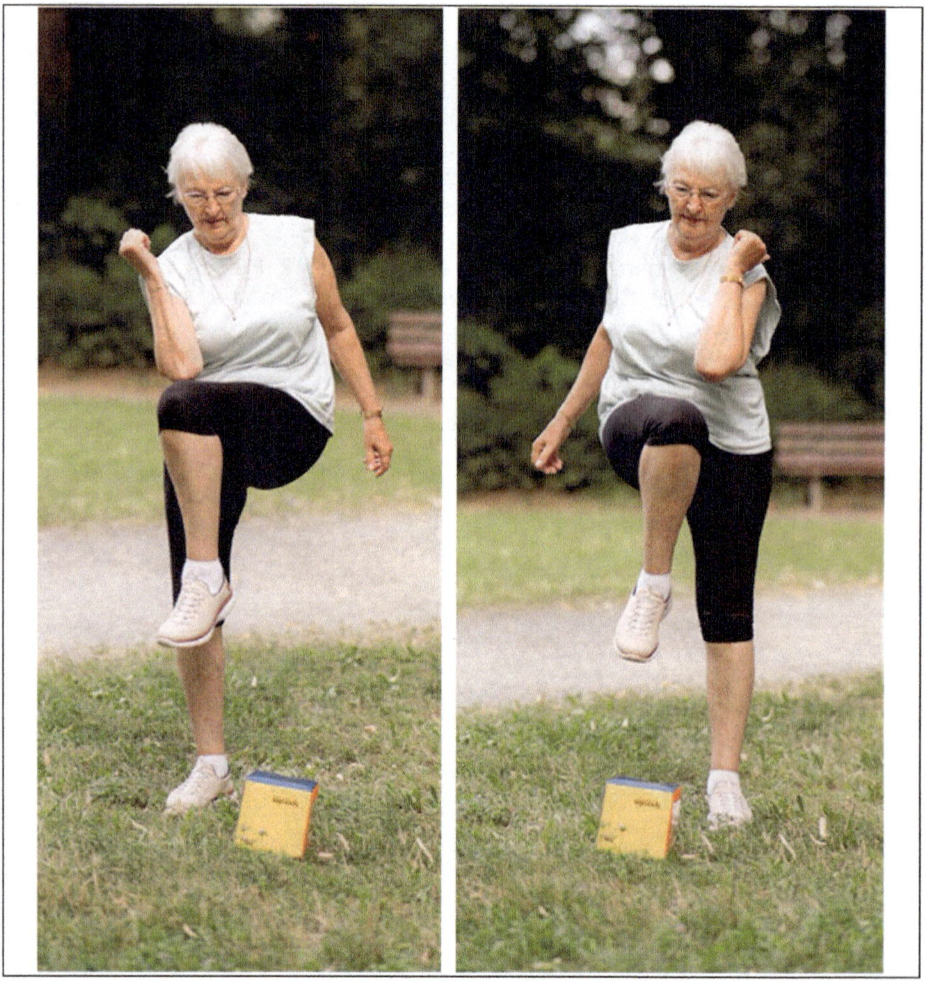

Koordination & Gleichgewicht: Ballübergabe zu zweit

- Dauer: ca. 1 min
- Bewegung:
  - zwei Personen stehen Rücken an Rücken im leichten Grätschstand und übergeben einen Ball über Kopf und durch die Beine
  - zwei Personen stehen Rücken an Rücken und übergeben einen Ball mit beiden Armen durch Drehung des Oberkörpers im Uhrzeigersinn/gegen den Uhrzeigersinn
- Beachten: Hohlkreuz vermeiden; Hüfte dreht nicht mit, sondern bleibt nach vorne ausgerichtet

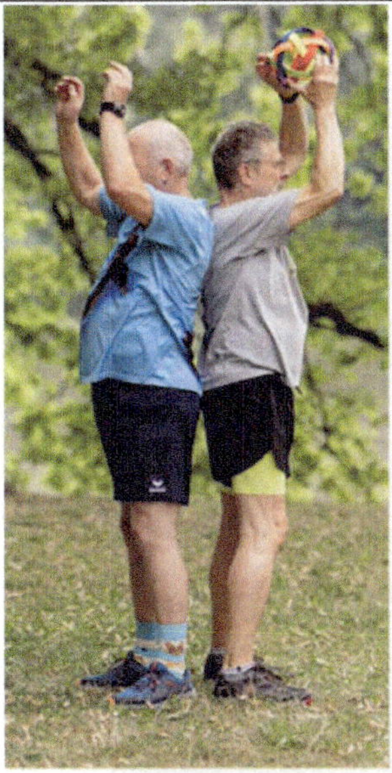

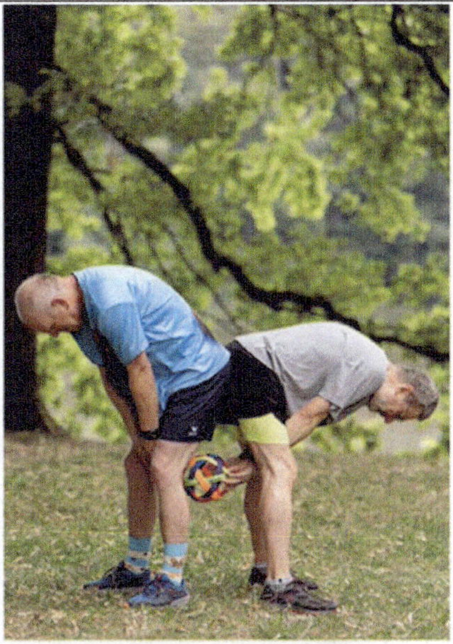

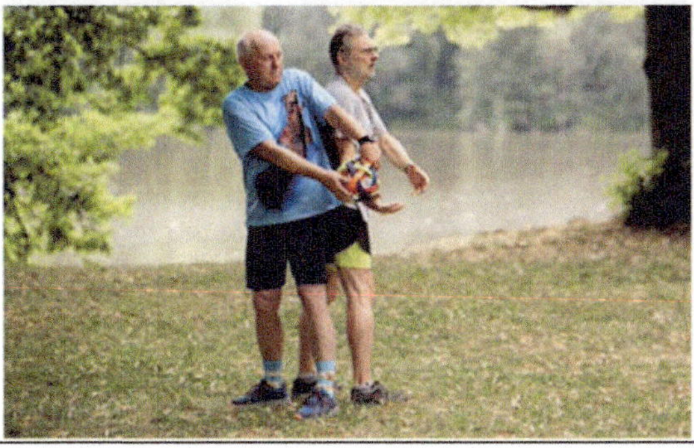

Koordination & Gleichgewicht: Ballübergabe mit mehreren Personen

- DAUER: ca. 10 min
- BEWEGUNG:
  - mehrere Personen stehen Rücken an Bauch in einer Linie hintereinander, die erste Person gibt einen Ball mit beiden Händen über Kopf an die hintere Person weiter, diese wiederum an die nächsthintere Person, usw. bis der Ball ganz hinten angekommen ist und die hinterste Person mit dem Ball an der Reihe vorbeiläuft, sich an die erste Position stellt und den Ball wieder über Kopf an die hintere Person gibt
- BEACHTEN: Hohlkreuz vermeiden; Hüfte dreht nicht mit, sondern bleibt nach vorne ausgerichtet
- VARIANTE: auch mit zwei oder mehr Bällen oder im Gehen möglich

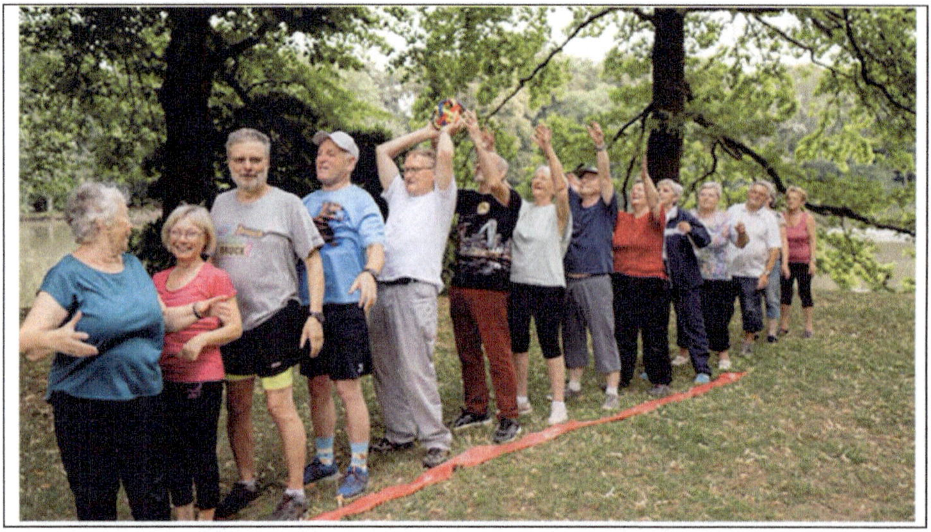

Koordination & Gleichgewicht: mit Ball

- DAUER: ca. 1 min
- BEWEGUNG: Ball in einer 8er-Bewegung von innen nach außen unter den nacheinander angehobenen Beinen durchführen
- BEACHTEN: Rücken möglichst gerade lassen, Beine hoch anheben, ggf. festhalten (z. B. an Baum, Laterne, andere Person)
- VARIANTEN *leicht*:
  - ohne Anheben der Beine, stattdessen breiter Stand, leichte Kniebeuge und Ball in einer 8er-Bewegung um die Knie durchführen
  - Sitz auf Vorderkante einer Bank, Ball in einer 8er-Bewegung unter den angehobenen Beinen durchführen

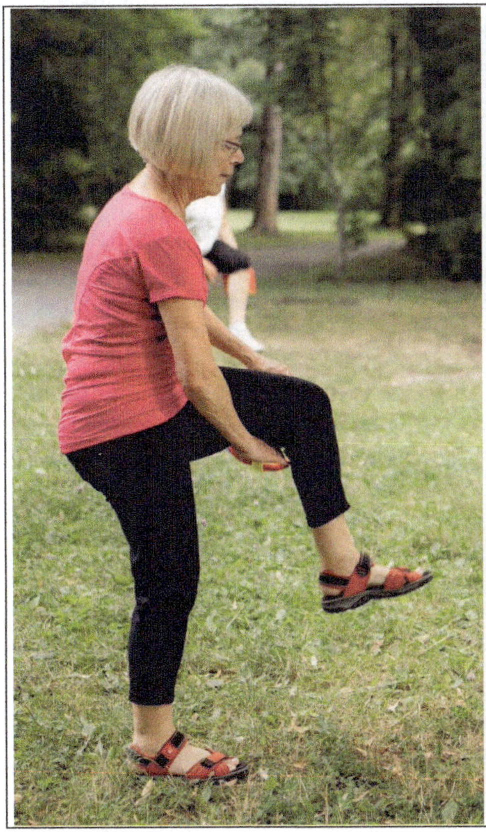
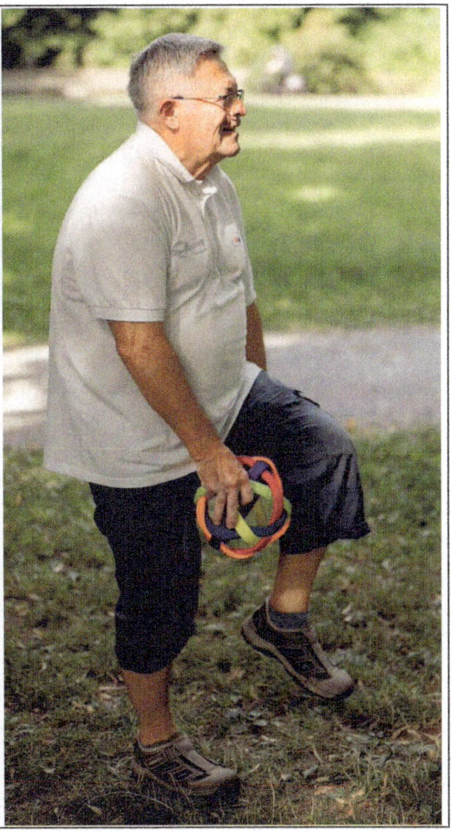

Schrittfolge als Koordinationsübung

- Punkte (1)-(15) nacheinander durchführen (ca. 1-2 min pro Punkt)
- bei starken Koordinationsproblemen können alle Armbewegungen weggelassen werden
- musikalische Begleitung kann beim Rhythmus unterstützen

(1) lockere Schritte auf der Stelle, Knie hochheben und Arme mitschwingen
(2) Tipp nach rechts mit Fußspitze
(3) Tipp nach rechts + mit rechtem Arm zur Seite boxen
(4) Tipp nach links mit Fußspitze
(5) Tipp nach links + mit linkem Arm zur Seite boxen
(6) Tipp rechts – links abwechselnd
(7) wie (6), Arme dazu nehmen: jeweils zur Seite boxen
(8) 3 Schritte vorgehen (mit rechtem Bein starten), vorne mit linkem Bein vor Tippen, dann wieder 3 Schritte zurück gehen, mit rechtem Bein zurück tippen, wiederholen
(9) wie (8), Arme mit großen Bewegungen mitschwingen, bei Tipp vor und zurück jeweils in die Hände klatschen
(10) 2 Schritte nach rechts machen, mit linkem Bein ran tippen, dann zwei Schritte nach links machen, mit rechtem Bein ran tippen
(11) wie (10), dabei die Arme bei jedem Seit-Schritt mit angewinkelten Ellenbogen seitlich heben und bei jedem Ran-Schritt die Hände vor der Brust schließen
(12) Knie vom rechten Bein bis auf Hüfthöhe anwinkeln, dann nach hinten strecken und mit Fußspitze auftippen, wieder anwinkeln und absetzen, dann mit linkem Bein wiederholen
(13) wie (12), Ellenbogen beim Bein-Anwinkeln beugen und beim Bein-Ausstrecken strecken (Oberarme bleiben am Körper)
(14) Schrittfolge nur mit Beinen probieren: 4 x Tipp rechts – links (6) → 3 Schritte vor – zurück (8) → 2 Schritte links – rechts (10) → Anwinkeln rechts – links (12)
(15) wenn (14) gut funktioniert, auch Arme jeweils dazu nehmen

Ausdauer: Gehen bei einem gleichmäßigen Puls

- DAUER: ca. 15-20 min
- BEWEGUNG:
  - Gehen einer festgelegten Gehstrecke
  - Anpassung der Belastung über die Geh-Geschwindigkeit, so dass diese im Bereich von 11-14 der Borg-Skala bleibt (siehe Kapitel 4.3) und ein Puls von ca. 120 Schlägen pro Minute erreicht und gehalten werden kann
  - wenn vorhanden, Überwachung von Puls und Sauerstoffsättigung über ein Pulsoximeter
- BEACHTEN:
  - Abbruch bei einer Sauerstoffsättigung < 90 %
  - auf Unebenheiten (z. B. Wurzeln, Bordsteine) des Bodens achten

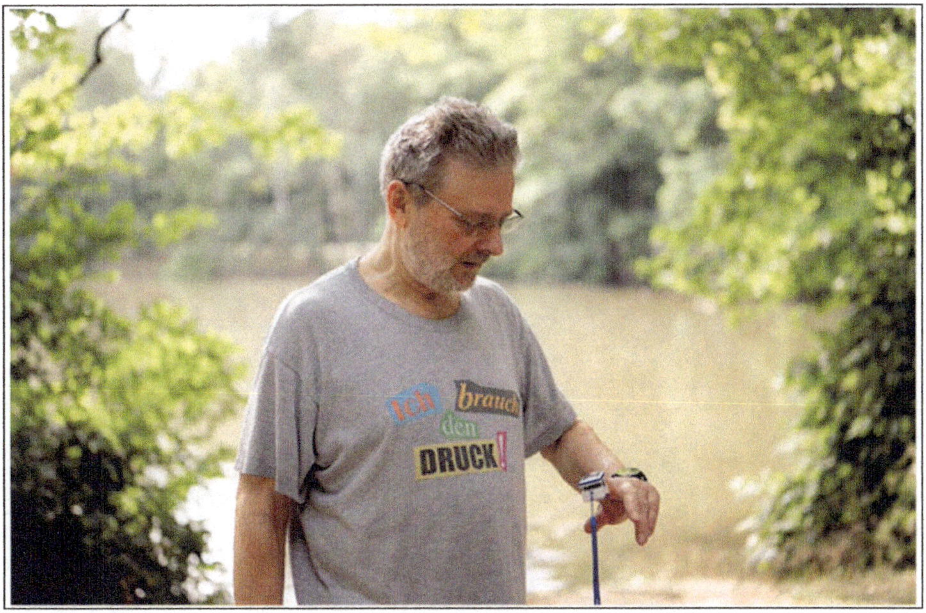

Kräftigung Beine: Kniebeugen

- DAUER: beginnen mit 3 x 30 sek Übungszeit + 30 sek Pausenzeit
- BEWEGUNG: hüftbreiter Stand, Knie bis max. 90°Grad beugen und wieder strecken, Arme können für ein besseres Gleichgewicht nach vorne genommen werden und/oder die Übung vor einer Bank ausführen
- BEACHTEN: der ganze Fuß bleibt auf dem Boden, Knie zeigen gerade nach vorne und weichen beim Runter- und Hochgehen nicht nach außen oder innen ab
- VARIANTE *leicht*: von einer Bank aufstehen & wieder setzen oder halbe Kniebeugen
- VARIANTE *schwer*: elastisches Übungsband mit Clip um die Beine spannen oder Ball zwischen Knie klemmen

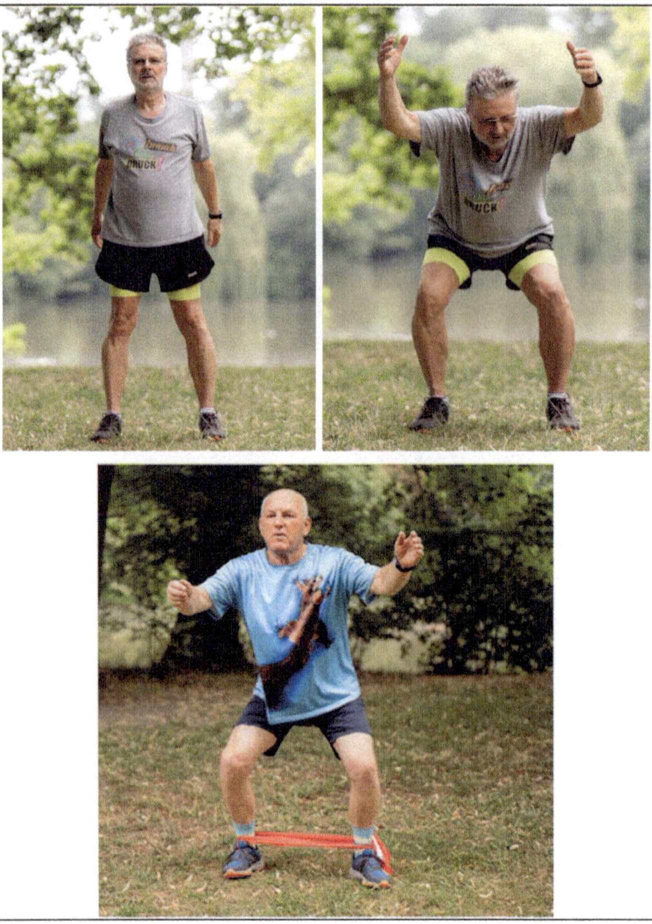

Kräftigung Beine: Abspreizen

- DAUER: beginnen mit 30 sek Übungszeit + 30 sek Pausenzeit pro Bein (3 Durchgänge, Bein ggf. zwischendurch wechseln)
- BEWEGUNG: hüftbreiter Stand seitlich zum Baum, elastisches Übungsband ist auf Knöchelhöhe um den Baum und das äußere Bein gespannt, Bein nach außen (vom Baum weg) abspreizen und wieder senken
- BEACHTEN: bewegtes Bein bleibt gestreckt, Fußzehen anziehen und nach vorne ausrichten, Standbein im Knie leicht gebeugt; ggf. am Baum festhalten
- VARIANTE *schwer*: Band auf Knöchelhöhe um Beine spannen, leichte Kniebeuge, dann 5 Schritte nach rechts – 5 Schritte nach links machen

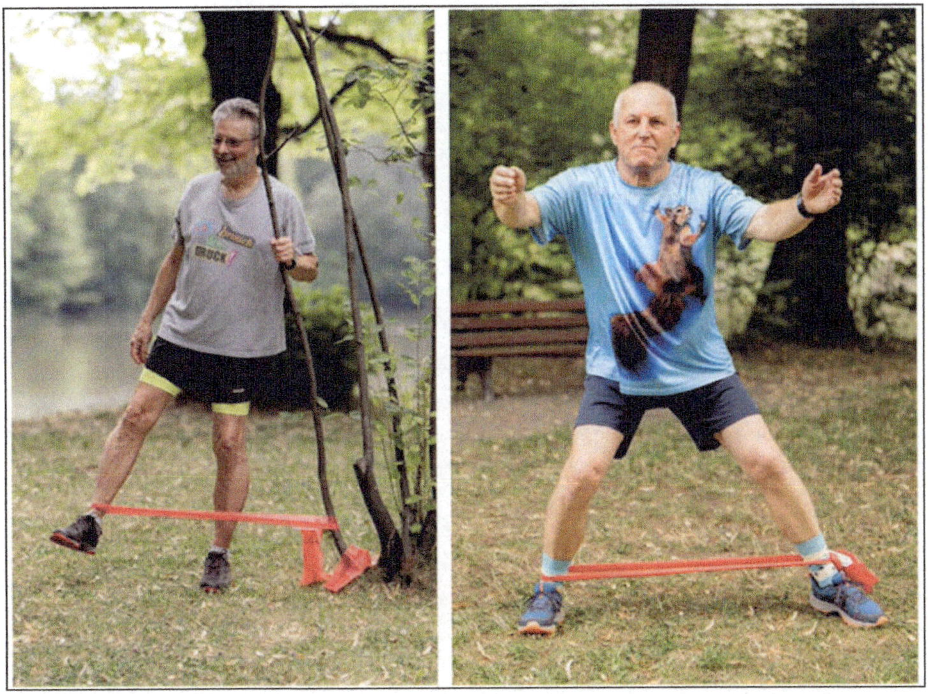

Kräftigung Beine: Heranziehen

- DAUER: pro Bein 30 sek Übungszeit + 30 sek Pausenzeit pro Bein (3 Durchgänge, Bein ggf. zwischendurch wechseln)
- BEWEGUNG: hüftbreiter Stand seitlich zum Baum, elastisches Übungsband ist auf Knöchelhöhe um den Baum und das innere Bein gespannt, Bein vom Baum weg an das Standbein heran bewegen
- BEACHTEN: bei akuten Hüftproblemen Übung ggf. weglassen; bewegtes Bein bleibt gestreckt, Fußzehen anziehen und nach vorne ausrichten, Standbein ist im Knie leicht gebeugt; ggf. am Baum festhalten

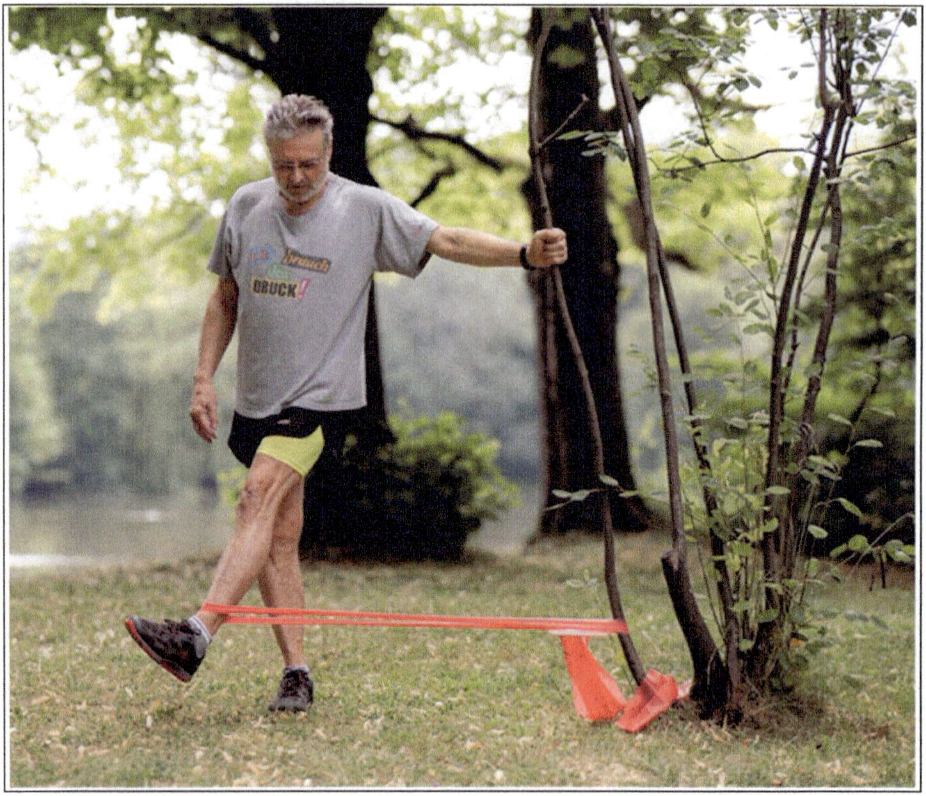

Kräftigung Beine: Wadenheber

- DAUER: beginnen mit 30 sek Übungszeit + 30 sek Pausenzeit pro Bein (3 Durchgänge, Bein ggf. zwischendurch wechseln)
- BEWEGUNG: Stand mit leicht gebeugtem Knie auf einem Bein mit Blick zum Baum, am Baum festhalten, Ferse des Standbeins so weit wie möglich heben und senken
- VARIANTE *leicht*: beide Beine bleiben auf dem Boden, beide Fersen gleichzeitig heben und senken
- VARIANTE *schwer*: nicht am Baum festhalten

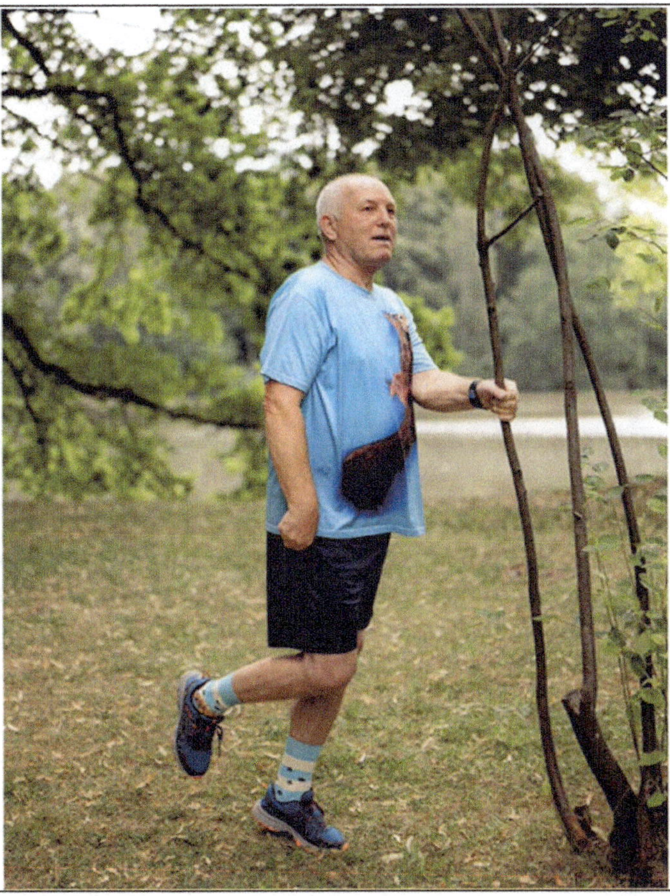

Kräftigung Hüfte: Streckung

- DAUER: beginnen mit 30 sek Übungszeit + 30 sek Pausenzeit pro Bein (3 Durchgänge, Bein ggf. zwischendurch wechseln)
- BEWEGUNG: hüftbreiter Stand mit Blick zum Baum, elastisches Übungsband ist auf Knöchelhöhe um den Baum und ein Bein gespannt, Bein nach hinten (vom Baum weg) abspreizen und wieder senken, Standbein ist im Knie leicht gebeugt
- BEACHTEN: bewegtes Bein bleibt gestreckt, Fußzehen anziehen und nach vorne ausrichten; leicht gebeugtes Standbein; Oberkörper bleibt aufrecht/nicht nach vorne lehnen; ggf. am Baum Festhalten

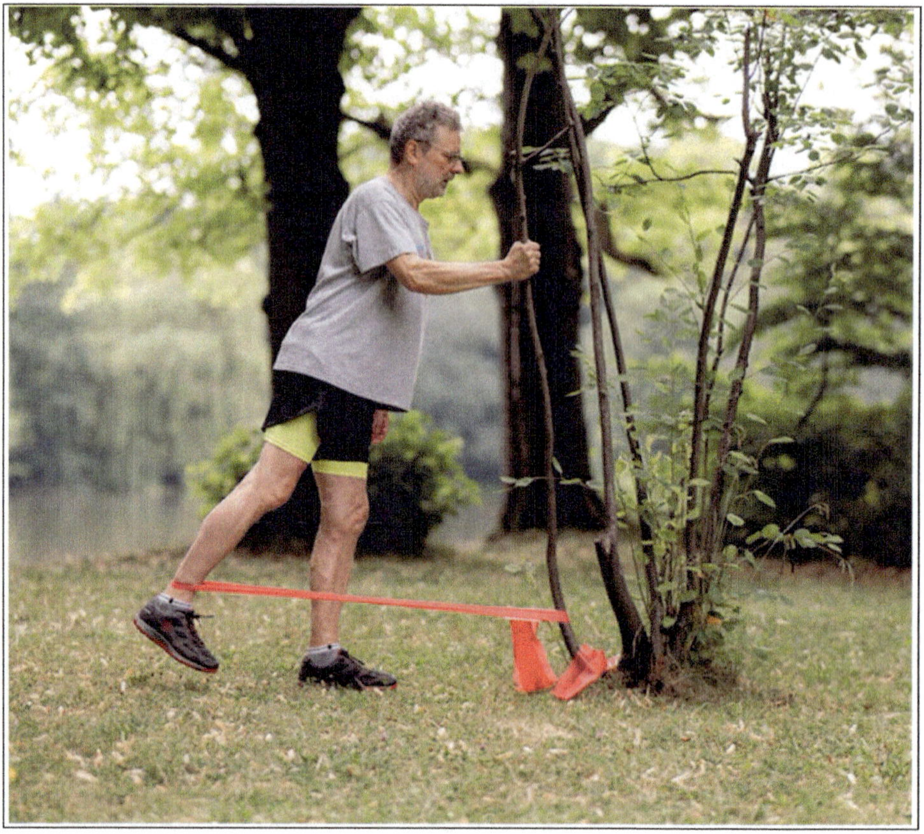

Kräftigung Arme, Schultern & Brust: Liegestütze

- DAUER: beginnen mit 3 x 30 sek Übungszeit + 30 sek Pausenzeit
- BEWEGUNG: Stützposition an der Banklehne, Körper ist ganz durchgestreckt (Rumpf & Beine), dann Ellenbogen beugen und Brust Richtung Banklehne bewegen
- VARIANTEN *leicht*:
  - Liegestütze an einem Baum
  - Füße näher an die Bank stellen
- VARIANTEN *schwer*:
  - Liegestütze an Sitzfläche der Bank
  - Füße weiter weg von der Bank stellen

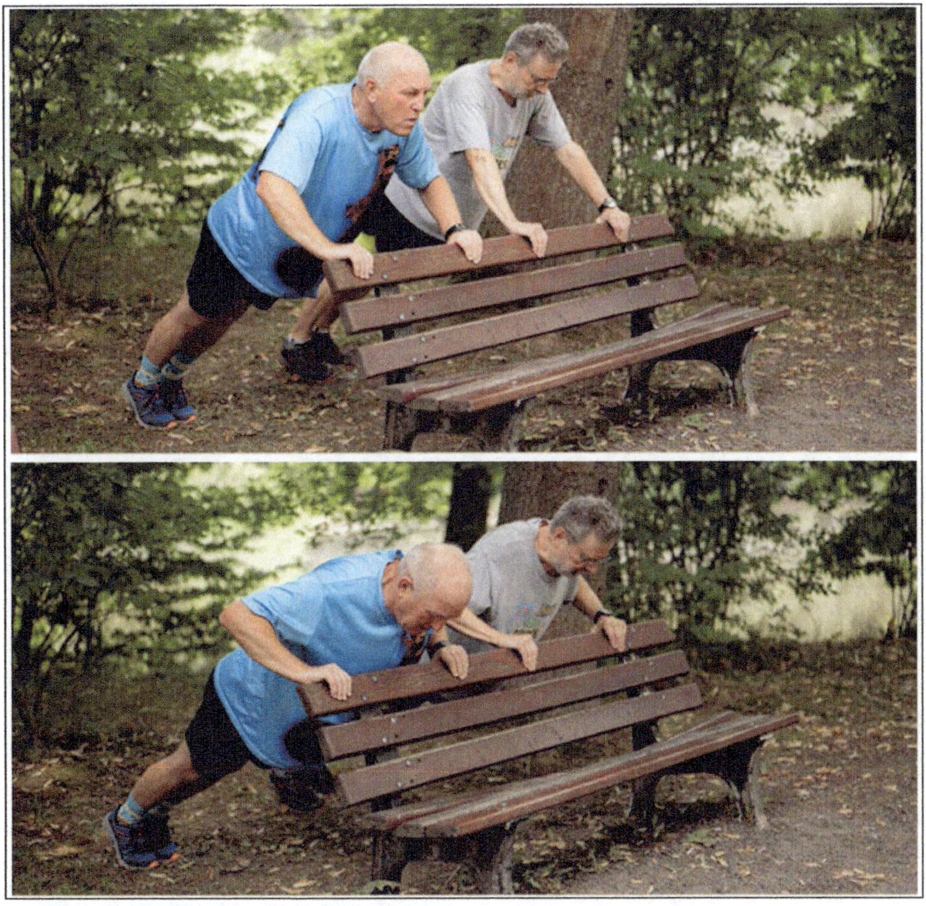

Kräftigung Arme & Schultern: Außenrotation

- DAUER: beginnen mit 3 x 30 sek Übungszeit + 30 sek Pausenzeit
- BEWEGUNG: aufrechter Stand oder Sitz auf der Bankkante, Ellenbogen sind gebeugt, Handflächen zeigen nach oben, elastisches Übungsband in beide Hände nehmen, dann beide Unterarme gleichzeitig nach außen vom Körper wegdrehen/Band spannen
- BEACHTEN: Ellenbogen bleiben die ganze Zeit fest am Körper

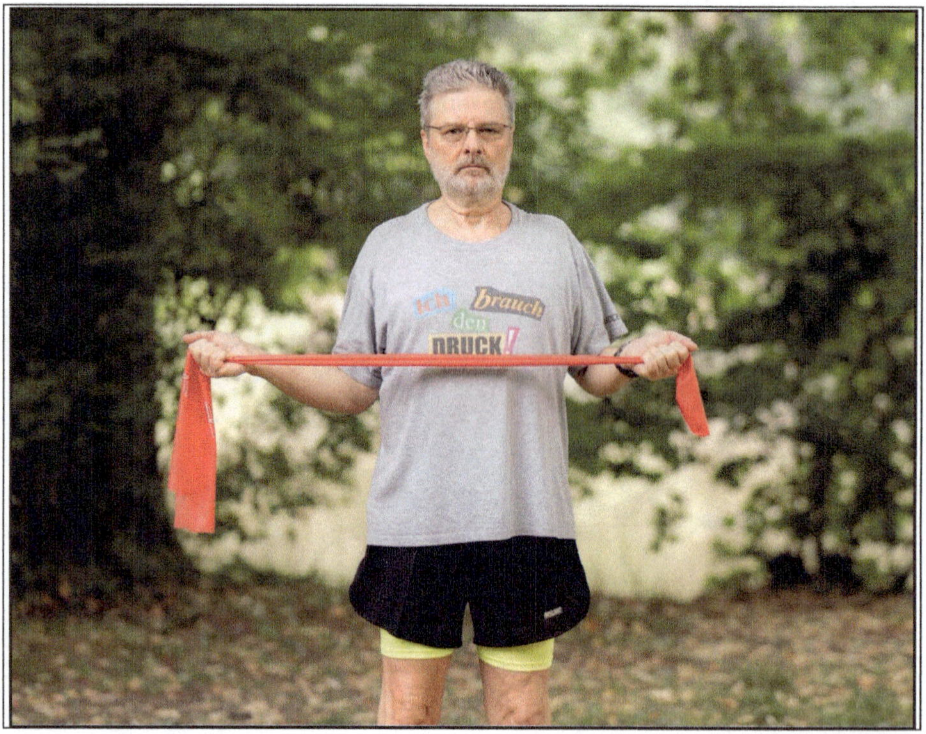

Kräftigung Arme & Schultern: Abspreizen

- DAUER: beginnen mit 3 x 30 sek Übungszeit + 30 sek Pausenzeit
- BEWEGUNG: aufrechter hüftbreiter Stand, elastisches Übungsband unter beide Füße klemmen, je ein Band-Ende in die Hand nehmen, dann die ausgestreckten Arme bis auf Schulterhöhe anheben
- BEACHTEN: die Schultern nicht Richtung Ohren ziehen; ist auch mit Gewichten (z. B. Wasserflaschen) möglich

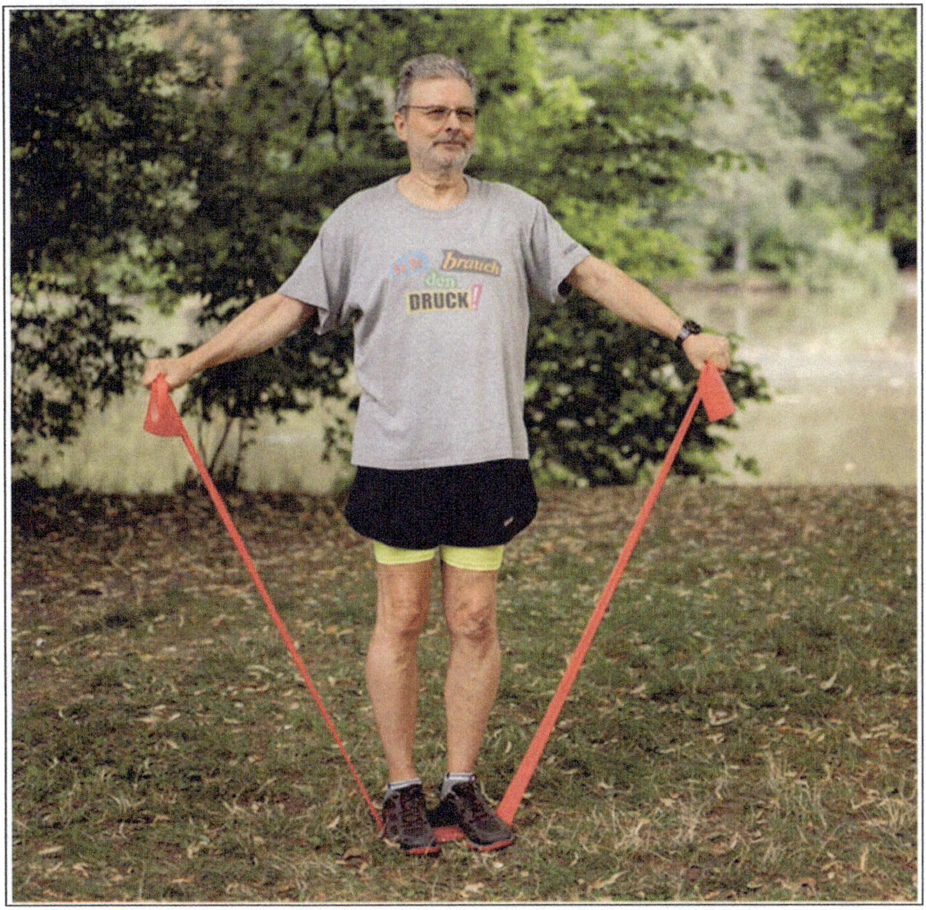

Kräftigung Arme & Schultern: Rudern

- DAUER: beginnen mit 3 x 30 sek Übungszeit + 30 sek Pausenzeit
- Bewegung *eng*: elastisches Übungsband auf Bauchhöhe befestigen, hüftbreiter Stand, Band an beiden Enden halten, gebeugte Arme eng am Körper zurückziehen
- BEWEGUNG *weit*: elastisches Übungsband auf Schulterhöhe befestigen, hüftbreiter Stand, Band an beiden Enden halten, Ellenbogen nach hinten zusammenziehen
- BEWEGUNG *zu zweit*: gegenüberstehen, zwei Bänder in der Mitte über Kreuz aneinander befestigen, jede Person hält zwei Enden in der Hand, Bewegung (Rudern eng oder weit) gleichzeitig ausführen
- BEACHTEN: die Schultern nicht Richtung Ohren ziehen

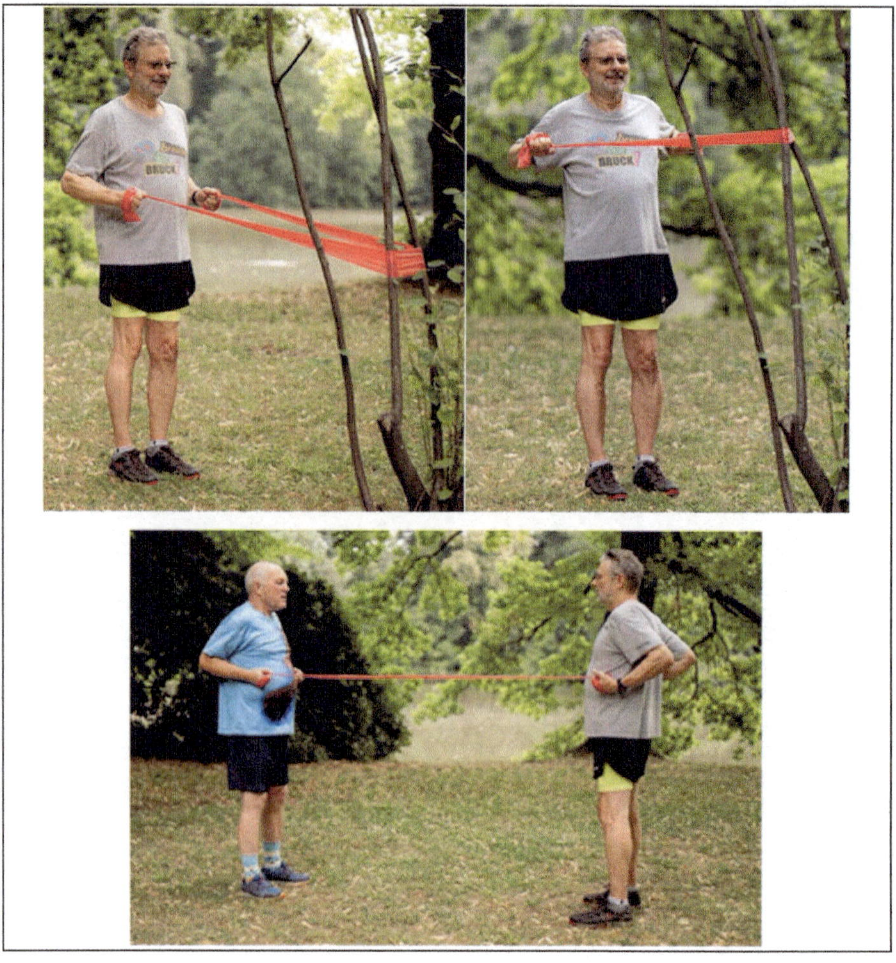

Kräftigung Arme: Anbeugen

- DAUER: beginnen mit 3 x 30 sek Übungszeit + 30 sek Pausenzeit
- BEWEGUNG: aufrechter hüftbreiter Stand, elastisches Übungsband unter beide Füße klemmen, je ein Band-Ende in die Hand nehmen, dann die Unterarme so weit wie möglich an den Oberarm heranziehen
- BEACHTEN: die Oberarme bleiben fest am Körper & die Schultern nicht Richtung Ohren ziehen; auch mit Gewichten (z. B. Wasserflaschen) möglich

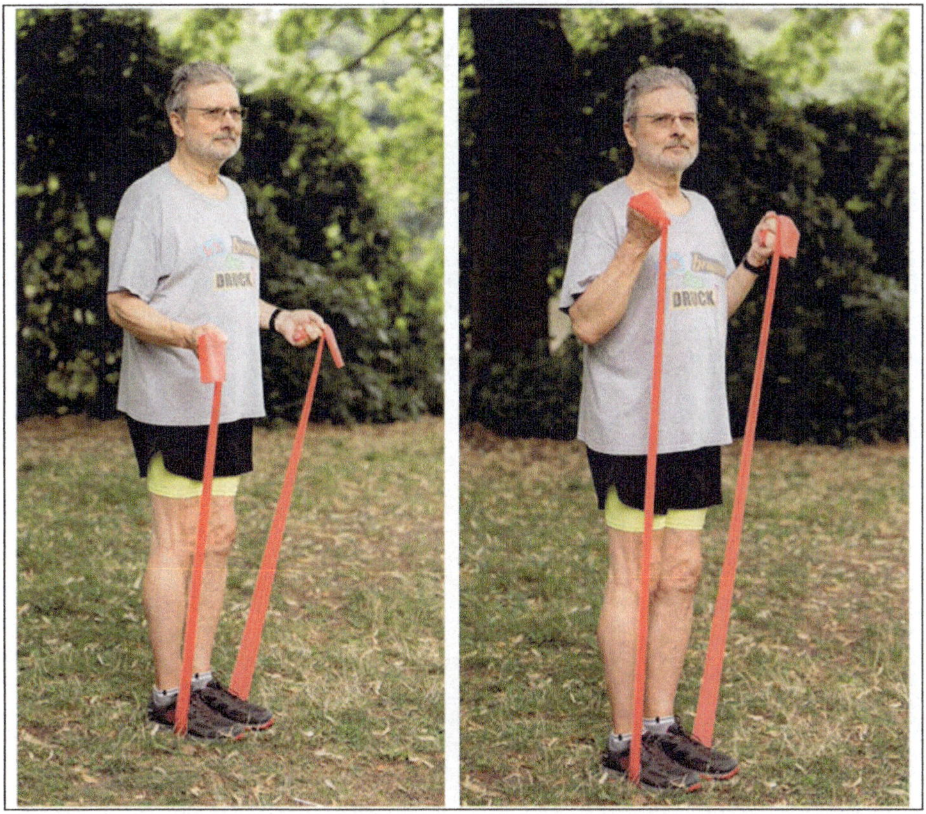

Kräftigung Schultern, Rumpf & Beine: Tritt nach hinten

- DAUER: beginnen mit 30 sek Übungszeit + 30 sek Pausenzeit pro Bein (3 Durchgänge, Bein ggf. zwischendurch wechseln)
- BEWEGUNG: Stützposition an der Banklehne, Körper ist ganz durchgestreckt (Rumpf & Beine), ein Bein nach hinten ausstrecken & Knie zur Brust ziehen
- VARIANTEN *schwer*:
  - auf Sitzfläche der Bank stützen
  - Füße weiter weg von der Bank stellen

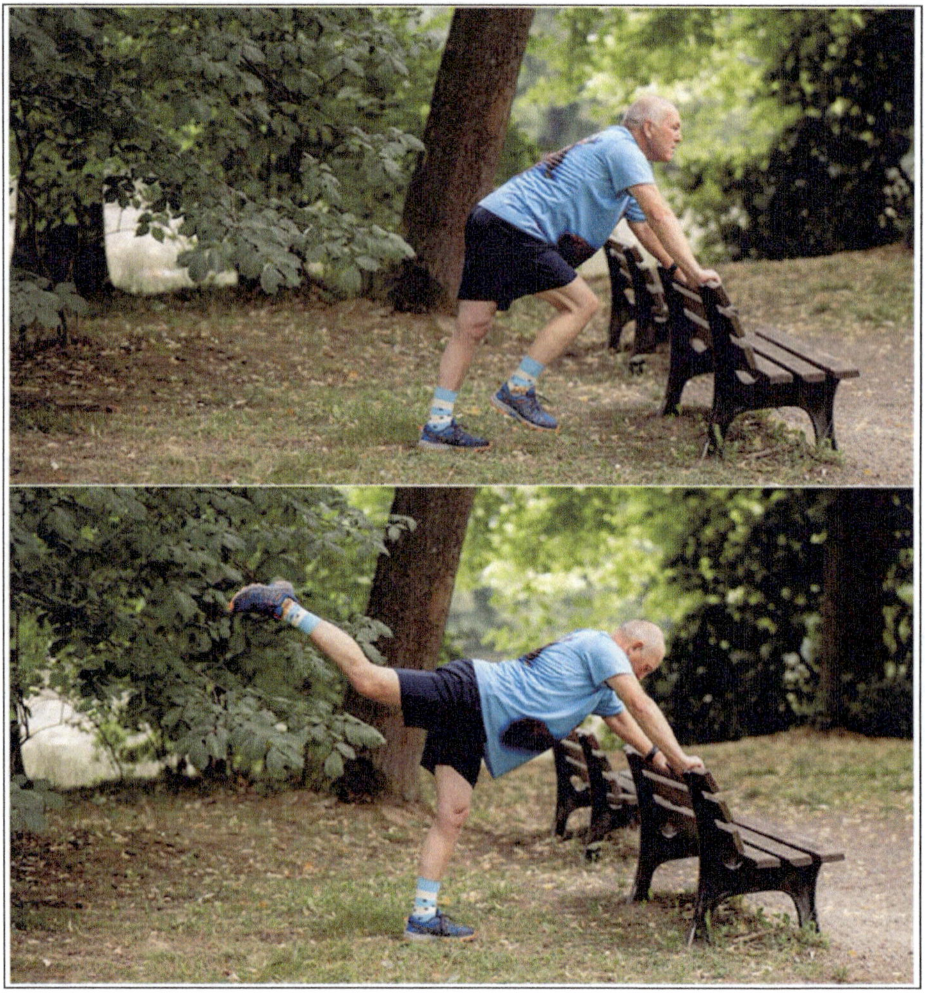

Kräftigung Rumpf: Beinhebel auf der Bank

- DAUER: beginnen mit 3 x 30 sek Übungszeit + 30 sek Pausenzeit
- BEWEGUNGSMÖGLICHKEITEN:
  - auf Vorderkante der Bank sitzen, Oberkörper leicht zurücklehnen, mit Händen an Sitzfläche festhalten
  - Beine zusammenpressen, Knie im 90°-Winkel belassen, Füße nach oben anheben & wieder senken
  - Beine zusammenpressen, Knie im 90°-Winkel belassen, Füße nach oben abheben, Knie strecken & wieder anwinkeln
  - Füße nach oben abheben, abwechselnd ein Bein nach vorne ausstrecken („Fahrrad fahren")
- BEACHTEN: Bauchspannung halten, Hohlkreuz vermeiden

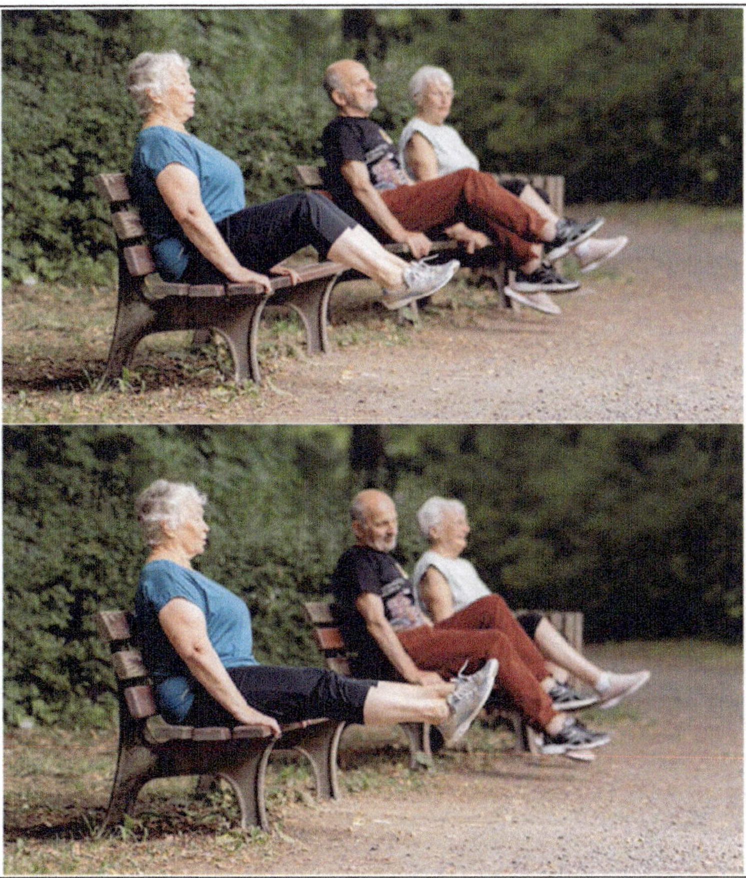

Kräftigung Rumpf: Seitbeuge

- DAUER: beginnen mit 3 x 30 sek Übungszeit + 30 sek Pausenzeit
- BEWEGUNG: aufrechter Stand, Arme über den Kopf strecken, Übungsband schulterbreit greifen, Band unter Spannung halten & abwechselnd nach rechts und links zur Seite neigen
- BEACHTEN: Beine & Hüfte bleiben fest, nur den Oberkörper bewegen

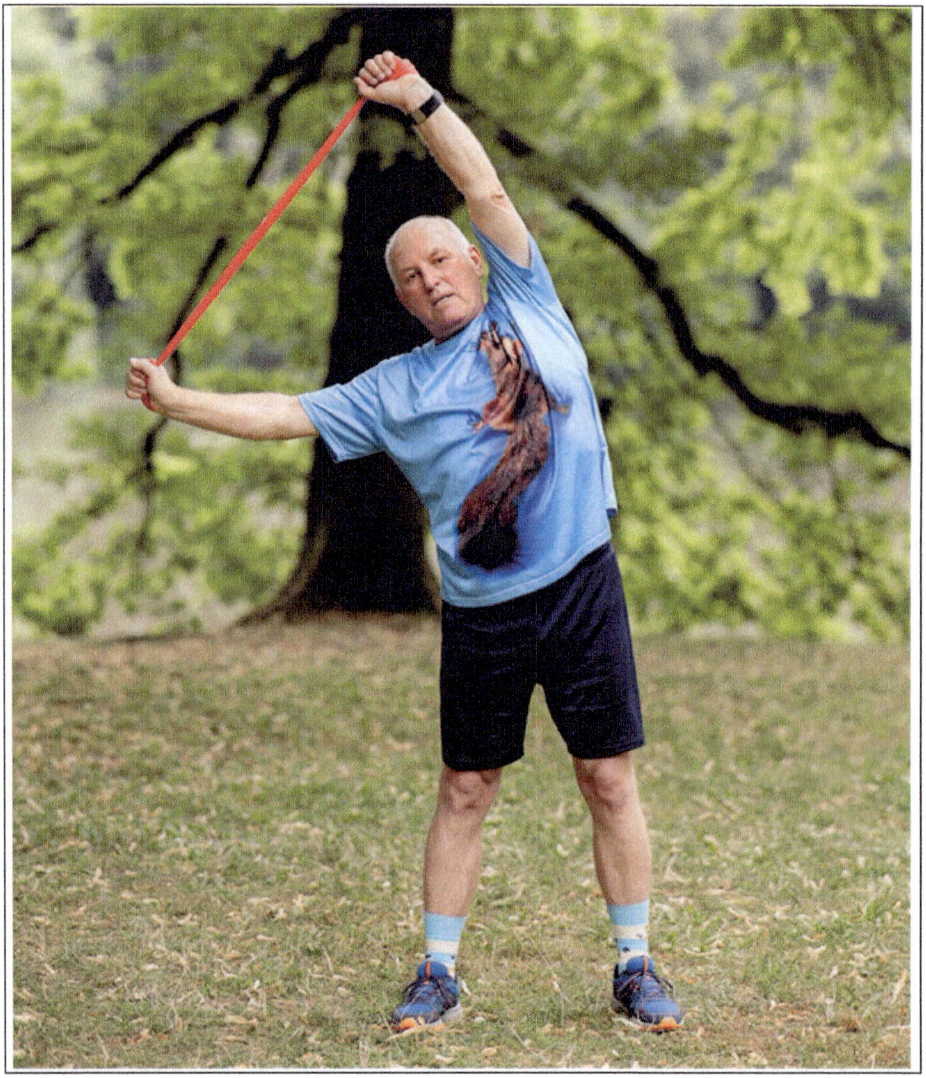

Ganzkörper-Kräftigung: Langlauf

- DAUER: beginnen mit 30 sek Übungszeit + 30 sek Pausenzeit
- BEWEGUNG: hüftbreiter Stand, schwungvoller Wechsel zwischen „Schwung holen“ → Stand auf Zehenspitzen und seitlich neben den Ohren gestreckten Armen und „Abstoßen“ → Arme seitlich nach unten und hinten strecken, in die Knie gehen und Oberkörper nach vorne-unten neigen
- VARIANTE *schwer*: Gewichte (z. B. Wasserflaschen) halten

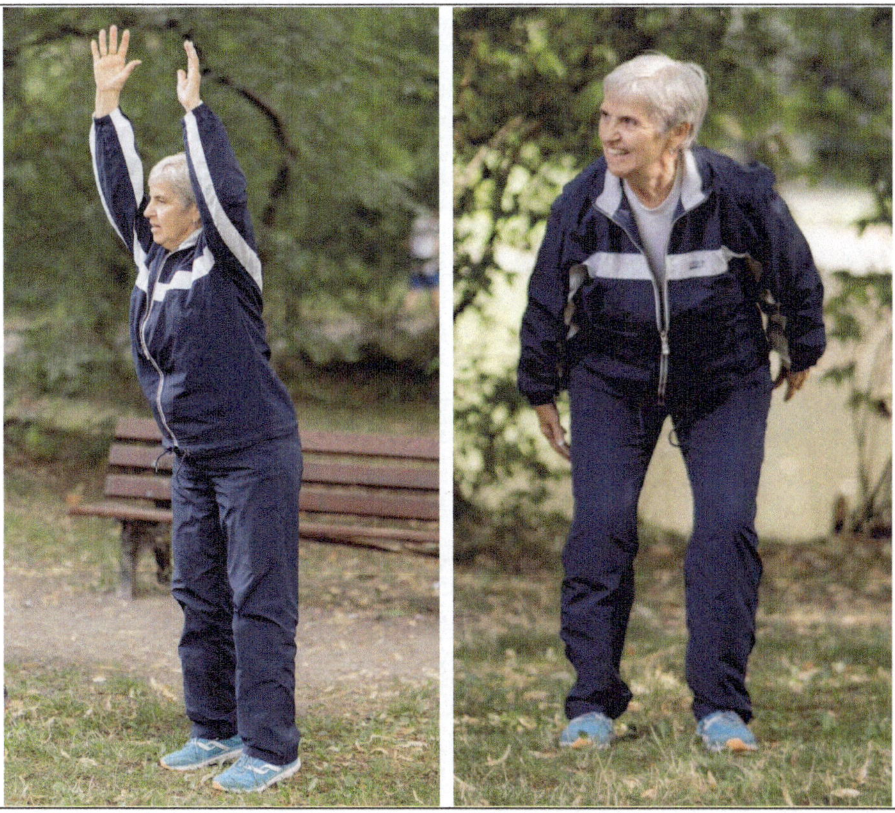

Funktionelle Ganzkörper-Kräftigung

- DAUER: beginnen mit 30 sek Übungszeit + 30 sek Pausenzeit pro Arm (3 Durchgänge, Arm ggf. zwischendurch wechseln)
- BEWEGUNG: aufrechter Stand, elastisches Übungsband unter linkem Fuß befestigen, rechte Hand greift anderes Ende in Höhe des linken Knies; rechte Hand führt das Band diagonal vom linken Knie nach oben rechts, Rücken & Arm durchstrecken, Blick zur rechten Hand
- BEACHTEN: Schulter des bewegten Armes nicht Richtung Ohr ziehen
- VARIANTE *leicht*: Übung im Sitzen durchführen

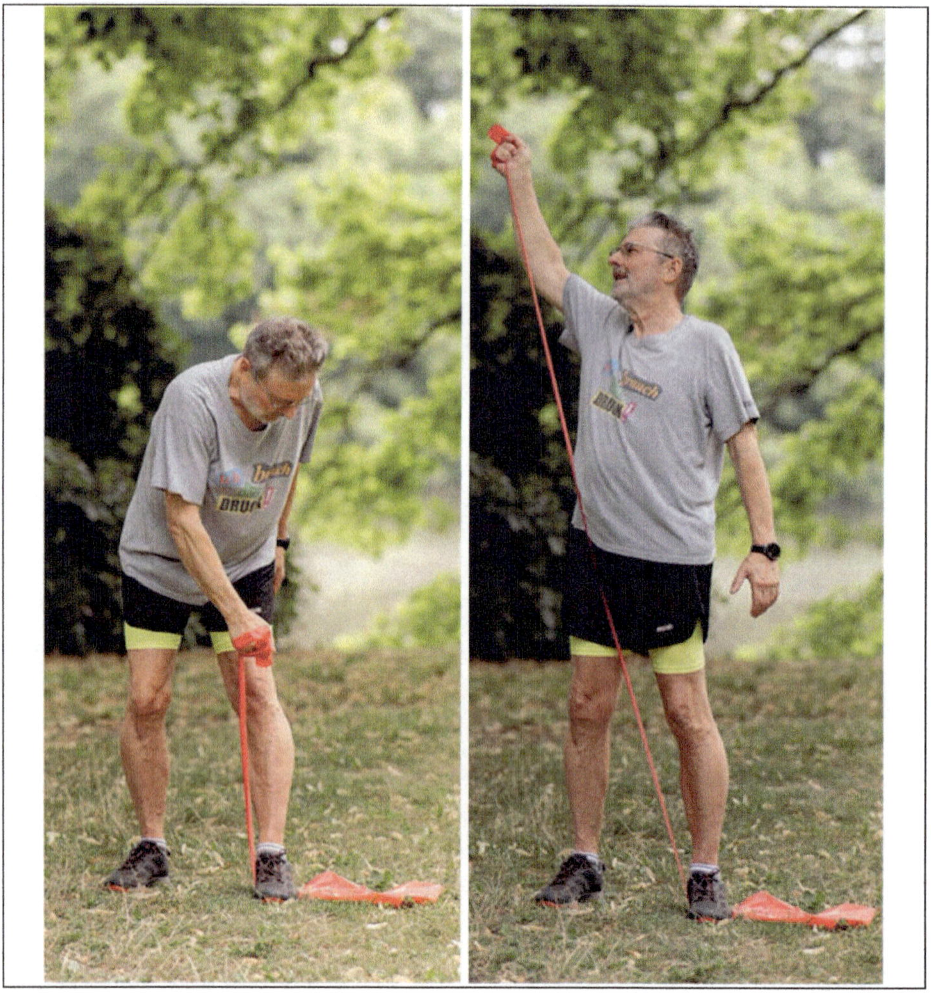

Ganzkörper-Kräftigung: Austreten

- Dauer: beginnen mit 3 x 30 sek Übungszeit + 30sek Pausenzeit
- Bewegung: hüftbreiter Stand, Knie sind leicht gebeugt, Arme in die Seite stützen, Oberkörper gerade nach vorne neigen, abwechselnd rechtes & linkes Bein nach hinten ausstrecken und mit der Fußspitze auftippen
- Varianten *schwer*:
  - Arme bei jedem Tipp gerade ausgestreckt neben die Ohren führen & wieder senken
  - statt nach hinten zu tippen, mit dem Fuß nach hinten kicken („austreten", Ferse als Trittfläche)

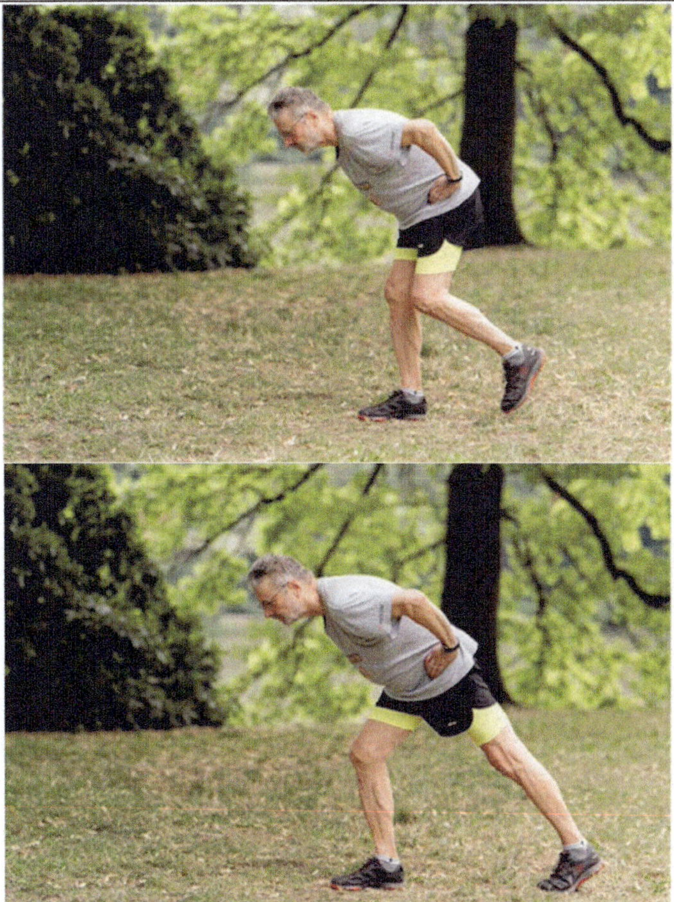

→ während der Durchführung von Kräftigungsübungen

- Kräftigungsübungen können mit folgenden zusätzlichen geistigen Aufgaben kombiniert werden, um neben der körperlichen auch die geistige Leistungsfähigkeit zu trainieren:
    - KATEGORIEN NENNEN: bei jeder Bewegung müssen Wörter einer bestimmten Kategorie aufgesagt werden (Kleidungsstücke, Jungennamen, Hauptstädte der Welt, Tiere unter Wasser, Sportarten, etc.)
    - RÜCKWÄRTS ZÄHLEN: bei jeder Bewegung von einer bestimmten Anfangszahl (z. B. 283, 314, 197) Minus 3 / Minus 4 / Minus 7 rechnen
    - GEDÄCHTNISTRAINING: vor Beginn des Kräftigungsteils 5 Wörter notieren (z. B. „Blau, Rose, Finger, Wolle, Bürgerhaus", Einkaufszettel oder Tiere), diese Wörter dann während der Durchführung der Übungen merken und am Ende wieder ansagen
    - WÜRFELN: den 6 Farben des Bewegungswürfels oder den 6 Zahlen eines normalen Würfels 6 Kräftigungsübungen zuteilen und diese merken, dann würfeln und die zugehörige Kräftigungsübung durchführen; ggf. mit einem zweiten Würfel die Dauer der Übung würfeln (z. B. Wurf einer „1" = 10 Sekunden, Wurf einer „5" = 50 Sekunden, usw.)
    - KREISTRAINING MIT KARTEN: 6 bis 8 Karten auf den Boden legen (z. B. Postkarten, Geburtstagskarten, Karten aus dem Portemonnaie), den Karten bestimmte Kräftigungsübungen zuteilen und diese merken, dann Karten in einem großen Kreis auf den Boden legen und 3 Runden die Übungen im Kreistraining durchführen
    - SCHERE-STEIN-PAPIER (zu zweit): beide Personen laufen auf der Stelle und spielen Schere-Stein-Papier, der „Verlierer" muss eine Kräftigungsübung umsetzen, die der „Gewinner" bestimmen darf
    - „PIEP"-SPIEL (zu zweit): bei jeder Bewegung muss abwechselnd von der Zahl 200 runtergezählt werden; jede Zahl, die durch 3 [4/7] teilbar ist oder diese enthält muss durch das Wort „Piep" ersetzt werden
    - SATZBILDUNG (zu zweit): eine Person liest langsam einen Satz aus einem Buch vor, die andere Person soll bei jedem vorgelesenen Wort, das mit einem Großbuchstaben beginnt, eine vorher festgelegte Kräftigungsübung umsetzen; dann Wechsel (auch möglich: bei Großbuchstaben ganz groß machen = auf Zehenspitzen stellen & Arme hochnehmen; bei Kleinbuchstaben ganz klein machen = Kniebeuge oder Hocke)
    - „SCHATTEN" (zu zweit): zwei Personen stehen sich gegenüber, eine Person macht eine Kräftigungsübung vor, welche die andere Person spiegelverkehrt nachmachen muss; danach Wechsel

Dehnung: Beinvorderseite

- DAUER: Dehnposition pro Bein für ca. 45 sek halten
- HALTUNG: aufrechter Stand, Ferse eines Beins aktiv zum Gesäß ziehen, Knie bleiben zusammen, Hüfte vorschieben, Standbein ist im Knie leicht gebeugt
- VARIANTE: Fuß nach hinten auf Bank abstellen ODER andere Person bewegt den Fuß zum Gesäß

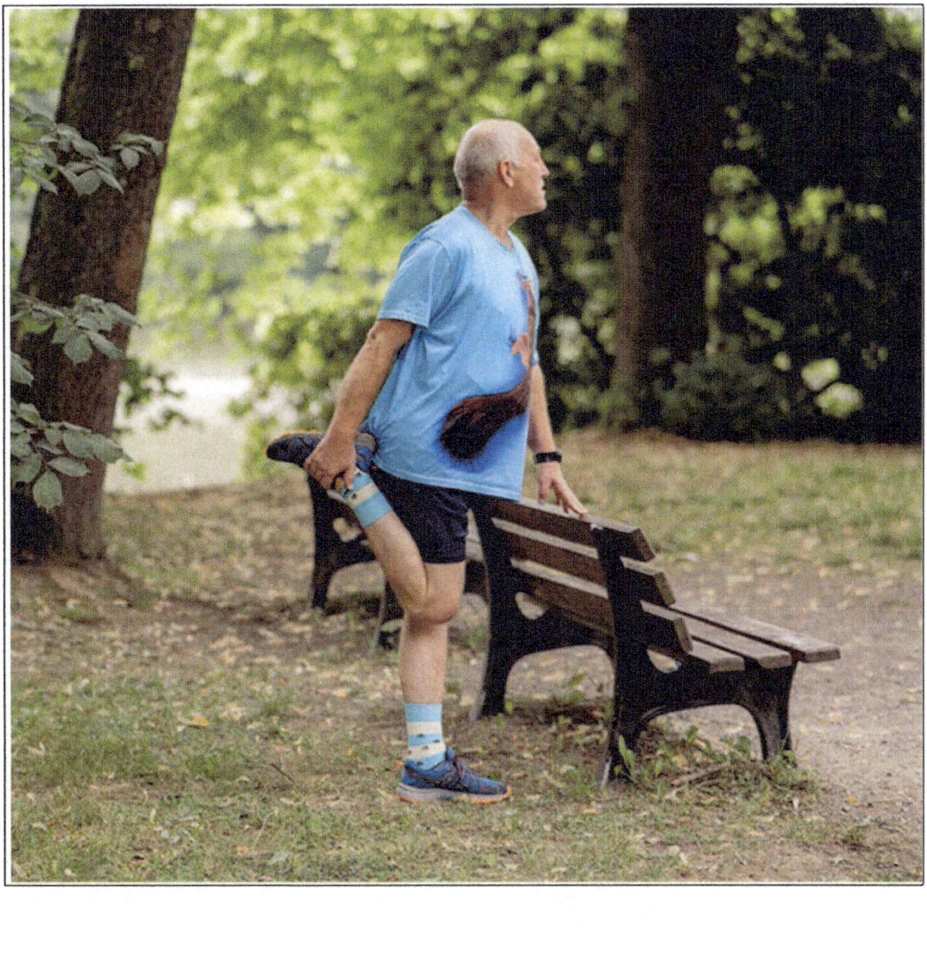

Dehnung: Beinrückseite & Wade

- DAUER: Dehnposition pro Bein für ca. 45 sek halten
- HALTUNG: Ferse mit gestrecktem Bein auf Bank ablegen & Fußzehen anziehen, anderes Bein ist im Knie leicht gebeugt, dann mit geradem Oberkörper leicht nach vorne neigen, Arme in die Seite stützen
- VARIANTEN *weniger intensiv*:
  - im Sitzen Ferse nach vorne abstellen
  - Ferse auf Bordstein / Treppenstufe / niedrigen Stein oder den Boden abstellen

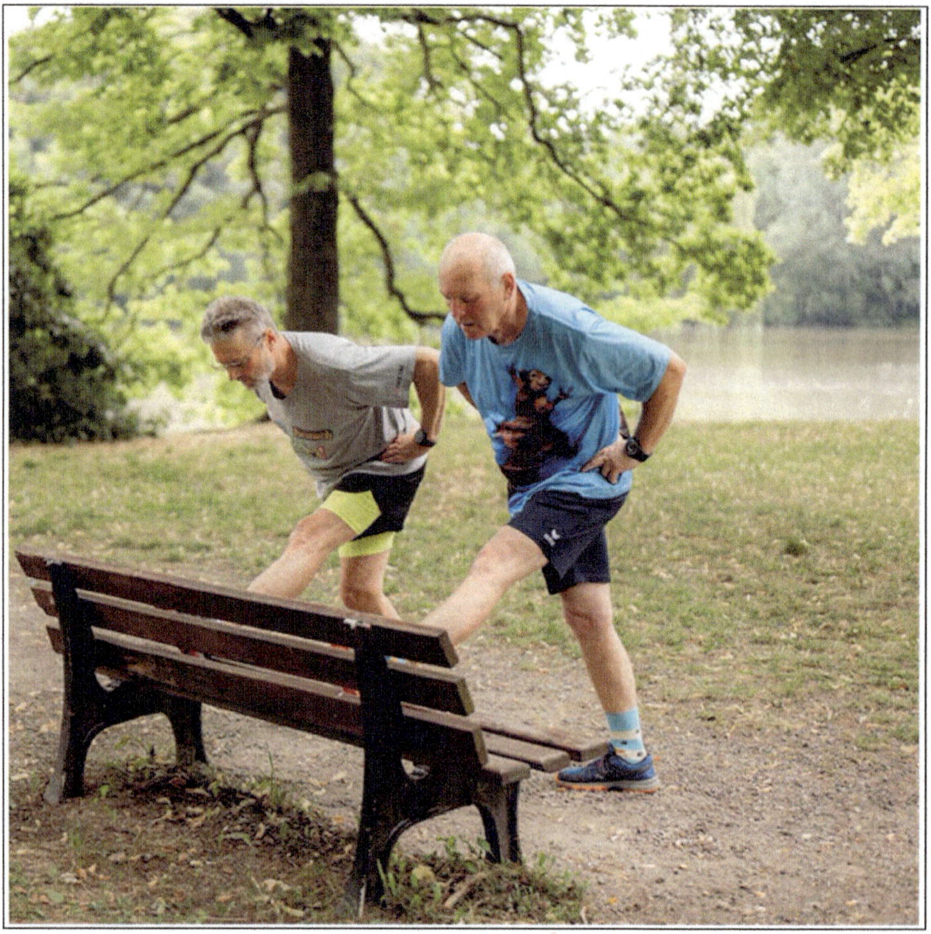

Dehnung: Hüfte & Wade

- DAUER: Dehnposition pro Bein für ca. 45 sek halten
- HALTUNG: ein Bein nach vorne stellen und ca. 45° beugen, anderes Bein gestreckt nach hinten stellen; Fußspitzen zeigen nach vorne, Hüfte vorschieben
- VARIANTE *intensiver*: vorderes Bein auf Bank abstellen

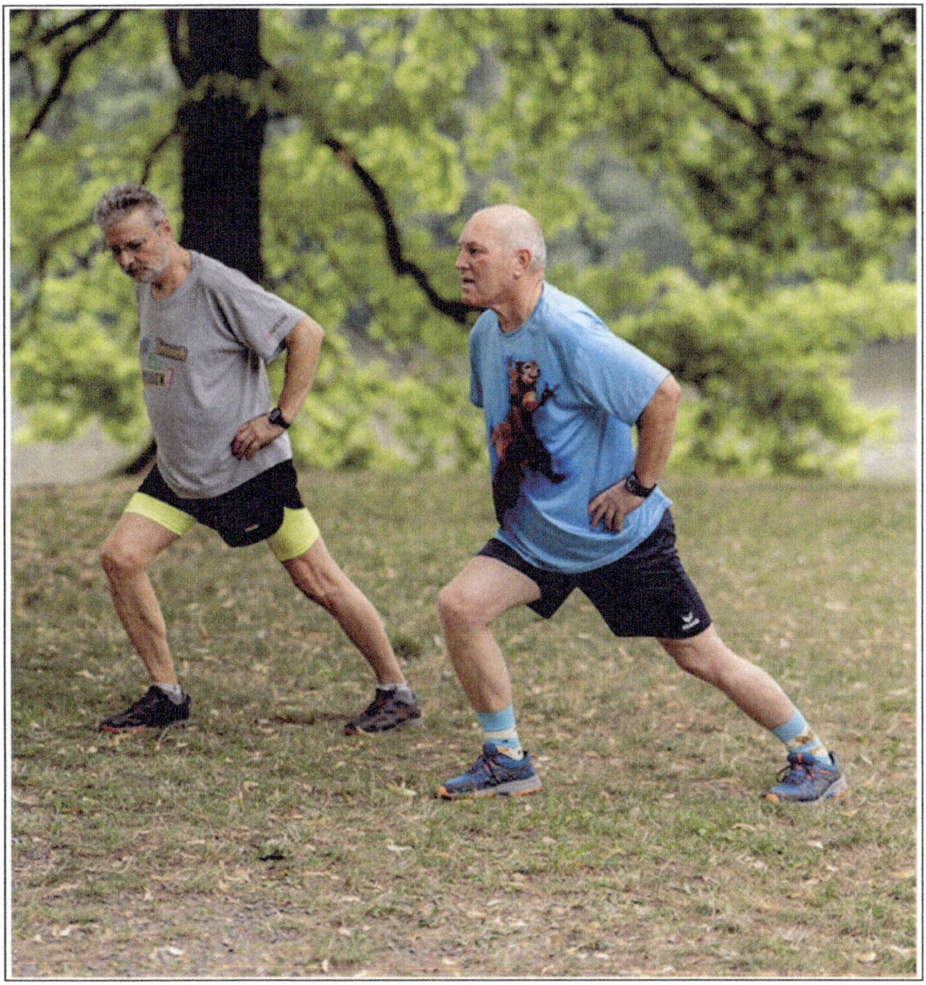

Dehnung: Brust & Schulter

- DAUER: Dehnposition pro Arm für ca. 45 sek halten
- Haltung: Schrittstellung seitlich zum Baum, einen Arm mit 90° Beugung in Schulter und Ellenbogen mit dem Unterarm an den Baum anlegen, mit geradem Oberkörper leicht nach vorne lehnen
- BEACHTEN: Schulter nicht Richtung Ohren ziehen
- VARIANTE *mit Partner:in*: Baum wird durch andere, gegenüberstehende Person ersetzt, Unterarme werden aneinandergelegt; Schrittstellung anpassen, sodass beide Personen einen leichter Druck nach hinten spüren

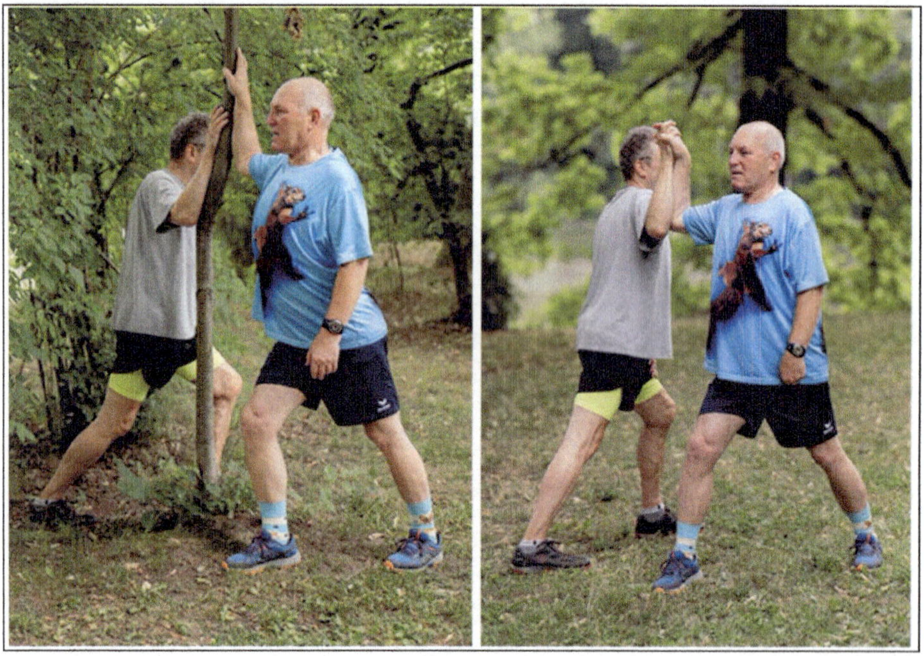

Entspannung: Igelballmassage

- Dauer: ca. 2-3 min pro Person
- Haltung: die hintere Person führt den Igelball in kreisenden Bewegungen und mit mäßigem Druck über den gesamten Rücken, die Flanken, die Schulterblätter, den Nacken, die Ober- und Unterarme der vorderen Person; danach Wechsel
- Beachten: Wirbelsäule bei Massage aussparen
- Variante: im Sitzen oder Stehen sowie mit offenen oder geschlossenen Augen möglich; ggf. Eigenmassage von Brust, Bauch und Beinen

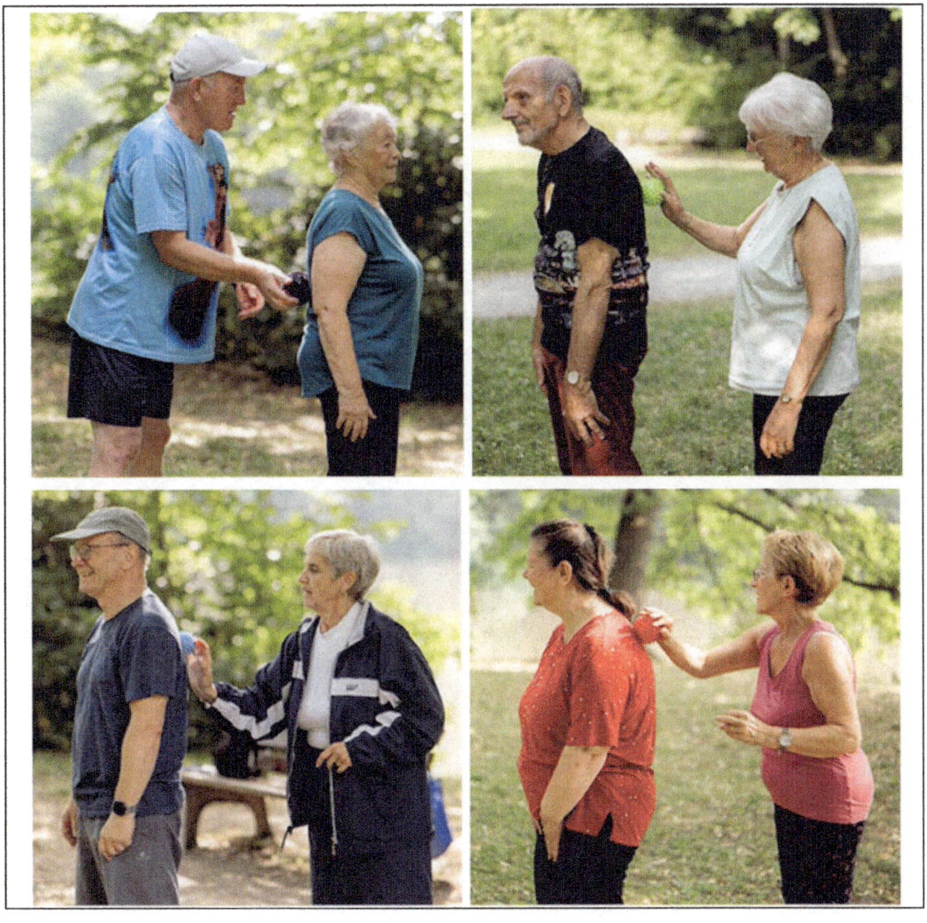

Gruppenspiel: „Aufgestellt“

- DAUER: 5-6 Runden, ca. 10 min
- SPIEL: alle Personen gehen durcheinander in einer bestimmten Fortbewegungsform und müssen sich auf ein Signal hin („Jetzt“) nach bestimmten Kriterien auf einer Linie nebeneinander sortieren
  - *Fortbewegungsformen*: Knie heben, anfersen, seitlich gehen, rückwärtsgehen, auf Zehenspitzen gehen, auf Hacken gehen
  - *Kriterien*: Körpergröße, Vorname, Geburtsmonat, Hausnummer, Kochkünste, Urlaubsziel (Enden der Linie benennen: groß – klein / A – Z / Januar – Dezember / 1 – 500 / sehr gut – sehr schlecht / eher Meer – eher Berge)

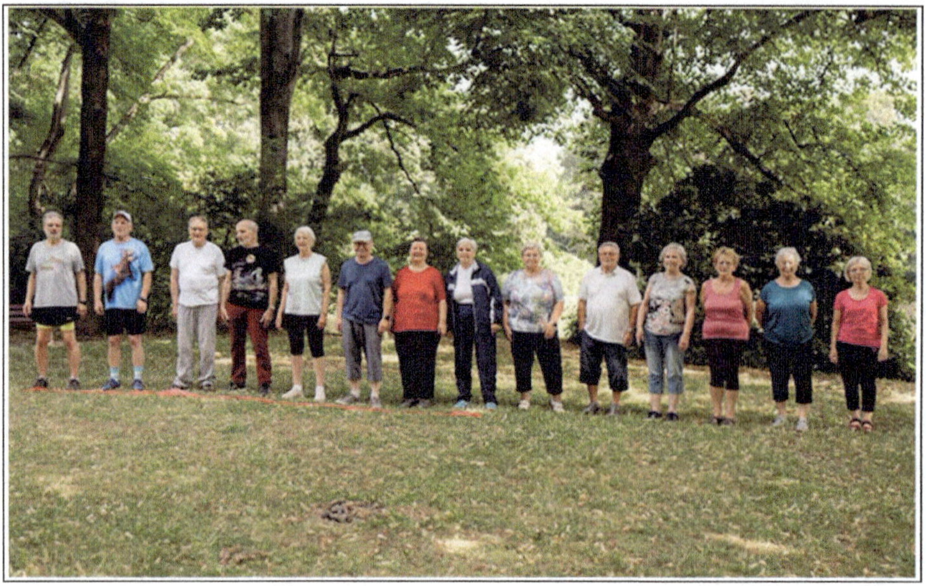

Staffelspiele in der Gruppe (1)

- DAUER: ca. 10-15 min
- SPIELE: zwei Teams bilden, diese stellen sich an einer Linie in zwei Reihen hintereinander auf
  - *Tic-Tac-Toe*: etwa 10 m von der Linie entfernt wird ein Tic-Tac-Toe-Feld (3 x 3) mit Stöcken, Bändern etc. erstellt; ein Team erhält 5 Blätter, das andere Team erhält 5 Steine; Personen aus den jeweiligen Teams müssen abwechselnd zu dem Feld gehen und Ihren Gegenstand (Blatt/Stein) ablegen (nächste Person läuft los, wenn vorherige Person gelegt hat); welches Team zuerst eine Reihe aus drei gleichen Gegenständen (diagonal, waagerecht, senkrecht) gelegt hat, gewinnt
  - *Zeitungen* (bei trockenem Boden, barfuß): etwa 10 m entfernt von der Linie steht eine Bank, davor liegen zwei Stapel mit gleich vielen Zeitungsblättern; Personen aus den Teams müssen nacheinander zu der Bank gehen und mit den Zehen eines Fußes ein Zeitungsblatt greifen und auf die Bank legen (mit rechtem/linkem Fuß); welches Team zuerst alle Zeitungsblätter auf die Bank gelegt hat, gewinnt das Spiel
  - *Zahlen erlaufen*: vor der Linie werden zweimal (rechts & links) Karten mit den Zahlen von 1 bis 5 ausgelegt; eine neutrale Person sagt eine Zahlenfolge zwischen 1 bis 3 Zahlen an (z. B. „3 – 5 – 1"), die gleichzeitig von den Personen aus den Teams abgegangen werden müssen; wer schneller wieder an der Linie ist, gewinnt (ggf. Gewinne zählen für Team-Sieg) → auch mit Farben/Bildern/Personen etc. auf den Karten möglich
  - BEACHTEN: trotz Wettkampfcharakter steht die Vermeidung von Verletzungen im Vordergrund – nur Gehen, kein Rennen/Laufen!

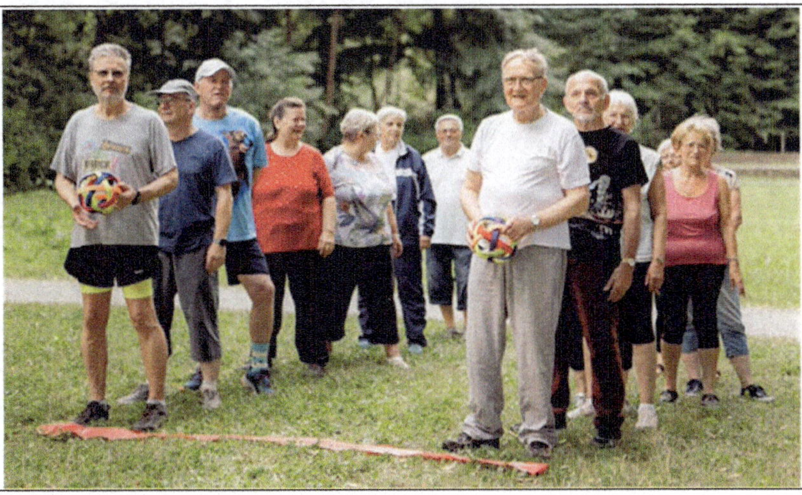

Gruppenspiel: „Blindflug“

- DAUER: ca. 2-3 min pro Person
- SPIEL: zwei Personen stellen sich hintereinander auf, die vordere Person schließt, wenn möglich, die Augen, die hintere Person steuert die vordere Person über die Wiese/um Bäume, Laternen, etc. durch Tippen rechts und links auf den Schultern
- VARIANTE *schwer*: die vordere Person muss dabei einen Ball vor sich her kicken
- BEACHTEN: hintere Person muss auf Unebenheiten/Hindernisse achten!

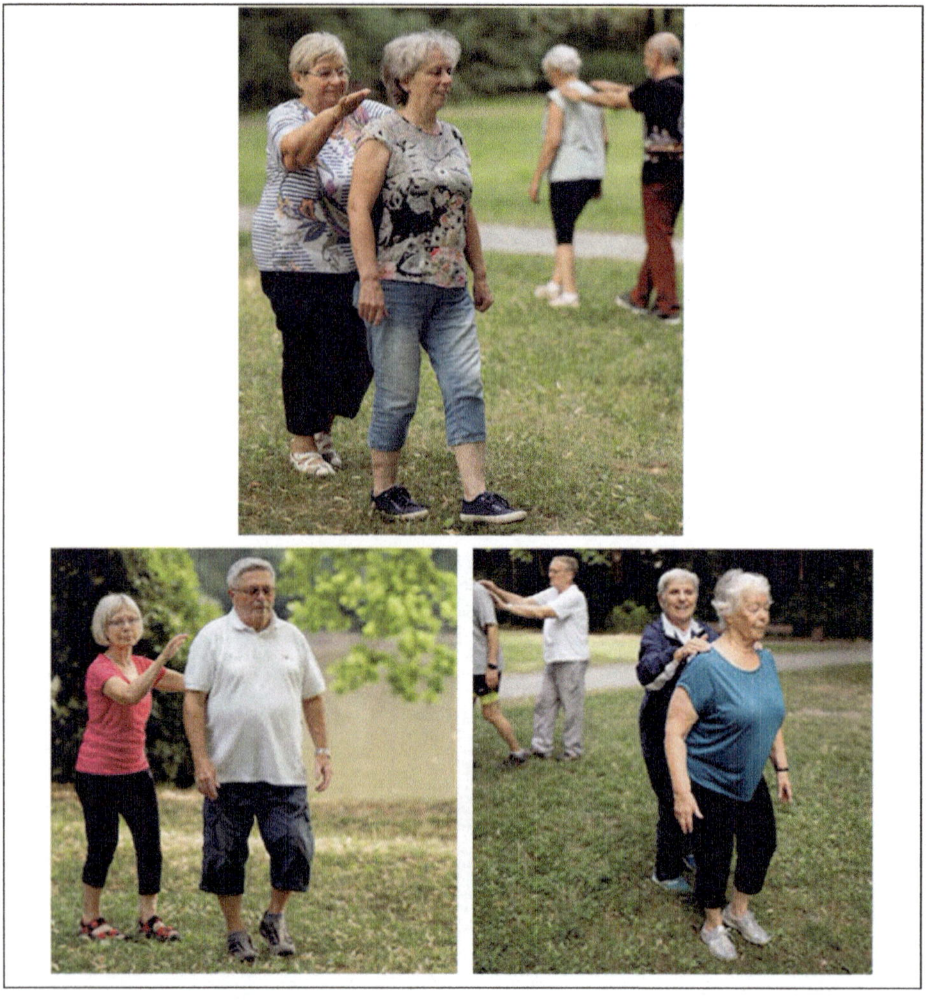

Gruppenspiel: „Abgetippt“

- DAUER: ca. 10 min
- SPIEL: Karten mit Zahlen 1 – 7 und/oder verschiedenen Buchstaben in einem Halbkreis auslegen; in die Mitte des Halbkreises stellen, auf einem Bein stehen bleiben und mit anderer Fußspitze Wörter („Heu“ / „Haus“ / „Pause“ / „Pumpe“, etc.) oder Zahlen einer Rechenaufgabe („10-3 = 7“ / „2 x 9-16 = 2“ / „115-106 = 9“; jedes Rechenzeichen ist eine Kniebeuge) abtippen; Bein zwischendurch wechseln
- VARIANTE *leicht*: näher an Buchstaben/Zahlen ran gehen
- VARIANTE *schwer*: weiter weg stehen von Buchstaben/Zahlen
- BEACHTEN: ggf. festhalten (Baum/andere Person)

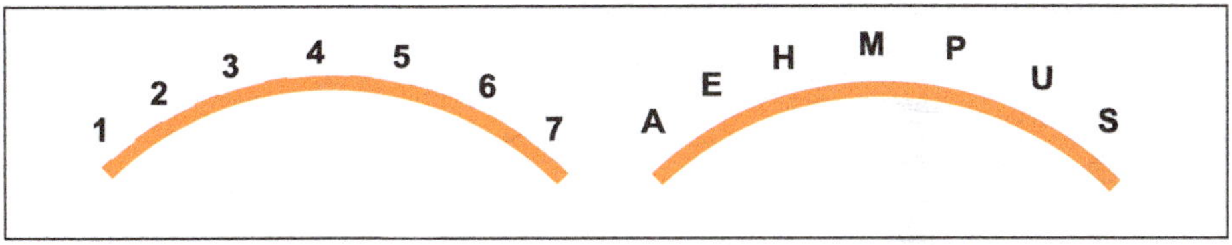

Gruppenspiel: „Zusammenstoß“

- DAUER: ca. 10 min
- SPIEL: zwei Personen stehen sich an zwei Linien mit einem Abstand von ca. 10 m gegenüber; auf Kommando („Jetzt“) gehen beide gleichzeitig aufeinander zu in verschiedenen Gangarten; eine Person zeigt kurz vor dem Zusammenstoß mit dem Arm die Richtung an, in die ausgewichen wird; danach wieder an Linie zurückgehen
- *Gangarten*: Gehen, Kaffeebohnenschritte, seitwärts gehen rechts/links vorne, Gehtempo „Ich muss den Bus erreichen“, auf Zehenspitzen, Knie anheben („Storchenlauf“)

Schriftenreihen

Schriften der Deutschen Vereinigung für Sportwissenschaft

Herausgeber: **Deutsche Vereinigung für Sportwissenschaft** ISSN 1430-2225 ISBN 978-3-88030-...

Band 240 **Lames, Kolbinger, Siegle & Link (Hrsg.): Fußball in Forschung und Lehre – Beiträge und Analysen zum Fußballsport XIX.** 2014. 244 S. ISBN ... 617-5.
Band 241 **Hermsdörfer, Stadler & Johannsen (Hrsg.): The Athlete's Brain: Neuronale Aspekte motorischer Kontrolle im Sport.** 2015. 192 S. ISBN ... 619-9
Band 242 **Heinen, Hennig & Jeraj (Hrsg.): Dimensionen des Bewegungslernens im Turnen.** 2015. 176 S. ISBN ... 620-5.
Band 243 **Wunsch et al. (Hrsg.): Stressregulation im Sport.** 2015. 200 S. ISBN ... 621-2.
Band 244 **Baca & Stöcke (Hrsg.): Sportinformatik X.** 2015. 152 S. ISBN ... 622-9.
Band 245 **Güldenpenning: Cognitive reference frames of complex movements.** 2015. 120 S. ISBN ... 623-6.
Band 246 **Strobl: Entwicklung und Stabilisierung einer gesundheitsförderlichen körperlich-sportlich Aktivität.** 2015. 204 S. ISBN ... 624-3.
Band 247 **Wirszing: Die motorische Entwicklung von Grundschulkindern.** 2015. 372 S. ISBN ... 625-0.
Band 248 **Krapf: Bindung von Kindern in Leistungssport.** 2015. 172 S. ISBN ... 626-7.
Band 249 **Marquardt & Kuhn (Hrsg.): Von Kämpfern und Kämpferinnen – Kampfkunst und Kampfsport aus der Genderperspektive – Kampfkunst und Kampfsport in Forschung und Lehre 2014.** 2015. 208 S. ISBN ... 627-4.
Band 250 **Kähler (Hrsg.): Städtische Freiräume für Sport, Spiel und Bewegung.** 2015. 248 S. ISBN ... 628-1.
Band 251 **Könecke, Preuß & Schöllhorn (Hrsg.): Moring Minds – Crossing Boundaries in Sport Science.** 2015. 348 S. ISBN ... 629-8.
Band 252 **Arampatzis, Mersmann, Bohm & Marzilger (Hrsg.): Active Health: Bewegung ist gesund.** 2015. 220 S. ISBN ... 630-4.
Band 253 **Kamper: Schüler im Sportunterricht.** 2015. 364 S. ISBN ... 631-1.
Band 254 **Zimmer & Hunger (Hrsg.): Bewegung in der frühkindlichen Bildung.** 2016. 128 S. ISBN ... 634-2.
Band 255 **Wiesche, Fahlenbock & Gissel (Hrsg.): Sportpädagogische Praxis – Ansatzpunkt und Prüfstein von Theorie.** 2016. 400 S. ISBN ... 635-9.
Band 256 **Heim, Prohl & Kaboth (Hrsg.): Bildungsforschung im Sport.** 2016. 236 S. ISBN ... 636-6.
Band 257 **Hunger, Radtke & Tiemann (Hrsg.): Dabei sein ist (nicht) alles. Inklusion im Fokus der Sportwissenschaft.** 2016. 120 S. ISBN ... 637-3.
Band 258 **Furley, Fasold, Hüttermann, Klein-Soetebier, Kreitz, Noël, Rein & Memmert (Hrsg.): Just Play It – »Innovative, international approaches to games«.** 2016. 356 S. ISBN ... 640-3.
Band 259 **Hildebrandt-Stramann & Probst (Hrsg.): Pädagogische Bewegungsräume – aktuelle und zukünftige Entwicklungen.** 2016. 164 S. ISBN ... 641-0.
Band 260 **Martin Joh. Meyer (Hrsg.): Martial Arts Studies in Germany – Defining and Crossing Disciplinary Boundaries.** Kampfkunst und Kampfsport in Forschung und Lehre 2015. 2016. 156 S. ISBN ... 642-7
Band 261 **Sallen: Leistungssportliches Engagement und Risikoverhalten im Jugendalter.** 2017. 332 S. ISBN ... 645-8
Band 262 **Augste & Künzell (Hrsg.): Cogito, ergo commoveo – Multitasking im Sport.** 2017. 160 S. ISBN ... 648-9
Band 263 **Balz & Neumann (Hrsg.): Sportlehrerausbildung heute – Ideen und Innovationen.** 2017. 294 S. ISBN ... 650-2
Band 264 **Korban et al. (Hrsg.): Vielfalt und Vernetzung in Turnen.** 2017. 140 S. ISBN ... 654-0.
Band 265 **Schnirtz et al. (Hrsg.): Innovation & Technologie im Sport.** 2017. 380 S. ISBN ... 655-7.
Band 266 **Körner & Istas (Hrsg.): Martial Arts and Society. Zur gesellschaftlichen Bedeutung von Kampfkunst, Kampfsport und Selbstverteidigung.** 2017. 292 S. ISBN ... 657-1.
Band 267 **Wäsche et al. (Hrsg): Bewegung, Raum und Gesundheit.** 2017. 156 S. ISBN ... 658-8.
Band 268 **Hüttermann: Das »Attention-Window-Modell«.** 2017. 244 S. ISBN ... 659-5.
Band 269 **Balz & Kuhlmann (Hrsg): Sportwissenschaft in pädagogischem Interesse.** 2018. 200 S. ISBN ... 661-8.
Band 270 **Hottenrott, Ketelhut, Böckelmann & Schmidt (Hrsg.): Herzfrequenzvariabilität: Methoden und Anwendungen in Sportwissenschaft, Arbeits- und Intensivmedizin sowie Kardiologie.** 2018. 176 S. ISBN ... 662-5.
Band 271 **Luh & Gissel (Hrsg.): Neue Forschung zur Kulturgeschichte des Sports.** 2018. 264 S. ISBN ... 663-2.
Band 272 **Isermann & Wastl (Hrsg.) Leichtathletik in Training, Wettkampf und Ausbildung.** 2018. 110 S. ISBN ... 666-3.
Band 273 **Plessner, Borkenhagen, Heim & Roth (Hrsg.) Instrukion vs. Selbstregulation im Sportspiel (Abstractband).** 2018. 112 S. ISBN ... 667-0.
Band 274 **Link, Hermann, Lames & Senner (Hrsg.) Sportinformatik XII (Abstractband).** 2018. 120 S. ISBN ... 668-7.
Band 275 **Böhlke: Wie Jugendliche mit psychischen Störungen Sport erleben.** 2019. 236 S. ISBN ... 669-4.
Band 276 **Borkenhagen et al. (Hrsg.): Bewegung und Sport im Horizont von Jugend- und Schulpädagogischer Forschung.** 2019. 108 S. ISBN ... 672-4.
Band 277 **Dincher: Screeningverfahren in der Bewegungsförderung.** 2019. 274 S. ISBN ... 673-1.
Band 278 **Von Haaren-Mack: Effects of Aerobic Exercise Training on Stress Reactivity in Every-day Life.** 2019. 104 S. ISBN ... 674-8.
Band 279 **Frohn, Gramespacher & Süßenbach (Hrsg.): Stand und Perspektiven der sportwissenschaftlichen Geschlechterforschung.** 2019. 248 S. ISBN ...676-2.
Band 280 **Seiler: Nonverbal Behaviour and Person Perception in (Team)Sports.** 2019. 124 S. ISBN ...677-9.
Band 281 **Giese: Konstruktionen des (Im-)Perfekten. Skizze einer inklusiven Fachdidaktik im Spiegel der Disability Studies.** 2019. 240 S. ISBN ...678-6.
Band 282 **Arampatzis, Braun, Schmitt & Wolfarth (Hrsg.): Sport im öffentlichen Raum.** 2019. 424 S. ISBN ...679-3.
Band 283 **Balz & Bindel (Hrsg.): Sport für den Menschen – sozial verantwortliche Interventionen im Raum.** 2019. 168 S. ISBN ...680-9.
Band 284 **Woll & Altmann (Hrsg.): Wissenschaft & Praxis – Beiträge und Analysen zum Fußballsport XX.** 2019. 88 S. ISBN ...681-6.
Band 285 **Ptack: Eine Interventionsstudie zum Thema Gesundheit im Sportunterricht.** 2019. 340 S. ISBN ...682-3.
Band 286 **Clemens: Sportbezogene Gesundheitskompetenz: Kompetenzmodellierung und Testentwicklung für den Sportunterricht.** 2019. 296 S. ISBN ...684-7.
Band 287 **Thienes, Glage & Randl (Hrsg.): Turnen trainieren und vermitteln.** 2019. 156 S. ISBN ...685-4.
Band 288 **Kroll: GeH Mit! Gesundheitskompetenzentwicklung für HochschulMitarbeiter*innen durch Yoga.** 2020. 440 S. ISBN ...687-8.
Band 289 **Wollesen, Meixner, Gräf, Pahmeier, Vogt & Woll (Hrsg.): Interdisziplinäre Forschung und Gesundheitsförderung in Lebenswelten.** 2020. 148 S. ISBN ...689-2.
Band 290 **Florian Hartnack (Hrsg.). Tiere im Sport?** 2020. 172 S. ISBN ...-691-5.
Band 291 **Ulrich Fehr & Violet Werner (Hrsg.). Zukunftsperspektiven von Sportinformatik & Sporttechnologie im Leistungs- und Breitensport spinfortec2020digital.** 13. Symposium der dvs-Sektion »Sportinformatik und Sporttechnologie«. 2021. 116 S. ISBN ...693-9.
Band 292 **Hottenrott, Böckelmann & Schmidt (Hrsg.): Herzfrequenzvariabilität: Anwendungen in Forschung und Praxis.** 2021, 180 Seiten, ISBN ...694-6
Band 293 **Bös, Schlenker, Eberhardt, Abdelkarim & Mechling. International Physical Performance Test Profile 6-18 (revised)** 2021, 36 Seiten, ISBN ...-695-3
Band 294 **Weiß. Im Räderwerk – Jugendliche zwischen Leistungssport, Schule und Freizeit.** (Forum Sportwissenschaft, Band 41) 2021, 340 Seiten, ISBN ...-699-1
Band 295 **Gabriele Sobiech & Elke Gramespacher (Hrsg.): Wir und die Anderen. Differenzkonstruktionen in Sport und Schulsport.** 26. Jahrestagung der dvs-Kommission »Geschlechter- und Diversitätsforschung« 2021. 164 S. ISBN ...700-4